Der Tierarzt im Hause.

Der Tierarzt im Hause.

Ein Ratgeber für jedermann

von

Dr. A. Schmidt,
Polizeitierarzt.

Mit in den Text gedruckten Abbildungen.

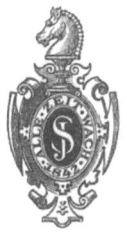

Berlin.
Verlag von Julius Springer.
1903.

ISBN-13: 978-3-642-90360-1 e-ISBN-13: 978-3-642-92217-6
DOI: 10.1007/978-3-642-92217-6

Alle Rechte, insbesondere das der Übersetzung
in fremde Sprachen, vorbehalten.

Softcover reprint of the hardcover 1st edition 1903

Vorwort.

Wie die praktische Erfahrung jeden Tierarzt fast täglich lehrt, gehen viele zum Teil recht wertvolle Tiere zu Grunde, weil deren Besitzer oder Wärter krankhafte Erscheinungen an denselben entweder nicht zu rechter Zeit zu erkennen vermag oder weil ärztliche Hilfe nicht schnell genug herbeizuschaffen ist. Dieser Erfahrung verdankt das vorliegende Buch seine Entstehung. Dasselbe soll allen Tierbesitzern in leicht verständlicher Weise Aufklärung über etwa beobachtete nicht normale Zustände ihres Viehes geben und ihnen gleichzeitig den Weg weisen, der, so lange ein Tierarzt nicht zur Stelle ist, eingeschlagen werden muß, um das Tier wieder gesund zu machen.

Es sind in vorliegendem Buche sämtliche Haustiere behandelt. Es wurden deren häufigere Krankheiten nach ihren äußeren Anzeichen beschrieben, um die rechtzeitige Erkennung derselben zu ermöglichen, ferner auch auf die Ursachen hingewiesen, damit weitere Erkrankungen verhindert werden, und schließlich Anweisung zur Behandlung jedes besonderen Falles gegeben.

Diese Anleitungen zur Behandlung der kranken Tiere sind so gefaßt und die einzelnen Methoden, unbeschadet ihrer Zweckmäßigkeit, so ausgewählt, daß nur ganz primitive Hilfsmittel, wie sie in jeder Viehhaltung oder Hauswirtschaft fast immer vorhanden sind, zunächst in Frage kommen. Wo es nötig erschien, wurde aber auch für die arzneiliche Behandlung der erkrankten Tiere Anweisung gegeben. Jedoch auch hier sind nicht die in ähnlichen Büchern empfohlenen lateinischen, für den Laien meist unverständlichen Rezepte gegeben worden, sondern Vorschriften in deutscher Sprache, nach denen in jeder Apotheke die notwendigen meist nicht teuren Arzneimittel ohne weiteres abgegeben werden. Auch auf die Nachbehandlung während der Wiedergenesung der Tiere ist entsprechend Rücksicht genommen worden.

Zur besseren Orientierung wurden die Abbildungen eines Pferdeskelettes und eines anatomisch gegliederten Rindes beigegeben, sowie die Zeichnungen der am häufigsten gebrauchten tierärztlichen Instrumente.

Die Einteilung des Buches ist folgende: Der erste Teil umfaßt die äußeren, der zweite Teil die inneren Krankheiten und Erkrankungen, der dritte Teil die wichtigeren Krankheiten der Haut und endlich der vierte Teil die Infektionskrankheiten und Seuchen. Das am Schlusse des Buches befindliche alphabetische Sachregister wird das Nachschlagen sehr erleichtern.

Die Schreibweise ist, wie schon anfangs bemerkt worden ist, mit Rücksicht auf den in der Tier-Heilkunde nicht bewanderten Leser leicht verständlich und die Anwendung von Fremdwörtern möglichst vermieden worden.

Möge das Buch überall freundliche Aufnahme finden und großen Nutzen stiften!

Geyer, im Dezember 1902.

Dr. A. Schmidt.

Inhaltsverzeichnis.

Erster Teil.
Äußere Krankheiten.

                                              Seite

1. Die Krankheiten am Kopfe 3
    Wunden und Quetschungen an Lippen und Backen 3
    Entzündungen an Lippen und Backen 4
    Lähmung der Lippen 4
    Lippenblutung 6
2. Die Krankheiten des Maules 6
    Fremdkörper in der Maulhöhle 6
    Krankheiten an der Zunge 8
        a) Verletzungen 8
        b) Frische Entzündungen 9
        c) Veraltete Entzündungen 9
        d) Lähmung der Zunge 9
    Verletzungen an den Kinnladen 9
    Die Zahnfistel 10
3. Die Krankheiten der Nase 12
    Verletzungen an den Nasenflügeln 12
    Fremdkörper in der Nasenhöhle 13
    Nasenbluten 13
4. Die Krankheiten der Drüsen des Kopfes 14
    Verletzungen der Drüsen des Kopfes 14
    Entzündungen der Drüsen des Kopfes 14
5. Die Krankheiten am Gesicht und Unterkiefer 15
    Brüche der Gesichtsknochen 15
    Brüche des Unterkiefers 15
    Verrenkungen am Unterkiefer 15
    Lähmung des Unterkiefers 16
    Knochenentzündungen und Knochenauftreibungen am Unterkiefer . . 16
    Verletzungen des äußeren Ohres 16
    Das Blutohr 17
    Die Entzündung des äußeren Gehörganges beim Hund 17

		Seite
6.	**Die Schädelkrankheiten**	18
	Brüche und Verletzungen der Schädelknochen	18
	Die Gehirnerschütterung	19
	Hornbrüche beim Rindvieh	19
	Wunden und Verletzungen am Kopfe	20
7.	**Die Krankheiten des Halses**	20
	Wunden und Quetschungen der Muskulatur des Halses	20
	Fremdkörper in der Rachenhöhle und im Schlund	21
	a) beim Pferd	21
	b) beim Rind	21
	c) beim Schwein	22
	d) bei Hund und Katze	22
	e) Verstopfung des Kropfes beim Geflügel	22
	Lähmung des Schlundkopfes und Schlundes	23
	Verletzungen am Kehlkopf und Entzündungen an demselben	23
8.	**Die Krankheiten an der Brust**	24
	Rippenbrüche	24
	Die Brustbeinfistel	25
	Nicht durchgehende und durchgehende Wunden und Quetschungen der Muskulatur an der Brustwand	26
	Die Brustbeule	28
	Druckschäden	29
9.	**Die Krankheiten am Bauch**	30
	Quetschungen am Bauch	30
	Wunden am Bauch	31
	Nabelbruch	32
10.	**Die äußeren Krankheiten am Magen und Darm**	33
	Pansenstich	33
	Verletzungen am Mastdarm	35
	Entzündliche Schwellungen am Mastdarm	36
	Vorfall des Afters und Mastdarms	36
11.	**Die Krankheiten am Harnapparat**	37
	Verletzungen und Entzündungen der Harnröhre	37
	Blasenlähmung	38
	Entzündung der Blase	38
12.	**Die Krankheiten der männlichen Geschlechtsorgane**	39
	Entzündung der Vorhaut	39
	a) beim Pferd	39
	b) beim Rind	39
13.	**Die Krankheiten der weiblichen Geschlechtsorgane**	40
	Verletzung und Entzündung an Scheide und Gebärmutter	40
	Der Scheidenvorfall	41
	Der Gebärmuttervorfall	42
14.	**Die Krankheiten am Vorderschenkel**	44
	Der Bruch des Schulterblattes	44
	Der Bruch des Armbeines	44
	Die Schulterlahmheit	45

Inhaltsverzeichnis.

Bruch des Ellenbogenbeins 46
Bruch der Speiche 47
Die Verrenkung des Ellenbogengelenkes 47
Die Entzündung des Ellenbogengelenkes 47
Die Stollbeule 48
Wunden und Quetschungen am Vorarm 48
Verletzungen am Vorderknie 49
   a) beim Pferde 49
   b) beim Rinde 49
Die Gelenk- und Sehnenscheidengallen am Vorderschenkel 50
Wunden an den Beuge- und Streckfehnen 50
Die Zerreißung der Beugesehnen am Vorderschenkel 51
Die Entzündung derselben 51
Verrenkungen am Kronengelent 52
Die Mauke beim Pferde 53

15\. Die äußeren Krankheiten an den Hinterschenkeln 54
Die Verletzungen am Oberschenkel 54
Bruch des Oberschenkelbeins 54
Die Verrenkung des Hüftgelenkes 55
Die Hüftlahmheit 55
Die Verrenkung der Kniescheibe 56
Der Bruch der Kniescheibe 56
Die Verletzungen und Entzündungen am Kniegelenk 56
Der Hahnentritt 57
Die Hasenhacke 57
Die Piephacke 57
Die Verletzungen durch Streichen 57

16\. Die Krankheiten des Hufes 59
Der Kronentritt 59
Der Nageltritt 60
Die Vernagelung 61
Die Hufknorpelfistel 62
Die Steingalle 63
Der Strahl- oder Hufkrebs 65
Die Hufrehe 66
Die Verletzung der Klauen beim Rind 68
Das Panaritium 68

Zweiter Teil.
Innere Krankheiten.

1\. Die Krankheiten der Verdauungsorgane 73
Akuter Magen- und Darmkatarrh beim Pferde 73
Chronischer Magen- und Darmkatarrh beim Pferde 75
Akuter Magen- und Darmkatarrh beim Rinde 76

Inhaltsverzeichnis.

	Seite
Chronischer Magen- und Darmkatarrh beim Rinde	78
Akutes Aufblähen der Wiederkäuer	79
Chronisches Aufblähen der Wiederkäuer	81
Pansenüberfüllung	81
Magen- und Darmkatarrh bei Jungvieh	82
Magen- und Darmkatarrh beim Schwein	84
Magen- und Darmkatarrh, Durchfall und Verstopfung beim Geflügel	84
Die Kolik des Pferdes	85
Die Kolik des Rindes	87
Die Kolik des Schweines	88
Die Magen- und Darmblutung	88
Die Magen- und Darmentzündung	89
Würmer im Darmkanal	90
a) Bandwürmer	90
b) Spulwürmer	91
c) Palissadenwürmer	91
2. Die Krankheiten am Bauchfell	92
Die akute Bauchfellentzündung	92
Die chronische Bauchfellentzündung	93
Die Bauchwassersucht	94
3. Die Krankheiten der Leber	95
Die Gelbsucht	95
Die Blutüberfüllung der Leber	96
Die Leberentzündung	96
Die Leberegelseuche	97
Die Blasenwürmer in der Leber	97
4. Die Krankheiten der Nieren	98
Die Nierenentzündungen	98
a) frische Nierenentzündung	98
b) veraltete Nierenentzündung	99
c) eitrige Nierenentzündung	100
Die Harnverhaltung	100
Der Blasenkatarrh	101
Die Blasenblutung	102
5. Die Krankheiten der Geschlechtsorgane	102
Das Kalbefieber	102
Blutvergiftung nach Geburten	105
Übermäßiger Geschlechtstrieb	107
Krankhaft verminderter Geschlechtstrieb	108
Die Fehler der Milch	108
a) Das Versiegen der Milch	108
b) Schlickrige Milch	109
c) Wässerige Milch	109
d) Faulige Milch	109
e) Nicht butternde Milch	110
f) Schleimige Milch	110
g) Blaue Milch	111

Inhaltsverzeichnis. XI

                                                                    Seite
6. Die Krankheiten des Herzens 111
   Die Herzerweiterung 111
   Die Herzbeutelentzündung 112
7. Die Krankheiten der Atmungsorgane 113
   Der akute Nasenkatarrh beim Pferde 113
   Der chronische Nasenkatarrh beim Pferde 114
   Der Nasenkatarrh beim Rind, Schwein und Hund 115
8. Die Kehlkopfkrankheiten 115
   Der akute Kehlkopfkatarrh 115
   Der chronische Kehlkopfkatarrh 117
9. Die Krankheiten der Luftröhre und ihrer Äste 118
   Der akute Luftröhrenkatarrh 118
   Der chronische Luftröhrenkatarrh 119
   Die Lungenwurmkrankheit 120
10. Die Lungenkrankheiten 121
    Die Lungenblutung 121
    Die Lungenentzündung 122
11. Die Krankheiten des Brustfells 124
    Die Brustfellentzündung 124
    Die Brustwassersucht 125
12. Die Bluterkrankungen 125
    Die Blutarmut 125
    Allgemeine Wassersucht 126
    Bleichsucht beim Schaf und Rind 126
    Die Harnruhr 127
    Die Zuckerharnruhr 128
    Die schwarze Harnwinde oder der Nervenschlag 128
    Das Blutharnen der Rinder 130
    Der Nesselausschlag 131
13. Die Krankheiten der Gliedmaßen 132
    Der Muskelrheumatismus 132
    Der Gelenkrheumatismus 134
    Die Lähme der Neugeborenen 135
    Die Knochenbrüchigkeit 136
    Die Knochenweiche 137
14. Die Krankheiten des Nervensystems 138
    Die Blutüberfüllung des Gehirns 138
    Die Blutleere des Gehirns 139
    Die Gehirnblutung und der Gehirnschlag 139
    Die Gehirnentzündung 140
    Der Blitzschlag 141
    Die Rückenmarksentzündung 142
    Die Fallsucht 143
    Der Schwindel 144

Dritter Teil.
Die Krankheiten der Haut.

	Seite
Die Rötung der Haut	149
Der Hautausschlag beim Hund	149
Der akute Hautausschlag beim Pferd	151
Der chronische Hautausschlag beim Pferd	152
Die Schlempemauke beim Rind	153
Die brandige Hautentzündung	154
Das Ausfallen der Haare und Wolle	154
Läuse und Haarlinge	155
Die Räude der Haustiere	155
Die Glatzflechte	161
Der Wabengrind	162

Vierter Teil.
Die Infektionskrankheiten und Seuchen.

Die Blut- und Eitervergiftung	165
Die Druse beim Pferd	166
Die Influenza beim Pferd	169
Die Brustseuche beim Pferd	170
Der Starrkrampf	171
Der Milzbrand bei den Haustieren	173
Die Maul- und Klauenseuche	175
Der Schweinerotlauf	177
Die Schweineseuche	179
Die Schweinepest	179
Die Geflügelcholera	180
Die Tuberkulose	182
Die Staupe beim Hunde	184
Das ansteckende Verwerfen der Kühe	189
Der Durchfall der Neugeborenen	189

Erster Teil.
Äußere Krankheiten.

1. Die Krankheiten am Kopfe.

Wunden und Quetschungen an Lippen und Backen. Verletzungen an Lippen und Backen entstehen in den häufigsten Fällen durch spitze oder scharfe Gegenstände, welche sich am Geschirr finden oder durch Nägel oder Haken oder mit Blech beschlagene Ecken an Raufen und Krippen. Verletzungen mit scharfen Rändern können aber auch dadurch entstehen, daß sich die Tiere verletzen, indem sie sich entweder gegenseitig schlagen oder beißen. Unter ähnlichen Umständen, wie die Verletzungen entstehen, kann es auch zu Quetschungen kommen.

An den Winkeln des Maules verursachen ziemlich häufig die Gebisse Verwundungen und Quetschungen, zumal bei jungen oder hartmäuligen Tieren.

Verwundungen und Quetschungen an den Lippen und Backen verursachen bei der Behandlung große Schwierigkeit, weil die verletzten Teile entweder beim Kauen gegeneinander bewegt oder durch Futterteile verunreinigt werden.

Am schlechtesten heilen tiefe Einrisse am Maulwinkel, weil dann gewöhnlich zugleich die Schleimhaut eingerissen und hierdurch das ganze Maul verlängert ist.

Findet man bei leichten Verletzungen oder Quetschungen lockere Gewebsteile, so sind dieselben einfach vermittels der krummen Schere wegzuschneiden und die Wunden entweder mit einer Kreolinlösung oder mit Karbolwasser abzuwaschen, bis alle Unreinigkeiten entfernt sind. Sodann tupft man die Wunden mit einem Bausch Verbandmull ab und bestreut die Fläche mit einem Wundstreupulver, welches entweder **Glutol** oder **Dermatol** oder **Gerbsäure** oder irgend ein anderes sein kann, welches gerade zur Hand ist. Sind die Wunden tief, so müssen die Ränder durch eine Naht vereinigt werden, was am besten durch einen Sachverständigen geschieht. Der Besitzer des verletzten Tieres hat in diesen Fällen hauptsächlich dafür zu sorgen, daß die Wunde gründlich gereinigt und desinfiziert wird, damit der Tierarzt bei seinem Erscheinen sofort den chirurgischen Eingriff vollziehen kann. Bei der Nachbehandlung solcher Wunden ist darauf zu achten, daß die Tiere daran gehindert werden, die Wunden durch Scheuern wieder aufzureißen und die eingelegten Nähte zum Platzen zu bringen. Zu dem Zweck bindet man die Patienten zwischen zwei Pfeilern oder Pfosten fest.

Ist eine Lippenwunde genäht, verabreicht man in den nächsten Tagen nur reines Wasser und läßt die Tiere hungern. Später kann man weiche Futterstoffe, wie Kleienschlapp oder Mehltränke verwenden.

Entzündungen an Lippen und Backen. Frische Entzündungen an Lippen und Backen kommen bei unseren größeren Haustieren verhältnismäßig recht häufig vor, sei es nun, daß sie Arzneimittel, mit denen sie an irgend einem Gliede behandelt sind, ablecken, oder dadurch, daß sie im Futter Stoffe aufnehmen, welche geeignet sind, Entzündungen hervorzurufen.

Derartige Entzündungen behandelt man mit leichten Desinfektionsmitteln, wie z. B. einer Lösung von Borsäure in Wasser (3 zu 100). Auch bei Entzündungen verabreicht man wie bei Wunden und Quetschungen flüssige Nahrungsmittel, welche man dem Patienten zuerst direkt eingießen läßt. Hat man die Ursachen der Entzündung entdeckt, müssen dieselben sofort beseitigt werden. Ferner ist dafür Sorge zu tragen, daß die entzündeten und angeschwollenen Lippen und Backen nicht durch Bewegungen und durch Reiben und Scheuern weiterhin frisch und zu fortschreitenden Entzündungen gereizt werden.

Lähmung der Lippen. Bei der Lähmung der Lippen handelt es sich gewöhnlich um eine Nervenlähmung, und zwar finden wir dieselbe meist einseitig. Bei einer solchen einseitigen Lippenlähmung ist die Nahrungsaufnahme wenig gehindert; tritt aber eine doppelte Lähmung ein, d. h. daß die Nerven der rechten und der linken Seite nicht mehr leitungsfähig sind, ist die Futteraufnahme bedeutend gestört. Derartige Lähmungen treten am meisten ein, wenn die Nerven, die ziemlich oberflächlich verlaufen, gequetscht werden. Jedoch gibt es auch andere Ursachen, welche auf die Leitungsfähigkeit der Nerven Einfluß ausüben, so z. B. kann auch eine Erkältung derartige Zustände hervorrufen.

Ist eine einseitige Nervenlähmung vorhanden, dann sind die Lippen nach einer Seite verzogen und das Nasenloch der betreffenden Seite ist verengert, manchmal fast völlig geschlossen. Gewöhnlich ist dann

1. Die Krankheiten am Kopfe.

die Oberlippe und die Unterlippe nach der gesunden Seite zu verzogen. Sind die Nerven beider Seiten gelähmt, hängen die Lippen schlaff herunter. Diesen Zustand sieht man am besten an der Unterlippe. Die Futter- und Getränkaufnahme leidet hierbei natürlich stark, weil, da die Funktion der Lippe ausgeschaltet ist, das Futter nur direkt mit den

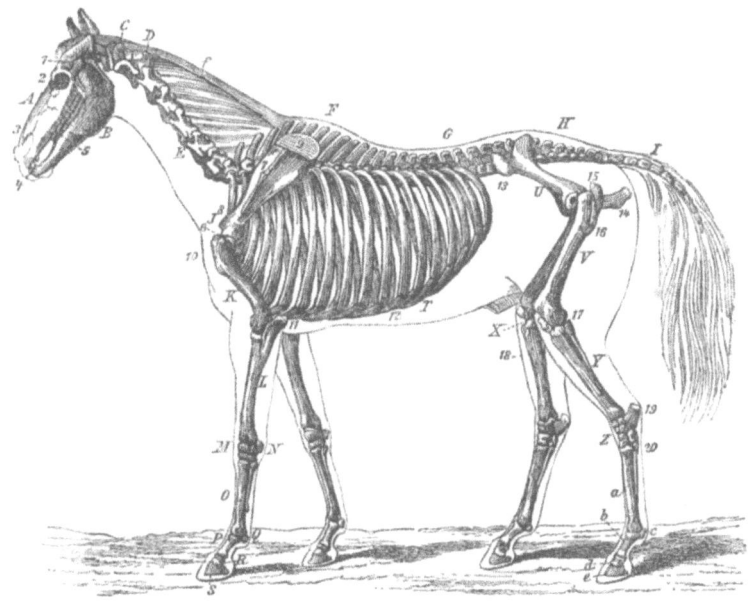

Fig 1.
Skelett des Pferdes.
(Nach „Pütz, Die äußeren Krankheiten der landwirtschaftlichen Haussäugetiere".)

A Schädel. B Unterkiefer C Erster Halswirbel D. Zweiter Halswirbel. E. Die unteren 5 Halswirbel. F Rückenwirbel G. Lendenwirbel. H. Kreuzbein. I. Schweifwirbel. J. Schulterblatt K Armbein L. Vorarm M N. Vorderfußwurzelknochen O. Vordermittelfußknochen. P. Fesselbein. Q. Obere Sesambeine R. Kronenbein. S. Hufbein T. Rippen. U. Becken- V. Oberschenkelbein X. Kniescheibe. Y Unterschenkelbein. Z. Sprunggelenksknochen. a. Hintermittelfußknochen b Fesselbein. c. Obere Sesambeine. d. Kronenbein. e. Hufbein. f Nackenband 1 Jochbogen 2 Augenhöhle 3 Nasenbein. 4. Schneidezähne. 5. Backenzähne. 6 Schulter-Armbeingelenk. 7. Gräte. 8. Grätengrube des Schulterblattes. 9. Schulterblattknorpel 10. Umdreher des Armbeines. 11. Ellenbogenbein 12 Rippenknorpel. 13. Äußerer Darmbeinwinkel. 14. Sitzbeinhöcker. 15. Oberer Umdreher des Oberschenkelbeins. 16. Unterer Umdreher des Oberschenkelbeins 17. Kniegelent 18 Gräte des Unterschenkelbeins. 19. Sprunggelent. 20. Wadenbein.

Zähnen erfaßt werden kann und bei der Wasseraufnahme das Maul bis über den Maulwinkel in das Wasser hineingesteckt werden muß. Bei der doppelseitigen Nervenlähmung sind die Nasenlöcher fast geschlossen, doch können die Tiere zur Genüge im Stande der Ruhe atmen; sobald sie jedoch bewegt werden und hierdurch die Atmung beschleunigt wird, fangen die Pferde aus Luftmangel an zu schnaufen und hierbei kann direkte Erstickungsgefahr eintreten.

Derartige Lähmungen heilen für gewöhnlich von selbst, und zwar vergeht darüber eine Zeit von 3—7 Wochen. Man sieht dann, wenn die Tiere ruhig im Stand stehen, daß die Lippen allmählich ihre frühere Stellung wieder einnehmen; sobald die Tiere aber bewegt werden, tritt der alte Zustand sofort wieder ein. Bei einseitigen Lähmungen ist eine Heilung eher zu erwarten, als bei doppelseitigen, schon deshalb, weil bei der einseitigen Lähmung die Futter- und Getränkaufnahme wenig leidet. Solche Nervenlähmungen werden für gewöhnlich nicht behandelt, weil die Krankheit von selbst wieder verschwindet. Eine Hauptsache ist, daß die Ernährung geregelt wird. Man sehe darauf, daß die Tiere das Futter, welches sie erhalten, leicht mit den Zähnen erfassen können. Als Getränk reiche man Mehl- oder Kleienschlapp.

Lippenblutung. Blutungen an den Lippen können entweder durch mechanische Verletzungen, welche von außen einwirken, entstehen oder durch Verletzungen mit den Zähnen. Ist ein Gefäß (Ader) verletzt, was sich dadurch zu erkennen gibt, daß von einer Stelle aus entweder hellrotes Blut ruckweise hervorströmt oder dunkelrotes immer gleichmäßig hervorquillt, so stillt man diese Blutung dadurch, daß man die blutende Stelle mit Daumen und Zeigefinger auf die Dauer von einigen Minuten fest zusammendrückt. Läßt beim Nachlaß des Druckes die Blutung nicht nach, muß man von neuem das Zusammendrücken vornehmen. Beim nachherigen Desinfizieren der Wunde muß man sich hüten, der Stelle durch Reiben oder Wischen zu nahe zu kommen, da sie sonst von neuem mit Bluten anfängt. Für die Weiterbehandlung der Wunde gilt das früher schon erwähnte.

2. Die Krankheiten des Maules.

Fremdkörper in der Maulhöhle. Fremdkörper in der Maulhöhle werden am häufigsten beim Rind und beim Hund angetroffen. Beim Rind deshalb, weil es seine Nahrung mit der Zunge ergreift, beim Hund aus dem Grunde, weil sich sehr leicht Knochenstücke in der Maulhöhle einstechen oder festklemmen, außerdem pflegt es auch, wenn auch nicht

2. Die Krankheiten des Maules.

allzu häufig, vorzukommen, daß Fremdkörper aus Spielerei aufgenommen werden und sich im Maul festklemmen. Diese fremden Körper finden sich entweder zwischen den Zähnen eingekeilt oder zwischen den Zähnen und der Maulschleimhaut. Diejenige Erscheinung, welche am deutlichsten für das Dasein eines Fremdkörpers spricht, ist das fortwährende Speicheln der Tiere. Hunde schütteln dabei zeitweise mit dem Kopf, und bei Rindern wird die Futteraufnahme sehr mangelhaft.

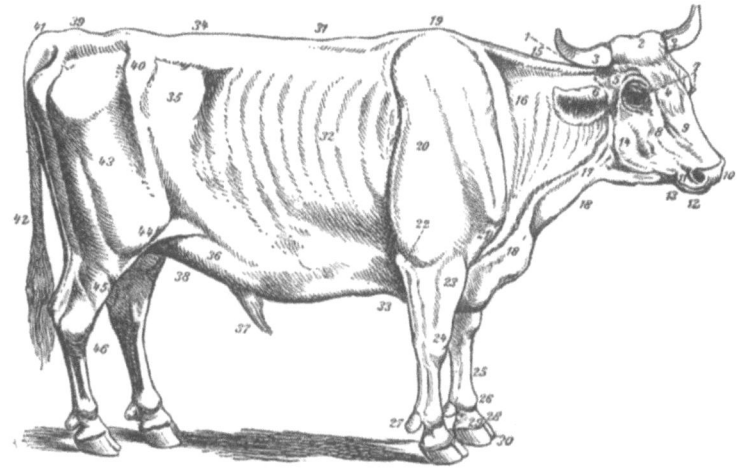

Fig. 2.
Das Rind.
(Nach „Pütz, Die äußeren Krankheiten der landwirtschaftlichen Haussäugetiere".)

1. Das Genick 2. Die Hornwurzel. 3. Die Hörner. 4 Die Stirne. 5. Die Schläfe. 6. Die Ohren. 7. Die Augen. 8. Das Gesicht. 9 Die Nase. 10. Der Nasenspiegel. 11. Die Oberlippe und das Maul 12. Die Hinter= oder Unterlippe 13. Das Kinn. 14. Die Backen. 15. Der Kamm des Halses. 16. Die Seitenteile desselben. 17. Die Drosselrinne. 18. Die Kehle mit dem Behang (Wamme oder Triel). 19 Der Bug. 20. Die Schultern. 21. Das Schultergelenk 22. Der Ellenbogen. 23. Der Vorderschenkel. 24. Das Vorderfußwurzelgelenk (Vorderknie). 25. Der Unterfuß (Schienbein, metacarpus oder Mittelhandknochen d. M.). 26. Das Köthen= oder Fessel= gelenk. 27. Die Afterklauen. 28. Die Krone. 29. Die Klauenspalte. 30. Die Klauen oder Hufe 31. Der Rücken. 32. Die Seitenflächen der Brust. 33. Die Unterbrust. 34. Die Lendengegend. 35. Die Flanken 36 Der Bauch. 37. Die Nabelgegend mit der Mündung der Harnröhre. 38. Die Gegend, wo bei männlichen Tieren die äußeren Geschlechtsteile, bei weiblichen Tieren die Milch= drüsen (Euter) liegen 39. Das Kreuz. 40. Die Hüften. 41. Die Schwanzwurzel. 42. Der Schwanz. 43 Der Oberschenkel. 44. Die Leisten oder die Kniescheibengegend. 45. Der Unter= schenkel. 46 Das Sprunggelenk (Hinterfußwurzelgelenk) und der Unterfuß (hinteres Schienbein, metatarsus oder Mittelfußknochen d. M.) mit den gleichnamigen, schon an der Vordergliedmaße bezeichneten, weiter nach unten gelegenen Teilen.

Beim Pferde finden sich Fremdkörper in der Maulhöhle äußerst selten, weil dasselbe zufolge der feinen Innervierung der Lippen sein Futter äußerst vorsichtig aufnimmt. Nadeln in der Maulhöhle finden wir beim Pferde, Rind und Hund, wenn auch beim Pferd wieder äußerst selten.

Bei der Behandlung kommt es darauf an, den Fremdkörper zu entfernen. Zu dem Behuf läßt man durch einen Mann das Maul öffnen und erfaßt den Körper mit Daumen und Zeigefinger oder mit Hilfe einer kleinen Zange oder einer Pincette (Figur 3) und zieht ihn heraus. Nadeln finden sich fast stets von hinten nach vorn in der Zunge eingestochen. Um eine solche zu entfernen, muß zuerst die Nadel nach der Rachenhöhle zu angezogen werden und dann erst nach vorn. Sind Verletzungen durch den Fremdkörper entstanden, so heilen diese gewöhnlich nach der Herausnahme desselben rasch zu. Sind tiefe Wunden entstanden, wird das Maul nach dem Füttern von den Resten der Nahrung durch Auswaschen befreit und die Wunde öfters desinfiziert.

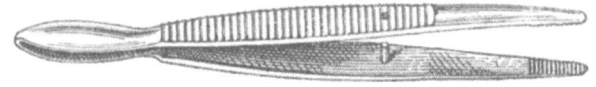

Fig. 3.

Die Krankheiten an der Zunge. a) Verletzungen der Zunge finden wir am meisten beim Pferde. Nicht nur, daß das Gebiß in vielen Fällen geeignet ist, die Zunge einzureißen, sondern man findet auch häufig, daß Knechte und Dienstboten, um Pferde beim Putzen ruhig zu erhalten, denselben einen Strick, oder, was noch schlechter und gefährlicher ist, Bindfaden um die Zunge schnüren und diesen an der Trense festbinden. Natürlich wehrt sich das betreffende Tier und versucht, die Zunge zurückzuziehen. Wird nun nicht der Strick oder Bindfaden bald losgelöst, wird die Zunge fast sicher eingeschnitten. Endlich kommen Zungenverletzungen häufig vor, wenn die Tiere Spitzen an den Zähnen haben oder einzelne Zähne schief in den Reihen stehen. Aufmerksam wird man darauf, daß ein abnormer Zustand besteht, dadurch, daß die Tiere entweder gar keine Nahrung aufnehmen oder vorsichtig und langsam kauen und überdies stark speicheln. Solche Verletzungen heilen gewöhnlich rasch. Man behandelt sie so, daß man die ganze Maulhöhle nach dem Füttern gründlich reinigt. Pferde bindet man hoch und gibt ihnen reines Wasser, soviel sie trinken wollen. Bestehen tiefe Verletzungen und gleichzeitig starke Blutungen, empfiehlt es sich für den Besitzer, möglichst ungesäumt einen Tierarzt zu Rate zu ziehen.

2. Die Krankheiten des Maules.

b) **Frische Entzündungen der Zunge** kommen verhältnismäßig bei unseren Haustieren selten vor, jedoch finden wir ab und zu, daß in einem Stall eine Zungenentzündung bei allen Tieren einsetzt. Hierbei schwillt die Zunge zuerst an einer einzelnen Stelle an; die Schwellung fühlt sich hart an und erregt beim Betasten dem Tiere Schmerzen. Bald geht von der ergriffenen Stelle die Schwellung weiter nach hinten und nach vorn. Selbstverständlich wird, je stärker die Schwellung auftritt, die Futteraufnahme erschwert oder hört ganz auf. Behandelt werden derartige Schwellungen in der Weise, daß man mit einem scharfen geballten Messer (Figur 9) Einschnitte in der Längsrichtung der Zunge macht. Hierdurch werden vielfach die schädlichen Stoffe beseitigt und die Zunge kommt bald wieder zum Abschwellen. Eine andere Behandlung ist unnötig.

c) **Als veraltete Entzündungen der Zunge** bezeichnet man einen Zustand, bei dem die Zunge sich ganz allmählich vergrößert und verdickt, hauptsächlich am Zungengrund. Hierdurch wird die Futteraufnahme gestört und außerdem können sehr leicht Atmungsbeschwerden eintreten, zumal während der Futteraufnahme. Eine solche Zunge zeigt bei der Besichtigung eine blaurote Verfärbung. Bei der Untersuchung findet man, daß Schmerzen nicht bestehen. Eine Behandlung der veralteten Zungenentzündung empfiehlt sich nicht, weil eine Besserung fast niemals eintritt. Am besten stellt man solche Tiere auf die Mast, falls es sich um Rinder handelt. Pferde verkauft man an den Roßschlächter.

d) **Die Lähmung der Zunge** zeigt sich dadurch, daß, wenn der Nerv auf beiden Seiten gelähmt ist, die Zunge lang aus dem Maul heraushängt. Ist nur der Nerv der einen Seite gelähmt, so ziehen die Muskeln der Zunge dieselbe nach der gesunden Seite, so daß sie also schief im Maule steht. Bei solchen Lähmungen ist die Futter- und Getränkaufnahme stark behindert oder ganz unmöglich. Auch hier wie bei der chronischen Zungenentzündung ist es am geratensten, die Tiere möglichst bald abschlachten zu lassen, da eine Behandlung fruchtlos ist und weil die Tiere mangels Futter- und Getränkaufnahme in kurzer Zeit abmagern und demzufolge nicht so gut verwertet werden können.

Verletzungen an den Kinnladen. Verletzungen an den Kinnladen entstehen gewöhnlich durch das Gebiß. Dasselbe ruht direkt auf der Schleimhaut der Kinnladen und wird durch die Zügel immerwährend hin- und herbewegt. Ist das Gebiß scharf, so kommt es sehr leicht, zumal wenn die Kinnladen hoch und scharf sind und außerdem eine schmale und dünne Zunge vorhanden ist und die Muskeln der Lippen nicht die nötige Kraft entwickeln, zu Verletzungen der Schleimhaut. Ist dieselbe nur leicht verletzt, heilt sie auch leicht aus, ohne daß sie behandelt wird, zumal wenn das Pferd einige Tage geschont wird. Hat aber das Gebiß sehr kräftig auf die Kinnladen eingewirkt, so entsteht fast immer eine Knochenhauterkrankung, welche dann entweder Knochenauftreibungen zeitigt oder in Eiterung übergeht. Ferner kann es auch geschehen, daß der Knochen stückweise abstirbt, wobei dann, da die erkrankten Stücke abgestoßen werden, tiefe Lücken entstehen, welche sehr schwer heilen. Daß eine Verletzung der Kinnladen besteht, bemerkt man zuerst beim Gebrauch des Zügels bei dem betreffenden Tiere. Es versucht auf alle Weise, sich der Wirkung desselben zu entziehen und ist nicht vorwärts zu bringen. Wird dann das Maul untersucht, findet

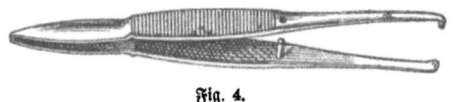

Fig. 4.

man leicht, daß die Schleimhaut der Kinnladen verletzt ist. Bei Druck mit dem Finger auf die verwundete Stelle äußern die Tiere lebhafte Schmerzen.

Behandelt werden solche Verletzungen leichten Grades, wie schon früher gesagt, lediglich dadurch, daß man die betreffenden Tiere schont und nicht zur Arbeit benutzt. Nach jeder Futteraufnahme muß das Maul gereinigt und das Pferd hochgebunden werden. Ist die Verletzung eine tiefere, muß, solange ein Defekt besteht, auf alle Fälle die Anlegung des Gebisses vermieden werden. Ist die Knochenhaut und der Knochen selbst erkrankt, so müssen die abgestorbenen Stücke mittels der Haken-Pincette (Figur 4) entfernt werden, außerdem müssen die Wunden sorgfältig gereinigt und desinfiziert werden und zwar mit einer verdünnten Lösung irgend eines Mittels. Am meisten empfiehlt sich eine schwache Alaun-, Kreolin- oder Borsäurelösung. Hat einmal eine solche Verletzung der Kinnladen bestanden, so kann sie auch leicht wiederkehren. Um dem vorzubeugen, überzieht man die Stangen des Gebisses mit einer Leder- oder Gummischicht.

Die Zahnfistel. Zahnfisteln kommen bei allen Arten unserer Haustiere vor, sowohl beim Pferd wie beim Rind als auch beim Hund.

2. Die Krankheiten des Maules.

Beim Pferd kann die Ursache für eine später eintretende Zahnfistel häufig genug darin gefunden werden, daß sich Fremdkörper zwischen Zahnfleisch und Zahn einkeilen, z. B. harte Heuhalme oder Stücke von grobgeschnittenem Häcksel. Da solche Fremdkörper häufig sehr fest sitzen, können sie durch die Bewegung der Zunge und der Backen nicht entfernt werden. Liegen sie nun einige Tage, so entsteht eine Entzündung der Knochenhaut des Zahnes, welche sich dann bald loslöst. Die Folge davon ist, daß der Zahn seinen festen Sitz verliert und dadurch, daß die gesunden Zähne neben ihm auf ihn drücken, wird er in die Höhe getrieben und stirbt allmählich ab, weil die eintretende Eiterung bis unter die Wurzeln vordringt. Eine Entzündung der Knochenhaut der Zähne kann aber auch auf andere Ursachen zurückgeführt werden, z. B. darauf, daß die Zähne bei ihrem Gebrauch gespalten werden. Vielfach greift nun der Eiter, welcher die Zahnwurzeln und den Zahn umspült, auf den Knochen über, in dem er sitzt; hierbei wird auch die Knochenhaut des Kiefers mitgereizt, und beginnt dieselbe zu vereitern. Solche Eiterungen bedingen Knochenauftreibungen und schließlich einen Durchbruch des Eiters nach außen. Am deutlichsten markiert sich dem bloßen Auge bei dem Bestehen einer Zahnfistel die Auftreibung des Knochens. Untersucht man näher, so findet man in dieser eine Öffnung und einen schmalen Kanal, welcher stinkenden Knocheneiter entleert. Dieser stinkende Knocheneiter ist ein charakteristisches Kennzeichen für das Bestehen der Fistel. Besteht nun ein solches Leiden längere Zeit, so kauen die Tiere vorsichtig und langsam. Häufig machen sie auch längere Pausen oder sie kauen nur auf der gesunden Seite. Wir sehen ferner auch, daß solche Pferde häufig schon halb zerkleinertes Futter aus dem Maule herausfallen lassen.

Das beste Mittel, eine Zahnfistel zu heilen, ist das Ausziehen des erkrankten Zahnes, oder falls mehrere ergriffen sind, das Ausziehen aller erkrankten, eine Operation, welche am sichersten und besten von einem Sachverständigen vorgenommen wird. Der Kanal im Kieferknochen, welcher nach den Wurzeln der erkrankten Zähne führt, schließt sich nach dem Ausziehen von selbst; sollte jedoch dieser Prozeß zu lange auf sich warten lassen, verfährt man so, daß man den dünnen Kanal ordentlich mit einem glühenden spitzen Eisen (Löschspieß) ausbrennt und so dem Eiter besseren Abzug verschafft. Bei Rindern kommen Zahnfisteln ebenfalls vor, dieselben werden jedoch gewöhnlich von den Besitzern wenig beachtet. Die Behandlung ist genau dieselbe wie beim Pferd. Die Zahnfistel heilt, wenn der oder die erkrankten Zähne ausgezogen sind.

Die Erkrankungen der Knochenhaut, welche die Zahnalveolen beim Hunde ausfüllt, ist ein ganz gewöhnliches Vorkommnis. Es gibt wohl keinen alten Hund, der nicht an solchen leidet. Charakteristisch für das Bestehen der Krankheit ist der penetrante Gestank, welcher dem Maule des Hundes entströmt, wenn er es öffnet. Gewöhnlich erkrankt eine große Anzahl der Zähne gleichzeitig oder wohl gar alle miteinander. Die Ränder des Zahnfleisches sind dann oft höher gerötet, geschwollen und bluten sehr leicht, auch bei der leisesten Berührung. Die Zähne selbst sind mit einer grauen bis grauweißen Schicht von Zahnstein belegt, welcher bis an das Zahnfleisch und selbst noch tiefer hinabreicht. Dieser Zahnstein bildet die Ursache zu der Erkrankung.

Bei der Behandlung müssen alle erkrankten Zähne gezogen werden, sofern sie schon gelockert sind, was keine Schwierigkeiten verursacht. Um die Erkrankung zu vermeiden, müssen die Zähne der Hunde ab und zu von dem angesetzten Zahnstein gereinigt werden, wozu man am zweckmäßigsten ein stumpfes Messer benutzt. Ist das Zahnfleisch schon erkrankt, wird es mit einer schwachen Alaunlösung täglich eingepinselt.

3. Die Krankheiten der Nase.

Verletzungen an den Nasenflügeln. Verletzungen an den Nasenflügeln kommen am häufigsten vor, wenn sich die Tiere an stumpfen Körpern verletzen, oder auch dadurch, daß sich zwei Tiere beißen. Gewöhnlich wird nur die Haut eingerissen, dann stellen sich der Heilung keine nennenswerten Schwierigkeiten entgegen. Die entstandenen Wunden werden desinfiziert und mit einem beliebigen Wundstreupulver behandelt. Schwieriger gestaltet sich die Sache, wenn die Nasenknorpel verletzt wurden. Der Knorpel stellt ein Gewebe dar, welches von Natur schlecht bedacht ist, weil es sehr gering ernährt wird. Bestehen Knorpelverletzungen, kann es, weil der Knorpel schlecht ernährt wird, leicht durch die dazu tretende Ernährungsstörung zum stückweisen Absterben des Knorpels kommen, oder derselbe entzündet sich an der verletzten Stelle und verdickt sich. Die natürliche Folge davon ist eine Verengerung der betreffenden Nasenöffnung, und hierdurch entstehen Störungen der Atmung. Solche Knorpelverletzungen werden im frischen Zustand am besten genäht, wozu ein Sachverständiger zu Rate zu ziehen ist.

3. Die Krankheiten der Nase.

Fremdkörper in der Nasenhöhle. Fremdkörper in der Nasenhöhle finden wir bei allen unseren Haustieren zuweilen vor. Gleichmäßig entsteht dann bei jedem Patienten, bei welchem ein derartiger Zustand vorhanden ist, durch die Reizung der Schleimhaut zunächst ein schleimiger, später eitriger Ausfluß, der natürlich nur auf der Seite vorkommt, wo der Fremdkörper liegt. Die Atmung geschieht in solchem Falle nicht ruhig und gleichmäßig, wie man es gewöhnlich sieht, sondern man bemerkt ein unnormales Geräusch bei derselben. Eine Heilung kann nur eintreten, wenn der betreffende Fremdkörper entfernt wird. Man faßt denselben entweder mit einer Pincette oder mit einer Kornzange. (Figur 3 und 5.) Die Schleimhaut, welche vielleicht durch das Festliegen des Fremdkörpers an der betreffenden Stelle abgestorben ist, wird bald neu gebildet ohne jede weitere Behandlung. Besteht Eiterung, so wird nach Entfernung des Fremdkörpers

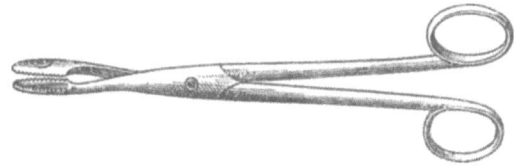

Fig. 5. Kornzange.

die Schleimhaut von dem Eiter befreit und jeden Tag mehrmals Desinfektion mit einem nicht reizenden Mittel vorgenommen.

Nasenbluten. Das Nasenbluten finden wir hauptsächlich beim Pferd. Dasselbe entsteht durch eine Verletzung von außen her. Dasselbe kann aber auch durch zu starke Anstrengung des betreffenden Tieres entstehen, oder es kann auch vorkommen, daß harte Stoffe, z. B. Heu- oder Strohhalme Verletzungen verursachen, welche Nasenbluten hervorrufen. Die Stärke der Blutung richtet sich nach der Größe der Verletzung oder nach der Stärke des Gefäßes (Ader), welches durchtrennt oder angestochen ist. Zur Behandlung verwendet man entweder kaltes Wasser oder eine Lösung von Essig in Wasser. Der Kopf des Patienten wird festgehalten, und man schiebt einen leinenen Lappen oder einen Mullbausch, welcher in kaltes Wasser getaucht oder mit der Essiglösung getränkt ist, hinauf in die Nasenhöhle und läßt ihn dort längere Zeit liegen. Sollte er durchblutet werden, zieht man ihn heraus und erneuert ihn. Kommt die Blutung nicht zum Stehen, schiebt man eine ganze Reihe von trockenen Wattebäuschen in die Nasenhöhle hinein, bis sie ausgefüllt ist, jedoch muß man sehr darauf achten, daß keine Atmungsbeschwerden eintreten. Stellen sich Anzeichen von Atemnot ein, müssen die eingelegten Bäusche sofort entfernt werden.

---

4. Die Krankheiten der Drüsen des Kopfes.

Verletzungen der Drüsen des Kopfes. Verletzungen der Drüsen des Kopfes, denen vor allem die Speicheldrüsen ausgesetzt sind, weil sie die am wenigsten geschützte Lage am Kopf einnehmen, haben wenig Bedeutung, wenn keine stärkere Ader oder der Speichelgang verletzt ist. Besteht eine starke Blutung, muß ein Sachverständiger herbeigeholt werden. Leichte Verletzungen werden gereinigt und desinfiziert und heilen dann sehr leicht aus.

Entzündungen der Drüsen des Kopfes. Entzündungen der Drüsen des Kopfes sind ziemlich häufig. Auch hier wieder sind es die Speicheldrüsen, welche am meisten hierzu neigen. Von allen Haustiergattungen sind es die Hunde, welche am häufigsten von der Krankheit ergriffen werden. Zuerst schwillt die betreffende Drüse an, sie fühlt sich hart und heiß an, und die Patienten suchen sich der Berührung auf alle Weise zu entziehen. Gleichzeitig treten Schlingbeschwerden ein, ja, es kann sogar durch eine überhandnehmende Schwellung zu einer Lähmung des Gesichtsnerven kommen.

Zur Behandlung verwendet man am zweckmäßigsten feuchtwarme Umschläge — entweder in der Form von Kartoffel- oder Leinsamenumschlägen. Derartige Drüsenentzündungen gehen gewöhnlich bald in Vereiterung über. Man wird in einigen Tagen auf der Höhe der Anschwellung eine weiche Stelle bemerken, welche durch einen Einstich mit dem spitzen Messer geöffnet werden muß, um dem gebildeten Eiter Abfluß zu verschaffen; doch hüte man sich, zu tief einzustechen, weil in der Nähe stärkere Adern liegen, bei deren Verletzung Verblutungsgefahr eintritt. Die Eiterhöhlen werden dann nach der gewöhnlichen Weise mit Lösung von Desinfektionsmitteln täglich mehrmals ausgewaschen, wodurch die Bildung von Ersatzgewebe kräftig angeregt wird. Genau in derselben Weise, wie oben beschrieben worden ist, werden die anderen Entzündungen der Kopfdrüsen behandelt.

5. Die Krankheiten am Gesicht und Unterkiefer.

Brüche der Gesichtsknochen. Brüche der Gesichtsknochen finden wir besonders beim Hunde, und zwar entstehen sie fast regelmäßig infolge von Bissen. Bei Pferd und Rind kommen sie weit seltener vor. Besteht eine solche Verletzung, äußert sie sich zunächst durch eine stärkere Anschwellung der äußeren Haut, ferner dadurch, daß die Futteraufnahme vermindert ist oder ganz darniederliegt oder dadurch, daß beim Kauen Schmerzen bestehen. Untersucht man näher, kann man vielfach eine Reibung der Knochenenden aneinander feststellen. Ein Eingriff bei solchen Verletzungen ist gewöhnlich nicht nötig, man sorge nur dafür, daß die Patienten weiches Futter bekommen, wodurch die eigentlichen Kaubewegungen verhindert werden. Ist die äußere Haut mit verletzt, müssen die Wunden gereinigt und desinfiziert werden. Ragen Knochensplitter aus der Wunde heraus, müssen dieselben sorgfältig mittelst Pincette oder Kornzange (Figur 5) gefaßt und entfernt werden.

Brüche des Unterkiefers. Brüche des Unterkiefers finden wir am häufigsten beim Pferd, und zwar meistenteils durch Einwirkung äußerer Gewalten. Jedoch finden wir auch einseitige oder doppelte Brüche des Unterkiefers beim Hund, am seltensten beim Rind. Bei solchen Verletzungen der Tiere hängt die gebrochene Hälfte des Unterkiefers mit den Zähnen schlaff herab und läßt sich mit der Hand leicht hin- und herbewegen. Behandelt werden solche Brüche entweder dadurch, daß man einen Zahn des herunterhängenden Unterkiefers mit dem Zahn des festen Teiles eng verbindet, oder man legt eine stärkere Holzschiene an, um die beiden voneinander getrennten Teile zu vereinigen. Eine Heilung tritt fast regelmäßig ein und wird nach ungefähr vier Wochen beendet sein.

Verrenkungen am Unterkiefer. Verrenkungen am Unterkiefer kommen am seltensten bei Pferd und Rind, am häufigsten beim Hund vor. Besteht eine Verrenkung, können die Tiere das Maul nicht schließen. Der Speichel fließt in langen Strähnen aus dem Maule, außerdem hängt gewöhnlich die Zunge weit heraus und die Tiere sind an der Nahrungsaufnahme verhindert. Die Behandlung geschieht dadurch, daß man den Unterkiefer in seine normale Lage zurückbringt, eine Sache, die ziemlich leicht geschehen kann, wenn man den Unterkiefer von vorn erfaßt und gleichmäßig von unten nach oben drückt. Da bei dieser

Operation lebhafte Schmerzen entstehen, muß man sich hüten, daß man von dem Patienten nicht gebissen wird.

Die Lähmung des Unterkiefers. Eine Lähmung des Unterkiefers finden wir bei unseren Haustieren nur, wenn die Kaumuskeln gelähmt sind. Am meisten von der Krankheit werden nur die kleinen Haustiere ergriffen. Da im Verlauf der Wutkrankheit fast immer eine solche Lähmung des Unterkiefers eintritt, muß man zunächst stets an eine Erkrankung an Wut denken. Tritt aber bald von selbst Heilung ein, ist jener Verdacht natürlich sofort hinfällig.

Die Tiere vermögen bei der Krankheit das Maul nicht zu schließen, und demzufolge sind sie auch nicht im stande, Nahrung zu zerkleinern und aufzunehmen. Daneben besteht Speichelfluß. Außerdem hängt die Zunge aus dem Maule hervor und wird, da sie durch den Speichel nicht dauernd feucht erhalten wird, trocken und rissig.

Eine Behandlung kann höchstens mit Elektrizität versucht werden und wird am besten vom Tierarzt vorgenommen. Vielfach werden die gelähmten Nerven selbständig wieder leitungsfähig, womit die Krankheit gleichzeitig gehoben wird.

Knochenhautentzündungen und Knochenauftreibungen am Unterkiefer. Knochenhautentzündungen und Knochenauftreibungen am Unterkiefer beobachtet man im Verhältnis recht häufig. Gewöhnlich geben äußere mechanische Reize die Veranlassung dazu. In der ersten Zeit wird der Besitzer fast immer keine auffallenden Erscheinungen an dem Patienten wahrnehmen, gewöhnlich fällt am ersten die fertige neugebildete Knochenauftreibung in die Augen. Diese Neubildungen sind hart und fest und lassen sich nicht verschieben. Knochenauftreibungen, wenn sie nicht eine erhebliche Größe erreichen und dadurch einen starken Schönheitsfehler darstellen, behandelt man gar nicht und läßt sie, da sie einen nachteiligen Einfluß in keiner Weise äußern, ungestört.

Verletzungen des äußeren Ohres. Verletzungen der Ohrmuscheln kommen bei allen unseren Haustiergattungen vor. Dieselben entstehen dadurch, daß die Tiere sich an spitzen Gegenständen reißen oder sich gegenseitig durch Beißen verletzen. Bißverletzungen finden wir am meisten bei Hunden. Ist die Verletzung eine leichte, d. h., wenn nur die äußere Haut durchtrennt ist, so wird dieselbe desinfiziert und mit einem Wundstreupulver behandelt. Ist der Knorpel des Ohres durchtrennt, muß genäht werden. Nach der Vereinigung der Wundränder muß man dafür Sorge tragen, daß die Wunde nicht durch Reiben und Scheuern der Patienten wieder aufgerissen wird. Hierzu bindet man beim Hunde

5. Die Krankheiten am Gesicht und Unterkiefer.

die Ohren, nachdem man sie übereinander gelegt hat, mit einem Netz, welches über den Kopf gezogen und unter dem Unterkiefer zusammengebunden wird, fest. Ist die Haut bei einer frischen Ohrverletzung in Fetzen losgetrennt, welche herunterhängen, so werden dieselben mit der krummen Schere (Figur 6) abgetragen, dann können die übrigen Enden durch eine Naht vereinigt werden, oder man behandelt, wie schon früher angegeben, die verwundete Stelle mit einem Wundstreupulver. Bestehen bei Pferden Verletzungen des äußeren Ohres, bindet man sie zwischen zwei Stallpfeilern fest, wodurch sie am Scheuern und Reiben der Wunden verhindert werden, und behandelt die Wunden in gleicher Weise wie vorhin angegeben.

Das Blutohr. Das Blutohr finden wir nur beim Hund, und zwar fast nur bei Hunden mit langem Behange. Gewöhnlich ist eine Bißverletzung die Grundursache. Hierbei wird sehr häufig ein Ge-

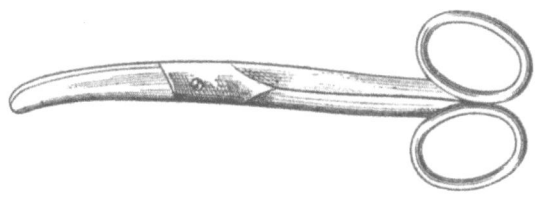

Fig. 6.

fäß verletzt, und wenn die Außenwunde durch Blut verklebt wird, entsteht ein Bluterguß zwischen dem Knorpel des Ohres und der äußeren Haut. Diesen Bluterguß findet man am meisten auf der unteren Fläche des Ohres, ab und zu auch einmal an der oberen Seite desselben. Nach Eintritt des Leidens halten die Hunde den Kopf schief. Sieht man näher nach, findet man an der inneren Fläche des Ohres eine kleinere oder größere Geschwulst, welche schwappt und wenig schmerzt. Die Behandlung geschieht in der Weise, daß man die Geschwulst durch einen Schnitt der ganzen Länge nach spaltet. Hierauf werden die vielleicht vorhandenen Blutgerinnsel entfernt, die Wunde und die Wundhöhle desinfiziert und das erkrankte Ohr auf dem Kopf festgebunden, was mit einem Netz geschieht. Außerdem empfiehlt sich die Behandlung der Wunde mit einem austrocknenden Wundstreupulver. Darüber wird mit Mull und Verbandwatte und einer Mullbinde in den ersten Tagen ein Verband gelegt.

Die Entzündung des äußeren Gehörganges beim Hund. Eine Krankheit, welche auch recht häufig bei Jagdhunden vorkommt, ist die

Entzündung des äußeren Gehörganges, welche dadurch hervorgerufen wird, daß derselbe von dem Eintritt der Luft abgeschnitten und demzufolge einer höheren Temperatur ausgesetzt ist, wodurch sehr leicht eine Zersetzung des Ohrenschmalzes eintritt. Solche Zersetzungsprodukte reizen die Schleimhaut sehr stark und erregen eine Entzündung derselben. Die Schleimhaut fängt sodann an abzusondern. Hebt man bei einem in dieser Weise erkrankten Hunde den Behang hoch, so sieht man in der Tiefe eine rotbraune Flüssigkeit. Drückt man den äußeren Gehörgang da, wo er am Kopfe ansetzt, zusammen, so hört man ein plätscherndes Geräusch. Der Reiz, der durch das Zusammendrücken erzeugt wird, erregt bei den Hunden ein wohlthuendes Gefühl, so daß sie mit dem Kopf sogar nach der drückenden Hand drängen. Die Behandlung ist leicht und in den meisten Fällen von Erfolg gekrönt, wenn nach Vorschrift behandelt wird. Zunächst muß der erkrankte Gehörgang von den Zersetzungsprodukten befreit werden. Dies geschieht dadurch, daß man einen in reines, lauwarmes Wasser getauchten Bausch von Verbandwatte tief in den Gehörgang einführt entweder mit dem Finger oder einem Holzstäbchen mit stumpfem Ende. Hierauf wird von einer Lösung von Gerbsäure oder Salicylsäure in Spiritus (3 zu 100) ein Teil in den Gehörgang hineingegossen; die Flüssigkeit bleibt dann ungefähr eine Minute darin und hierauf wird ein trockener Bausch Verbandwatte eingeführt, um den nicht verbrauchten Teil der Lösung aufzusaugen. Die Behandlung wird täglich ein- oder zweimal ausgeführt und so lange fortgesetzt, bis die rotbraune Flüssigkeit in dem Gehörgang verschwunden ist.

---

6. Die Schädelkrankheiten.

Brüche und Verletzungen der Schädelknochen. Brüche und Verletzungen der Schädelknochen finden wir bei allen Haustiergattungen häufig. Dieselben entstehen durch äußere und mechanische Einwirkung. Ist die Verletzung nur leicht, heilt sie bei genügender Desinfektion leicht aus; gefährlich ist die Sache, wenn der Schädel so verletzt wird, daß das Gehirn in Mitleidenschaft gezogen ist. In allen Fällen einer Verletzung der Schädelknochen empfiehlt es sich, einen Sachverständigen hinzuzuziehen, weil der Laie nicht in der Lage ist, eine einfache von einer schweren Verletzung zu unterscheiden.

Die Gehirnerschütterung. Eine Gehirnerschütterung entsteht gewöhnlich durch äußere Einwirkung, und zwar häufig beim Durchgehen eines Pferdes, wobei es entweder mit dem Kopf gegen einen harten Körper rennt oder stürzt und mit dem Kopf gegen den Boden schlägt. Bei den kleinen Haustieren entsteht eine Gehirnerschütterung leicht durch Schläge auf den Kopf oder beim Stürzen aus dem Fenster oder vom Dach. Am seltensten ist die Gehirnerschütterung beim Rind. Als Haupterscheinung bei der Krankheit muß die Eingenommenheit des Bewußtseins bezeichnet werden. Ist eine äußere Verletzung oder gar ein Bruch der Schädelknochen zugegen, überläßt man die Tiere am besten sich selbst. Die Patienten erhalten entweder bald oder spätestens nach einigen Tagen ihren normalen Zustand wieder. Eine Behandlung mit Medikamenten empfiehlt sich nicht. Höchstens können kalte Umschläge in der Höhe des Gehirns in Anwendung gebracht werden.

Hornbrüche beim Rindvieh. Unter einem Hornbruch ist der Bruch des Hornfortsatzes zu verstehen. Derartige Brüche entstehen dadurch, daß sich die Tiere gegenseitig stoßen oder mit dem Horn an irgend einer Stelle hängen bleiben. Der Bruch des Hornfortsatzes wird daran erkannt, daß sich das betreffende Horn leicht hin- und herbewegen läßt.

Behandelt werden diese Verletzungen dadurch, daß man vorhandene Hautwunden desinfiziert und durch eine Schiene, welche über die beiden Hörner von hinten hinwegreicht, den abgebrochenen Hornfortsatz festlegt. In vielen Fällen heilen Brüche des Hornfortsatzes auch ohne Anlegung eines Verbandes. Am besten stellt man derartig verletzte Tiere so, daß sie von dem Nachbar nicht aufs neue durch Hornstöße getroffen werden können, und außerdem an das Ende der Reihe. Hängt der Hornfortsatz mit dem Horn lose herab, oder sagt sich der Besitzer, daß er ein Wiederanwachsen desselben nicht erwarten kann, so entfernt man denselben einfach mit dem Messer oder der Säge. Hierauf wird die Wunde gründlich gereinigt und desinfiziert und ein Verband angelegt. Die wunde Fläche wird zunächst mit Verbandmull in dicker Schicht belegt, darauf deckt man eine stärkere Schicht Verbandwatte, auf diese einen Bausch Jute oder Werg und dann endlich wird eine Mull- oder Cambricbinde umgelegt, deren einzelne Touren mit einer dicken Schicht von Holzteer überzogen werden.

Die Lostrennung des Hornes bei Rindvieh finden wir auch sehr häufig, und zwar entsteht die Verletzung auf die mannigfachste Art und Weise. Ein solch losgetrenntes Horn heilt nicht wieder an. Man verfährt bei der Behandlung so, daß man zunächst die ziemlich stark auftretende Blutung durch Auflegen von Mullkompressen stillt und dann einen Holzteerverband anlegt, der so beschaffen sein muß, daß man den Hornzapfen mit einer doppelten Lage der Binde umwickelt, dann nimmt man einen Pinsel zur Hand und überstreicht die Bindenlagen dick mit Holzteer. Hierauf werden wieder einige Lagen der Binde aufgewickelt und von neuem geteert und so fort, bis $7/8$ der Binde aufgewickelt sind. Das letzte Achtel wird in der Mitte mit der Schere oder dem Messer durchgetrennt und nun nach rechts und links um den Hornzapfen geschlungen und festgeknotet. Das Ganze wird dann nochmals eingeteert. Den so angelegten Verband läßt man liegen, bis er von selbst abfällt.

Wunden und Verletzungen am Kopfe. Wunden und Verletzungen am Kopfe haben für gewöhnlich keine besondere Bedeutung bei unseren Haustieren, sofern Knochenbrüche nicht vorliegen. Äußere Wunden werden desinfiziert. Besteht der Verdacht, daß eine Gehirnerschütterung vorliegt, so sorgt man für den betreffenden Patienten für Ruhe und macht Eisumschläge auf die getroffene Stelle. Heilung tritt in den meisten Fällen in kurzer Zeit ein.

7. Die Krankheiten des Halses.

Wunden und Quetschungen der Muskulatur des Halses. Verwundungen und Quetschungen der Muskulatur am Halse, welche oberflächlich verlaufen, haben für gewöhnlich keine Bedeutung. Ungleich wichtiger ist es, wenn Sehnen oder Bänder verletzt sind. Sind die Verletzungen noch frisch, werden sie gründlich desinfiziert und nach den schon früher angegebenen Regeln behandelt; tritt jedoch Eiterung ein, so muß auf alle Fälle, weil hier die Gefahr der Eiterversenkung eine sehr große ist, ein sachkundiger Tierarzt zu Rate gezogen werden. Sind Gefäße (Adern) am Halse verletzt, aus denen entweder im gleichmäßigen Strom oder stoßweise Blut hervortritt, so kann nur eine Unterbindung des betreffenden Gefäßes Abhilfe schaffen. Zu dem Zweck vergrößert man die Wunde und sucht den Punkt auf, von welchem aus das Blut hervorquillt. Um denselben legt man dann eine doppelte Schlinge von dünnem Bindfaden und zieht dieselbe fest zu, bis die Blutung steht. Auf alle Fälle ist dem betreffenden Tierbesitzer auch

7. Die Krankheiten des Halses.

hierbei zu raten, möglichst schleunigst nach dem nächsten Tierarzt zu schicken, weil bei derartigen Verletzungen unmittelbare Lebensgefahr für das betreffende Tier besteht.

Fremdkörper in der Rachenhöhle und im Schlund. Fremdkörper in der Rachenhöhle und im Schlund beim Pferd finden wir nur in seltenen Fällen. Gewöhnlich handelt es sich hierbei nur um Teile des betreffenden Futters, welches dem Tiere verabreicht wurde. Wird dann überhaupt noch etwas Futter aufgenommen, so kann dasselbe selbstverständlich nicht abgeschluckt werden, und es tritt aus der Nase heraus. Außerdem macht ein solcher Patient krampfhafte Schluckbewegungen. Wasser, welches verabreicht und aufgenommen wird, kommt ebenfalls aus der Nase zurück. Der Hals wird gestreckt gehalten. Betastet man den Schlund von oben nach unten in seiner ganzen Länge, wird man in vielen Fällen das Hindernis bemerken.

Fühlt man den Fremdkörper im Schlund, so versuche man denselben durch Drücken mit der Hand zu zerkleinern, wodurch er dann leicht hinabgleitet, zumal, da starke Speichelsekretion besteht, oder versuche ihn nach oben in die Rachenhöhle zurück oder nach dem Magen zu hinabzudrücken.

Fremdkörper im Schlund des Rindes finden sich weit häufiger als beim Pferd, und zwar deshalb weit häufiger, weil die Nahrungsaufnahme beim Rind eine ganz andere als beim Pferd ist. Die Erscheinungen, welche ein solcher Fremdkörper im Schlund zeitigt, sind die gleichen wie beim Pferd. Man bemerkt Würgbewegungen, Unvermögen zum Schlucken und andauernden Speichelfluß. Beim Rind ist die Sache viel gefährlicher als beim Pferd deshalb, weil, da das Wiederkauen sofort unterbrochen wird, sehr leicht das lebensgefährliche Aufblähen einsetzt. Darum empfiehlt es sich, so rasch wie möglich eine Behandlung einzuleiten, welche gleichfalls darin besteht, daß man den Fremdkörper durch Drücken mit den Händen entweder zu zerkleinern sucht oder nach oben oder unten zurück oder weiter zu befördern sucht. Zum Hinabstoßen in den Magen bedient man sich der Schlundsonde (Figur 7). Die Schlundsonde stellt eine Röhre dar, in welchem ein Rohr entlang läuft, welches oben einen Knopf trägt und welches in die entsprechende Vertiefung der Schlundsonde hineinpaßt. Das untere Ende der Schlundsonde ist ein durchbohrter Bleiknopf. Um die Schlundsonde sicher einführen zu können, wird zugleich mit derselben ein sogenanntes Querholz gebraucht. Dasselbe hat eine längliche, ovale Gestalt und in der Mitte ein Loch, durch welches die Sonde hindurchgeführt wird. An den Enden des Querholzes befinden sich ein paar Stricke, mit welchen das Querholz an den Hörnern festgebunden wird. Bei der Einführung der Sonde muß der Kopf ganz gestreckt gehalten werden. Man hüte sich, die Sonde mit Gewalt vorzuschieben, weil hierdurch leicht Verletzungen in der Rachen= höhle hervorgerufen werden. Notwendig ist es, daß die Schlundsonde ganz leicht nach dem Pansen hinabgleitet. Sobald man das Glück gehabt hat, den Fremdkörper hinabzubefördern, zieht man aus dem Schlund den Stock heraus, so daß die Gase, welche sich mittlerweile im Pansen angesammelt haben, entweichen können. Sollten nach Verlauf einiger Zeit nicht alle entfernt sein, so schiebt man den Stock noch einmal völlig in die Schlundsonde hinein, um hierdurch den Panseninhalt, der sich dann vor der Öffnung des Schlundrohres festgesetzt hat, von derselben zu entfernen.

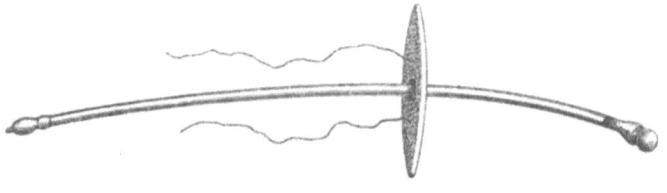

Fig. 7.

Fremdkörper im Schlund des Schweines kommen am seltensten vor, weil bei der intensiven Stallfütterung regelmäßig nur die Futter= stoffe zerkleinert oder halb flüssig verabreicht werden. Die Erscheinungen sind dieselben wie bei Pferd und Rind. Da bei der bekannten Störrigkeit des Schweins und infolge seines anatomischen Baues wenig bei einer Behandlung zu erreichen ist, so empfiehlt es sich, einen solchen Patienten schlachten zu lassen. Höchstenfalls könnte man noch die Verabreichung eines Brechmittels versuchen. Fremdkörper beim Hund und bei der Katze finden sich sehr häufig, und zwar sind es meistenteils Knochen oder Fischgräten oder Nadeln. Von Erscheinungen sind charak= teristisch: Würgbewegungen, fadenziehender Speichel und unruhiges, zweckloses Hin= und Herrennen. Handelt es sich um ein wertvolles Tier, ist dem Besitzer anzuraten, schleunigst den Tierarzt herbeizuholen, weil er als Laie für gewöhnlich die Instrumente nicht im Besitze hat, die zum Erfolg angewandt werden müssen.

Verstopfung des Kropfes beim Geflügel. Verstopfung des Kropfes beim Geflügel findet man sehr häufig. Der Kropf ist in solchem Fall prall mit einer festen Masse angefüllt. Besteht das Leiden längere

Zeit, fressen die Tiere nicht mehr. Sie halten den Schnabel halb geöffnet, und aus diesem quillt eine stinkende Flüssigkeit in einzelnen Tropfen hervor.

Bei der Behandlung versucht man die den Kropf füllende Masse durch Drücken mit den Fingern zu zerkleinern und falls dies gelingt, die einzelnen Stücke nach oben oder nach unten weiterzubefördern. Weicht die Masse dem Druck nicht, kann man auch, nachdem man die Federn in der Längsrichtung der Mitte des Kropfes entfernt hat, denselben mit dem Messer aufspalten und entleeren. Der Kropf wird dann wieder zusammengenäht, wobei man darauf zu achten hat, daß die beiden Wundränder glatt aneinander zu liegen kommen. Eine Heilung tritt gewöhnlich leicht ein.

Lähmung des Schlundkopfes und Schlundes. Das Leiden wird dadurch erkannt, daß die Tiere weder feste noch flüssige Nahrung abzuschlucken vermögen. Bisweilen findet man auch den Schlund in seiner ganzen Länge mit zerkleinerten Futterstoffen angefüllt. Eine charakteristische Lähmung sehen wir regelmäßig und am deutlichsten bei tollwutkranken Hunden.

Die Behandlung geschieht so, daß man zunächst die im Schlund steckenden Futterstoffe in den Magen hinabzubefördern sucht. Dieses geschieht durch die Schlundsonde. Bei der Fütterung ist darauf Bedacht zu nehmen, daß dem Tiere anfangs weiche, später, wenn Heilungserscheinungen sichtbar werden, festweiche Nahrung verabreicht wird. Eine Behandlung mit Arzneimitteln ist nicht am Platze, da ein Vorteil hierdurch keinesfalls erreicht wird.

Verletzungen am Kehlkopf und Entzündungen an demselben. Verletzungen am Kehlkopf sowie eine darauf eintretende Entzündung desselben markieren sich für die äußere Wahrnehmung durch auffällige Atemnot. Veränderungen an dem Kehlkopf wird man zuerst kaum bemerken, weil derselbe eine sehr geschützte Lage hat. Ist aber die Schwellung, welche durch die Entzündung verursacht wird, weiter vorgedrungen, so entdeckt man beim näheren Hinsehen, daß die Gegend um den Kehlkopf abnorm verdickt ist. Frische Entzündungen behandelt man mit Umschlägen von kaltem Wasser. Im Laufe der Krankheit kann es leicht zu einer Verknöcherung der Kehlkopfknorpel kommen, welche sich dadurch zu erkennen gibt, daß man beim Zusammendrücken mit den Fingern keine nachgiebige elastische, sondern eine starre und unnachgiebige Masse vorfindet. Im allgemeinen sind Verletzungen und Entzündungen des Kehlkopfes etwas Selteneres; jedoch kommt es ab und zu vor, daß Fremd=

körper aufgenommen werden, welche einen abnormen Weg einschlagen, in den Kehlkopf gelangen und sich dort in der Schleimhaut desselben festbohren. Durch derartige Fremdkörper wird die Schleimhaut in der Umgebung entzündlich gereizt und schwillt an. Hafteten an dem Fremdkörper Eitererreger, so vermehren sich dieselben, das umliegende Gewebe schmilzt ein und vereitert. Der Eiter senkt sich nach der tiefsten Stelle und hierdurch ist die Gefahr gegeben, daß, wenn derselbe nicht vollständig durch Hustenstöße nach oben befördert wird, Teile davon in die Luftröhre und ihre Äste und somit in die Lunge gelangen; dann entsteht eine Lungenentzündung, welche gewöhnlich tödlich endet.

Zur Behandlung kann man versuchen, einen solchen eingedrungenen Fremdkörper vermittels der Kornzange (Fig. 5) zu fassen und zu entfernen. In den meisten Fällen wird jedoch nichts ohne eine Operation zu machen sein, für welche tüchtige Sachkenntnis erforderlich ist.

Fremdkörper gelangen auch häufig bei Pferden und Hunden in die Luftröhre durch das Eingeben von Medikamenten. Beim Eingeben widersetzen sich die Tiere gewöhnlich und bringen den Kopf in die verschiedensten Lagen. Wird nun hierbei mit rascher Bewegung etwas eingegossen, so kommt es sehr leicht dazu, daß etwas in die „falsche Kehle" gerät. Wird dann durch den sofort entstehenden Hustenreiz nicht der Fremdkörper (das Medikament als solches ist ein Fremdkörper), entfernt, so senkt er sich nach unten und erregt eine Lungenentzündung. Beim Eingeben von Arzneistoffen sieht man es sehr häufig, daß die damit betrauten Leute dem Patienten den Kopf in die Höhe ziehen und dann die flüssigen oder halbflüssigen Stoffe eingießen. Bei solchem Gebaren ist die vorhin geschilderte Erkrankung an einer Fremdkörperlungenentzündung in vielen Fällen die natürliche Folge und kann dieselbe durch nichts wirksam bekämpft werden.

8. Die Krankheiten an der Brust.

Rippenbrüche. Rippenbrüche sind bei allen unseren Haustieren etwas häufig Wiederkehrendes. Die Verletzung entsteht fast immer durch Einwirkung äußerer Gewalten. So verletzen sich die Tiere häufig gegenseitig oder sie rennen gegen feste Gegenstände, sie stürzen oder sie werden roh durch Tritte oder Schläge mit schweren Gegenständen mißhandelt, wobei Rippenbrüche entstehen. Bei Katzen ist auch sehr oft ein Fehlsprung aus bedeutender Höhe die Veranlassung dazu. Bei dem anatomischen Bau der Rippen ist der Bruch gewöhnlich ein einfacher und glatter. Bleiben die getrennten Knochenenden in ihrer Lage, so bildet sich bald zwischen denselben eine Verbindungsbrücke von Knorpel, in welcher sich bald Kalksalze ablagern und die Verknorpelung zur Verknöcherung bringen. Wesentlich anders gestaltet sich die Sache schon, wenn die äußere Haut durch ein Knochenende durchtrennt ist. In diesem Fall werden die Wundränder ordentlich gereinigt und die an denselben stehenden Haare sauber mit der gekrümmten Schere oder mit dem Rasiermesser entfernt. Hierbei hüte man sich, abgeschnittene Haare in die Wunde hineinzubringen, weil hierdurch regelmäßig Eiterung entsteht. Eiterungen an dieser Stelle sind wegen der Nähe des Rippenfells bedenklich. Nach Entfernung der Haare wird die Wunde von neuem gründlich gereinigt und desinfiziert. Sodann kann man versuchen, nachdem man sich die Hände sauber gewaschen und desinfiziert hat, die voneinander getrennten Knochenstücke wieder aneinander zu passen.

Weit schlimmer sind Rippenbrüche, bei denen das Rippenfell und die Lunge verletzt wird. Ein derartiger Schaden heilt unter Umständen bald aus. Am günstigsten sind die Fälle zu beurteilen, bei denen die äußere Haut nicht durchtrennt ist. Tiere mit Rippenbrüchen zeigen für gewöhnlich nur beschleunigte Atmung. Ist das Rippenfell verletzt, zeigen die Tiere Neigung zum Husten. Ist die Lunge verletzt, sehen wir blutigen, schaumigen Ausfluß aus Maul und Nase. Einfache Rippenbrüche, d. h. wenn die äußere Haut nicht verletzt ist, behandelt man am besten gar nicht, man sorgt nur dafür, daß die Patienten nicht arbeiten und sich bewegen. In gleicher Weise behandelt man Rippenbrüche, bei denen das Rippenfell oder das Rippenfell und die Lungen verletzt sind. Wunden in der äußeren Haut müssen täglich recht häufig ausgewaschen und desinfiziert werden. Man hüte sich, wenn die äußere Haut nicht durchtrennt ist, eine Wunde frisch herzustellen, um die getrennten Knochenstücke aneinander zu richten, weil hierdurch die Sache schlimmer gemacht wird als sie vorher gewesen ist. Um äußere Wunden besser zum Heilen zu bringen, kann man versuchen, einen Verband anzubringen.

Die Brustbeinfistel. Die Brustbeinfistel finden wir bei unseren Haustieren nur beim Pferd. Das Brustbein besteht in seinem ganzen Umfange aus einer weichen, schwammigen Knochenmasse, welche häufig von außen verletzt wird. Bei den meisten solchen Verletzungen wird der Besitzer erst darauf aufmerksam, wenn bereits Eiterung und eine Schwellung in der Umgebung der Verletzung besteht. Wird ein solches Pferd näher untersucht, so findet man an der Brust zwischen den beiden Vorderbeinen eine Stelle, welche Fingereindrücke annimmt und nicht schmerzt. An irgend einer Stelle dieser Schwellung finden wir die Haut nach innen etwas eingezogen und in ihrer Mitte ein Loch, aus welchem stinkender Knocheneiter in kleinen Tröpfchen bei Druck auf die Oberfläche tritt. Nimmt man eine Sonde und geht in die Öffnung hinein, so stellt man einen Kanal fest, welcher eine ungefähre Länge von 2—5 cm hat. In der Tiefe stößt man dann auf einen festen, rauhen Gegenstand; derselbe ist die äußere Fläche des Brustbeins.

Zur Behandlung wird der Kanal, aus welchem der Eiter heraustritt, mit dem geknöpften Messer (Figur 8) gespalten, damit derselbe sich möglichst frei entleeren kann. Es ist nötig, daß der Kanal täglich drei- bis viermal gründlichst desinfiziert wird. Eine Heilung des Leidens tritt niemals ein, es empfiehlt sich demnach, die Pferde arbeiten zu lassen, so lange es geht, und dann an den Roßschlächter zu verkaufen.

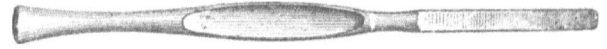

Fig. 8.

Nicht durchgehende und durchgehende Wunden und Quetschungen der Muskulatur an der Brustwand. Nicht durchgehende und durchgehende Wunden an der Brustwand finden wir am meisten beim Pferd und Rind, weniger häufig bei unseren kleineren Haustieren. Beim Pferd entstehen derartige Verwundungen leicht dadurch, daß sie sich mit oder an der Deichsel verletzen oder sich durch Gegenrennen eine äußere Beschädigung zufügen. Daß auch ein Sturz auf harten Boden geeignet ist, Verletzungen hervorzubringen, ist selbstverständlich. Ist die Verletzung eine oberflächliche, so daß nur die äußere Haut und wenig Muskulatur (Fleisch) durchtrennt ist, so hat die ganze Sache wenig Bedeutung. Man hat in diesem Falle nur für eine gründliche Reinigung und Desinfektion der Wundfläche und außerdem für genügenden Abfluß des sich bildenden Wundsekretes zu sorgen. Ist eine Tasche vorhanden, d. h. eine Vertiefung, wo sich das Wundsekret oder der sich bildende Eiter hinsenkt, so muß dieselbe mit dem geknöpften Messer gespalten werden oder man muß an der tiefsten Stelle der Tasche eine Gegenöffnung anbringen, durch welche das Wundsekret abfließen kann. Man kann auch, damit die Wunde sich nicht so schnell schließt und dadurch ein erneuter operativer Eingriff nötig wird, ein Stück schwaches

8. Die Krankheiten an der Brust.

Gummirohr, welches an den Seiten mit Öffnungen versehen ist, einführen, durch welches dann die sich bildende Wundflüssigkeit abtropfen kann. Hat die Sekretion der Wunde aufgehört, was sich dadurch kundgibt, daß die nässende Fläche verschwunden ist und sich von den Rändern her trockene Schorfe bilden, so behandelt man die Wunde dann nach den schon früher gemachten Angaben mit einem Wundstreupulver (entweder Jodoform=Tannin 1 zu 10 oder Glutol oder Jodoformogen oder mit einem anderen beliebigen, trocknenden Pulver). Kommt an einem der nächstfolgenden Tage an einzelnen Stellen das Nässen wieder zutage, so hat man nur nötig, von neuem auf die betreffenden Stellen das Mittel aufzubringen; den alten trockenen Schorf läßt man liegen, weil unter demselben die Heilung am besten von statten geht. Bestehen bei einer solchen Verletzung Blutungen, so sind diese selbstverständlich zuerst zu stillen.

Durchgehende Wunden, d. h. solche, bei welchen die ganze Muskulatur durchtrennt ist und außerdem das Rippenfell oder der Überzug der Lungen verletzt ist, sind für das betreffende Tier mit direkter Lebensgefahr verbunden, weil durch das entstandene Loch Luft zwischen die Rippenwände und die Lungen eintreten kann, wodurch die Lungen an der Aufnahme der zum Leben nötigen Atmungsluft gehindert werden. Hierdurch entsteht direkte Erstickungsgefahr. Regelmäßig sehen wir bei durchgehenden Verletzungen entweder blutigen Schaum aus Maul oder Nase austreten. Außerdem erkennt man deutlich, daß die Wunde eine durchgehende ist, wenn Luft bei der Atmung aus der Wunde ein= und ausströmt. Während bei den Pferden durchgehende Verletzungen direkt lebensgefährlich sind wegen einer gewöhnlich bald einsetzenden Rippen= oder Brustfellentzündung, sind dieselben beim Rind, beim Hund und bei der Katze und bei den übrigen Haustieren weniger von Belang wegen der größeren Unempfindlichkeit des Brustfells. Beim Pferd setzt fast ohne Ausnahme bei einer durchgehenden Verletzung eine Rippen= oder Brustfellentzündung ein, welche in den meisten Fällen tödlich endet.

Zur Behandlung muß man versuchen, die Wunde durch einen dichten Verband zu schließen; jedoch ist dafür Sorge zu tragen, daß derselbe am nächstfolgenden Tage und späterhin häufig gewechselt wird, weil derselbe gar leicht durch die sich bildenden Wundabscheidungen durchtränkt wird.

Quetschungen der Muskulatur der Brust haben weniger Bedeutung. Man behandelt dieselben am besten dadurch, daß man kalte Umschläge oder Eisumschläge in der ersten Zeit macht, bleibt jedoch längere Zeit

28 Erster Teil. Äußere Krankheiten.

eine starke Schwellung zurück, mag dieselbe nun schmerzhaft oder nicht schmerzhaft sein, so macht man zerteilende Umschläge, z. B. von gekochten und gequetschten Kartoffeln oder gekochten Leinsamen. Diese Umschläge sind, wenn ein rascher Erfolg erzielt werden soll, stündlich zu wiederholen.

Die Brustbeule. Als Brustbeule bezeichnet man eine verschieden große, harte, nicht schmerzende Anschwellung an der vorderen Brustwand. Eine solche Schwellung wird bei Pferden gewöhnlich durch Druck

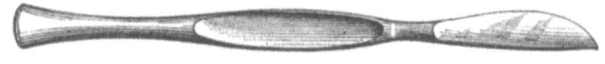

Fig. 9.

des Geschirres erzeugt. Die Geschwulst selbst nimmt an Größe sehr langsam zu. Die Behandlung der Brustbeule geschieht so, daß man mit dem spitzen Messer (Fig. 9 u. 10) einen Einstich in dieselbe macht, doch hüte man sich, zu tief in dieselbe einzustechen wegen der Nachbarschaft stärkerer Blutgefäße, die, wenn sie verletzt werden und nicht sofort Hilfe da ist, ganz sicher eine Verblutung des betreffenden Pferdes herbeiführen. Ist der Einstich geschehen, so muß man versuchen, mit dem Zeigefinger die Geschwulst so weit bohrend zu durchtrennen, bis man auf den Eiterherd, welcher in der Tiefe liegt, stößt. Nach Entleerung des Eiters wird die Wundhöhle tüchtig ausgespritzt, um auch die letzten Eiterreste zu entfernen. Hierauf bringt man auf die Beule einen Umschlag von Kartoffelbrei oder Leinsamenabkochungen und läßt, wenn es möglich ist, über dem

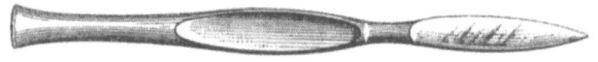

Fig. 10.

Pferd auf der erkrankten Seite einen Eimer anbringen, welcher an einer Seitenwand durchbohrt ist und an welchem ein Hahn angebracht wird, an dem ein Gummischlauch befestigt ist. Dieser Gummischlauch wird mit seinem Ende in die Umschlagsmasse hineingesteckt. Der Eimer wird mit Wasser von einer Wärme bis zu 30—32 Grad Reaumur gefüllt und der Hahn mäßig aufgedreht, so daß der Umschlag längere Zeit immer gleichmäßig warm erhalten wird. Auf diese Weise tritt bald eine Verringerung der Geschwulst ein und nach vierzehntägiger bis dreiwöchentlicher Behandlung ist dieselbe verschwunden und das Pferd wieder im normalen Zustand.

8. Die Krankheiten an der Brust.

Druckschäden. Unter Druckschäden sind Quetschungen zu verstehen, welche entweder durch das Geschirr beim Ziehen schwerer Lasten oder durch das Gewicht des Reiters beim Pferd verursacht werden. Gewöhnlich findet man die äußere Haut unverletzt, jedoch an der gedrückten oder gequetschten Stelle eine Geschwulst, welche für das Tier äußerst schmerzhaft ist und die sich heiß anfühlt. Für gewöhnlich sind solche gedrückte Stellen nicht sehr groß. Wird eine solche Quetschung rechtzeitig behandelt, so geht sie fast immer in Heilung über, zumal wenn es sich bloß um einen Bluterguß in das unter der Haut liegende Bindegewebe handelt. Der Ausgang in Heilung dauert gewöhnlich 10—14 Tage. Schwieriger gestaltet sich die Heilung, wenn durch den Druck ganze Hautstellen abgestorben sind. In solchem Falle dauert es gewöhnlich nur kurze Zeit, bis das abgestorbene Stück sich von dem lebenden Gewebe lostrennt und herausfällt. Die dritte Möglichkeit, welche bei einem solchen Druck eintreten kann, ist die, daß das ausgetretene Blut unter der Haut in Eiterung übergeht. Die Beurteilung einer solchen Quetschung richtet sich je nach der Lage oder dem Sitz derselben. Sind Knochen oder Sehnen nicht in unmittelbarer Nähe, so wird eine Heilung leicht zu erwarten sein, sind jedoch Hautpartien gequetscht, die unmittelbar über Knochen liegen, wie am Widerrist, dauert in vielen Fällen die Heilung lange Zeit oder ist überhaupt ausgeschlossen, weil dann gewöhnlich Eiterung hinzutritt, durch welche die Knochen angegriffen und eingeschmolzen werden. Hierzu kommt, daß gewöhnlich Eiterversenkungen eintreten, die das Leben der Tiere direkt bedrohen, weil die Gefahr naheliegt, daß Eiter durch die offenen Lymphgefäße aufgesaugt wird und in die Blutbahn gelangt, wodurch eine Blutvergiftung hervorgerufen wird.

Behandelt wird der Sattel- und Geschirrdruck in der Weise, daß man auf die gequetschten und gedrückten Stellen Eisumschläge macht. Dies geschieht vorteilhaft so, daß man Eis in haselnußgroße Stücke schlagen läßt, dieselben in einen Beutel hineinbringt und dann diesen auf die gequetschte Stelle auflegt. Nötig ist es, da das Eis sehr bald schmilzt, recht häufig eine Nachfüllung eintreten zu lassen. Ist Eis nicht zur Stelle, kann man sich auch durch kalte Wasserumschläge, die viertelstündlich erneuert werden müssen, helfen. Nach Verlauf einiger Tage wendet man dann feuchtwarme Umschläge an, welche eine rasche Aufsaugung der Produkte, welche sich in das Unterhautbindegewebe ergossen haben, bewirken werden. Ist das betreffende Pferd nicht allzu empfindlich, empfiehlt es sich auch, an der gedrückten Stelle Massage anzuwenden. Dies geschieht so, daß man von der höchsten Stelle der Geschwulst gleichmäßig nach allen Seiten die ergossene Flüssigkeit zu verreiben strebt. Bei Anwendung der Massage muß der Finger mit Fett bestrichen werden, weil durch das andauernde Streichen die Haut trocken und spröde wird und hierbei die Tiere unleidlich werden. Ist eine Eiterung entstanden und bereits ein Durchbruch des Eiters nach außen gezeigt, so säume man nicht, dem Eiter Abfluß zu verschaffen, die Wundhöhle kräftig zu desinfizieren und einen tüchtigen Sachverständigen hinzuzuziehen. Bei ganz frischen Fällen ist es außerdem von großem Vorteil und geeignet, die ganze Sache zu coupieren, wenn Waschungen oder Umschläge vorgenommen werden mit einer Mischung von essigsaurem Blei, Alaun und Kampfer und zwar im Verhältnis von 300 zu 150 zu 30.

Quetschungen, welche durch das Geschirr oder das Kummt an beliebigen Stellen des Körpers hervorgerufen werden, werden in gleicher Weise, wie im vorhergehenden geschildert, behandelt.

9. Die Krankheiten am Bauch.

Quetschungen am Bauch. Quetschungen am Bauch kommen bei allen Haustiergattungen häufig vor. Die gewöhnlichen Ursachen dazu sind mechanische Einwirkungen von außen, wie Gegenfahren und Gegenrennen, Tritte, Stöße oder Schläge. Eine Quetschung kann naturgemäß nur entstehen, wenn der von außen einwirkende Körper ein stumpfer ist. Ist er dagegen ein scharfer, so entsteht eine Wunde. Durch die einwirkende Gewalt eines stumpfen Körpers finden wir auch hier eine Zerreißung im Unterhautbindegewebe. Werden hierbei Gefäße durchtrennt, so kommt es zu einem Bluterguß in das Gewebe zwischen die Bauchdecken und die äußere Haut. Gewöhnlich gesellt sich hierzu noch eine entzündliche Schwellung der getroffenen Partie. Die Größe einer solchen entstandenen Schwellung ist verschieden, von Kartoffel- bis Kindskopfsgröße. Enthält das Gewebe unter der äußeren Haut Blut, so finden wir bei der Untersuchung, daß bei Druck mit dem Finger auf die Höhe der Geschwulst die Masse unter dem Finger ausweicht, sie „schwappt". Handelt es sich jedoch nur um eine entzündliche Schwellung des Gewebes, so fühlt sich die entstandene Geschwulst hart und derb an.

Eine Blutgeschwulst schmerzt nie, dagegen eine entzündliche Schwellung kann mehr oder weniger beim Drücken mit Schmerzgefühl verbunden sein.

Zur Behandlung wendet man in frischen Fällen sowohl bei der Blutgeschwulst wie bei der entzündlichen Schwellung kalte Umschläge an, um ein Weiteraustreten von Blut oder das Weitergreifen der entzündlichen Schwellung auf die Umgebung zu verhindern. Nach Verlauf von ungefähr acht Tagen wird die Blutgeschwulst gespalten. Zu dem Zweck schert oder rasiert man im ganzen Umkreise der Geschwulst die Haare weg, reinigt dieselbe mit Seife und warmem Wasser und desinfiziert sie. Hierauf nimmt man ein spitzes Messer (Fig. 10) und macht in die Mitte der Geschwulst einen 1 cm tiefen Einstich und läßt zunächst etwas Flüssigkeit ablaufen; hierauf benutzt man das geknöpfte Messer (Fig. 8) und spaltet die nun entstandene Tasche bis auf den Grund. Die in derselben enthaltenen Jauchsgerinnsel entfernt man insgesamt mit dem Finger und desinfiziert die Wunde nach den gewöhnlichen Vorschriften. Ein Reinigen und Ausspritzen der Wunde muß täglich mehrmals geschehen. Dieselbe heilt von den Seiten aus zu und wird sich spätestens innerhalb dreier Wochen vollständig geschlossen haben. Nötig ist, daß den Tieren stets eine reinliche Einstreu zur Verfügung steht, damit nicht, wenn sie sich hinlegen, die Wunde zu sehr verunreinigt wird. Die Entzündungsgeschwulst wird, wenn eine Ausbreitung in die Umgebung nicht mehr zu befürchten steht, was man gewöhnlich im Verlauf von drei Tagen bestimmt voraussetzen kann, mit feuchtwarmen Umschlägen behandelt, wodurch eine rasche Zerteilung eingeleitet wird.

Wunden am Bauch. Wunden am Bauch gibt es zweierlei, durchgehende und nicht durchgehende. Oberflächliche Wunden am Bauch haben keine große Bedeutung, sobald sie nicht eine beträchtliche Größe haben. Sie werden nach den gewöhnlichen Vorschriften behandelt; man schert in der Umgegend die Haare weg, reinigt sie gründlichst mittelst Seife und Bürste und desinfiziert sie dann mit der Lösung irgend eines Desinfektionsmittels, gegebenenfalls kann man auch, wenn eine Eiterung nicht eintritt, ein Wundstreupulver anwenden, um eine Heilung unter Schorf zu erzielen. Einen Verband anzubringen, empfiehlt sich nicht, weil er am Bauch schwer einen sicheren Halt bekommt. Auch hier ist es nötig, daß die Patienten stets ein reines Lager bekommen. Sind Taschen vorhanden, in denen sich Wundsekret ansammeln kann, so müssen dieselben bis auf den Grund gespalten werden, oder man macht an der tiefsten Stelle einen Einstich und legt eins der schon früher beschriebenen Drainrohre ein. Hat die Wunde am Bauch eine große Flächenaus-

dehnung und sind die Wundränder nicht glatt, sondern zerfetzt, so müssen die losen Fetzen zunächst mit der Schere (Fig. 6) entfernt werden, sodann muß die Wunde in ihrer ganzen Ausdehnung gereinigt werden, ferner muß an der tiefsten Stelle ein Drainrohr für den Abfluß des Wundsekretes eingelegt werden. Wunden am Bauch, welche durchgehen, also das Bauch=
fell verletzt haben, sind direkt lebensgefährlich, zumal beim Pferd; Rinder, Hunde und Katzen sind weniger empfindlich und überstehen eine Verletzung des Bauchfells leichter. Bestehen Blutungen, so müssen die=
selben durch eine Unterbindung der blutenden Gefäße zunächst gestillt werden, außerdem muß der Körper, welcher die Verletzung erzeugt hat und sich vielleicht noch in der Wunde befindet, zuerst entfernt werden, dann wird die Wunde mit einem starken Desinfektionsmittel (beim Pferd mit Sublimat in Wasser 1:1000, beim Rind Creolin, ein Eßlöffel auf 1 Liter Wasser) ausgespült und andauernd von einem Irrigator aus, welcher mit der Desinfektionsflüssigkeit gefüllt ist, feucht erhalten, damit vielleicht eingedrungene Eitererreger keinen Nährboden zur Weiterent=
wickelung finden. Größere durchgehende Bauchwunden, wobei womöglich Därme vorgefallen sind, müssen nach Wiedereinbringung der Därme in die Bauchhöhle genäht werden, wozu es der Hilfe eines Sachverständigen unbedingt bedarf.

Als Futter verabreiche man den Tieren, welche aber in solchen Fällen meist keine Neigung zur Aufnahme desselben zeigen, zunächst flüssige, später festweiche Nahrung.

Der Nabelbruch. Einen Nabelbruch findet man entweder gleich bei der Geburt oder kurze Zeit darnach. Der Bruch zeigt sich je nach der Weite des Nabelringes und der Menge der ausgetretenen Därme in verschiedener Größe. Faust= bis Kindskopfsgröße ist das gewöhnlichste. Beim Hunde erreicht der Nabelbruch eine Größe von Haselnuß= bis Hühnereigröße. Charakteristisch für einen Nabelbruch ist es, daß die Geschwulst, wenn die Tiere auf dem Rücken liegen, verschwindet, weil dann die Gedärme, welche sich in der Geschwulst befinden, zufolge ihrer eigenen Schwere in die Bauchhöhle zurückgleiten. Faßt man dann näher zu, fühlt man deutlich unter der Haut den offenen Nabelring.

Kleine Nabelbrüche heilen bei Pferd und Rind meist von selbst, sobald die Tiere sich daran gewöhnt haben, feste Nahrung aufzunehmen. Sind die Nabelbrüche jedoch größer, behandelt man sie so, daß man einen festen Watte= oder Wergbausch auf den Bruch preßt und darüber kreuzweise Gurte legt, welche über dem Rücken zusammengeschnallt werden. Hierbei ist zu beachten, daß man auch auf die Rückenwirbel selbst eine dicke Schicht Werg oder Watte legt, damit die letzteren nicht durchgedrückt werden. Empfehlenswert ist es auch, wenn der Bruchsack mit einer Säure behandelt wird. Man nimmt hierzu am besten Schwefelsäure, welche bei den ersten Malen zur Hälfte mit Wasser verdünnt wird. Hierbei hüte man sich, Wasser in Schwefelsäure zu gießen, weil dann leicht die Säure aus dem Gefäß herausspritzt und Kleider und Hände verbrennt. Die Flüssigkeit wird mit einem Holzspan, welcher mit einem Wergbausch umwickelt ist, auf die ganze Bruchgeschwulst aufgetragen. Hierdurch entsteht eine Entzündung der äußeren Haut, welche eine Spannung derselben hervorbringt und den Inhalt des Bruches nach der Bauchhöhle zurückdrängt. Nach und nach wird die Säure immer konzentrierter genommen und immer von neuem aufgestrichen. Doch hüte man sich, sobald die äußere Haut zu platzen anfängt, von neuem Säure aufzupinseln, weil dann die Gefahr gegeben ist, daß der ganze Bruchsack platzt und die Därme zum Vorschein kommen.

Man kann auch, nachdem man das Tier auf den Rücken gelegt hat und die Gedärme in die Bauchhöhle zurückgeglitten sind, den ganzen Bruchsack abbinden, was am besten mit einem Stück Gummischlauch geschieht, welcher doppelt herumgeschlungen und an den Enden mittelst eines Stückes Bindfaden fest zusammengebunden wird.

---

10. Die äußeren Krankheiten am Magen und Darm.

Der Pansenstich. Beim Rind und beim Schaf kommt es recht häufig durch das Verfüttern von Grünfutter (am meisten Klee), welches halbwelk oder in „erhitztem" Zustand von den Tieren gefressen wird oder durch die Aufnahme von Futterstoffen, welche leicht zur Gärung neigen, wie Schlempe und Treber, zu einer gewaltigen Gasentwicklung im Pansen, ein Zustand, welcher für die betroffenen Tiere lebensgefährlich wird, weil einmal durch die gewaltige Ausdehnung des Pansens die Atmung mächtig behindert wird und zweitens, weil durch Druck auf die Blutgefäße die Kohlensäureabscheidung aus dem Blut nicht in genügender Weise vor sich gehen kann. Ferner kann auch Aufblähung entstehen bei den vorgenannten Tierklassen, wenn sich ein Fremdkörper, so z. B. ein Stück einer Futterrübe oder eine Kartoffel im Schlund befindet. Beim Einsetzen der Aufblähung nimmt in ganz kurzer Zeit der Umfang des Bauches in auffallender Weise zu, zumal zunächst an der linken Flanke. Bald darauf werden beide Bauchdecken prall gespannt, und beim leichten Daraufschlagen mit der Hand hört man einen Schall, als wenn man auf eine Trommel aufschlägt. Der Herzschlag wird beschleunigter und nimmt immer mehr zu, je mehr die Aufblähung zunimmt. Wenn nicht bald Hilfe geschaffen wird, gehen die Tiere in kurzer Zeit zu Grunde. Eine gewöhnliche Erscheinung ist es auch, daß gleichzeitig mehrere Tiere an Aufblähung erkranken. Ein Vorteil wird erreicht, wenn man die Tiere in den Flanken tüchtig massieren läßt und ihnen außerdem ein Strohseil, welches mit Teer oder stinkendem Tieröl bestrichen ist, in das Maul einlegt und hinter den Hörnern festbindet. Hierdurch werden die Patienten veranlaßt, andauernde Kaubewegungen zu machen. So kann es geschehen, daß stärkere Pansenbewegungen eingeleitet werden, wodurch durch das „Rülpsen" der Tiere die schädlichen Gase durch das Maul nach außen entströmen. Auch die früher be-

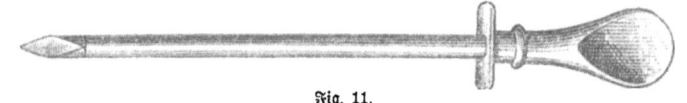

Fig. 11.

schriebene Schlundröhre kann vorsichtig eingeführt werden und wird man wenigstens einen Teil der Gase hierdurch entfernen können. Das wirksamste und kräftigste Mittel bei der Aufblähung bildet aber der Pansenstich. Zur Ausführung der Operation dient der Troikart. Der Troikart besteht aus einem Stilett, welches an einem Holzgriff befestigt ist. Über dieses Stilett hinweg geht ein Rohr. Die Spitze des Stiletts ist dreikantig. Man braucht beim Rind einen starken Troikart, bei dem Schaf einen schwächeren. Die Stelle, an welcher der Troikart durch die Bauchwand hindurchgestoßen wird, wird so bestimmt, daß man auf die linke Seite des Tieres tritt und die linke Hand mit dem Daumen nach unten an die linke Hüfte des Tieres anlegt. An der Stelle, wo sich der Zeigefinger befindet, sticht man ein. Hat man noch genügend Zeit, um die Einstichstelle reinigen und desinfizieren zu können, so versäume man dies nicht, weil man dadurch die Gefahr einer Infektion der Wunde vermindert. Jedoch wird in den meisten Fällen das letztere unmöglich sein, weil die Aufblähung ganz plötzlich auftritt. Der Troikart (Fig. 11) wird mit einem kurzen Ruck beim Rind durch die äußere Haut und die Bauchmuskulatur hindurch in die Bauchhöhle hineingetrieben. Hierauf wird das Stilett entfernt und sofort werden die Gase pfeifend aus dem

10 Die äußeren Krankheiten am Magen und Darm.

Rohr des Troikarts heraus entweichen. Gewöhnlich werden hierbei gleichzeitig Futterteile mit herausgeschleudert, ein Umstand, der absolut nichts auf sich hat. Hört das Ausströmen der Gase auf und die Flanken des Tieres haben ihren normalen Umfang noch nicht erreicht, so ist es nötig, das Stilett von neuem in die Röhre einzuführen, weil sich jedenfalls Panseninhalt in dem Rohr festgesetzt hat. Nach dem erneuten Herausziehen des Stiletts wird sofort das Ausströmen der Gase von neuem beginnen. Hat der Bauch des Patienten den normalen Umfang wieder erreicht, so läßt man trotzdem das Rohr des Troikarts stecken und entfernt es erst nach Verlauf von ungefähr zwölf Stunden. Die Wunde überläßt man sich selbst, nachdem man sie mit Holzteer überstrichen hat. Ist ein Troikart, mit dem man die Operation vornehmen kann, nicht zugegen, so bedient man sich eines scharfen, gut gereinigten Taschenmessers, welches man an der betreffenden Stelle einsticht. Bei Schafen muß der Einstich zwei Finger breit unter der linken Hüfte geschehen. Selbstverständlich muß an der Operationsstelle die Wolle mit der Schere entfernt werden. Die Wunde wird in derselben Weise behandelt wie beim Rind, sie wird mit Holzteer überstrichen und sich selbst überlassen.

Verletzungen am Mastdarm. Verletzungen am Mastdarm finden wir bei unseren Haustieren auch häufig. Leicht entstehen dieselben beim Begattungsakt bei der Stute und der Kuh. Ferner kann auch leicht eine mechanische Verletzung dadurch entstehen, daß bei Verstopfungen die Klistierspritze unvorsichtig angewendet wird. Auch beim Geburtsakt können Verletzungen des Mastdarmes entstehen, entweder durch das Junge selbst oder durch gewaltsame und rohe Hilfeleistung. Bei den kleineren Haustieren, dem Hund und der Katze, können harte Gegenstände, wie verschluckte Fremdkörper oder nicht verdaute Knochen Verletzungen am Mastdarm dadurch hervorrufen, daß sie sich in die Schleimhaut einbohren und dort liegen bleiben, wodurch unter Umständen eine rasche und heftige Entzündung derselben hervorgerufen wird. Meistenteils sind in derartigen Fällen die Exkremente mit Blut gemischt, oder man findet Blutstreifen auf denselben. Befinden sich die Verletzungen am Ende des Darmes, so sind sie nicht sehr von Bedeutung, wenn keine Infektion eintritt. Geht dagegen eine solche Verletzung durch, d. h., daß dieselbe bis in die Bauchhöhle hineinreicht, so tritt fast stets tödlicher Ausgang infolge einer eintretenden Bauchfellentzündung ein. Weist man eine durchgehende Verletzung nach, so empfiehlt es sich, bevor die zu erwartende Bauchfellentzündung einsetzt und sich Fieber hinzugesellt, die Tiere schlachten zu lassen, da eine Heilung doch nicht zu erwarten steht.

Nicht durchgehende Wunden am Mastdarm behandelt man nach den gewöhnlichen, schon früher angegebenen Vorschriften. Man reinigt dieselben, um es kurz zu wiederholen, und spritzt sie mit der Lösung irgend eines beliebigen Desinfektionsmittels aus und zwar möglichst häufig am Tage. Trifft man bei der Untersuchung mit der Hand oder mit dem Finger auf einen Fremdkörper, so ist derselbe natürlich zunächst vorsichtig zu entfernen.

Entzündliche Schwellungen am Mastdarm. Entzündliche Schwellungen am Mastdarm entstehen meistenteils im Anschluß an Durchfälle oder dadurch, daß bei Verstopfung eingedickte Kotmassen im Mastdarm liegen bleiben und die Schleimhaut drücken und reizen. Vielfach sehen wir auch bei Hunden eine entzündliche Schwellung der Schleimhaut am Mastdarm, wenn bei ihnen Afterjucken besteht. Hierbei setzen sich die Tiere auf die Beckenknochen, heben die Hinterläufe in die Höhe des Kopfes und rutschen nun auf dem Erdboden oder im Zimmer lang.

Die Entzündungen und Schwellungen am Mastdarm markieren sich deutlich dadurch, daß die Patienten sich immer und immer wieder zum Absetzen von Kot anstellen, ohne daß eine Entleerung stattfindet. Untersucht man die Schleimhaut näher, so sieht man, daß dieselbe geschwollen und außerdem entweder hochrot oder blaurot verfärbt ist. Zur Behandlung verabreicht man zuerst ein Abführmittel, weil, wenn der Kot dünnflüssig oder breiig entleert wird, die Reizung der Schleimhaut aufhört. Eingedickte und harte Kotmassen muß man zunächst mit der gut eingeölten Hand oder dem Zeigefinger entfernen und zwar so weit, wie man hineinreichen kann. Als Futter sind dem Patienten weiche oder festweiche Nahrungsmittel während der Dauer der Krankheit zu verabreichen.

Der Vorfall des Afters und Mastdarms. Der Vorfall des Afters und Mastdarms ist bei unseren Haustieren ziemlich häufig. Gewöhnlich nach der Kotentleerung erblickt man eine Hervorwölbung der roten Schleimhaut aus dem After, und dies bezeichnet man als Mastdarmvorfall. Ist die Schleimhaut weiter nach außen gestülpt, so daß sie fast die Größe einer starken Faust erreicht, so bezeichnet man dies als Aftervorfall. Der Vorfall des Afters und des Mastdarms ist für die Tiere nicht schmerzhaft. Derartige Vorfälle werden so behandelt, daß man den Darm zunächst reinigt und dann mit den Fingern langsam zurückdrückt. In vielen Fällen tritt dann sofort Heilung ein. Vielfach kommt es jedoch auch vor, daß, wenn der Vorfall einmal dagewesen ist, derselbe bald zurückkommt. Dann ist es nötig, denselben von neuem in der gleichen Weise, wie eben beschrieben, zurückzubringen. Vielfach geschieht es auch, daß die Patienten den Vorfall durch Drängen von neuem hervorrufen. In solchem Falle läßt man sich Opiumtinktur oder eine Morphiumlösung durch einen Sachverständigen verschreiben. Hierdurch wird die längsgestreifte Muskulatur des Darmes gelähmt, wodurch der Vorfall zurückgehalten wird. Bei veralteten Mastdarm= und Aftervorfällen kann eventuell nur noch durch eine Operation ge= holfen werden; da dieselbe jedoch nur durch einen Sachverständigen vor= genommen werden kann, empfiehlt es sich, nicht allzulange damit zu warten.

---

11. Die Krankheiten am Harnapparat.

Verletzungen und Entzündungen der Harnröhre. Verletzungen der Harnröhre sind sehr selten. Entzündungen derselben kommen häufiger vor und werden meistenteils durch in die Harnröhre eingedrungene Fremdkörper erzeugt. Z. B. können Ähren, welche zufällig in die Harnröhre hineingeraten und immer weiter nach oben geschoben werden, Verletzungen und Entzündungen der Schleimhaut hervorrufen. Ist die Verletzung eine durchgehende, so sehen wir durch die zweite Öffnung beim Harnabsatz tropfenweise Harn heraustreten. Der austretende Harn kann an der Wunde und in ihrer Umgebung eine Durchtränkung des Bindegewebes erzeugen, wodurch Brand entstehen kann. Bei den durch= gehenden Harnröhrenverletzungen kommt es also bei der Behandlung hauptsächlich darauf an, daß die Durchtränkung des Bindegewebes mit Harn verhindert wird. Dies geschieht dadurch, daß man die Öffnung, die in der äußeren Haut sich befindet, mit dem Messer (Fig. 8) so erweitert, daß die äußere Wunde größer ist als die innere. Hierdurch erreicht man, daß der Harn genügend nach außen entleert werden kann und die Durchtränkung der Umgegend mit Harn vermieden wird. Ist die Verletzung an sich groß, so steckt man in die Wunde ein Stück Gummirohr, damit sie rein gehalten und dem Harn der Abfluß gestattet wird. Sind die Verletzungen frisch, so kann man versuchen, die Wunde durch einige Hefte zu schließen; da aber ein Nähen an der Harnröhre für den Laien, weil ihm die anatomischen Vorkenntnisse fehlen, unmöglich ist, muß ein Sachverständiger hierzu herangezogen werden.

Blasenlähmung. Ist die Harnröhre prall mit Harn gefüllt und kann derselbe nicht abgesetzt werden, sei es nun durch mechanische Hindernisse oder durch einen anderen Umstand, so wird der Muskel, welcher die Entleerung der Blase herbeiführt, gelähmt. Auch geschieht es im Anschluß an schwere Allgemeinerkrankungen oder bei Brüchen der Rücken- und Lendenwirbel, daß der Ringmuskel, welcher die Blase abschließt, gelähmt wird, wodurch unfreiwilliger Harnabsatz erfolgt.

Die Behandlung bei der Blasenlähmung geschieht in der Weise, daß man, falls es sich um eine pralle Füllung der Blase handelt, mit der Hand in den Mastdarm eingeht und dieselbe durch mäßigen Druck zur Entleerung bringt; falls dies jedoch nicht gelingt, muß der Katheter angewendet werden. Da jedoch die Anwendung des Katheters mit äußerster Vorsicht vorgenommen werden muß, weil sehr leicht Verletzungen verursacht werden und solche Verletzungen regelmäßig bedenklicher Natur sind, überlasse man die Anwendung desselben dem Tierarzt. Ist der Ringmuskel der Blase gelähmt, wird innerlich die Anwendung von spanischer Fliege oder Strychnin nötig. Da beide Stoffe aber stark giftig wirken und in den Apotheken nur gegen Rezept abgegeben werden, muß auch in diesem Falle der Besitzer an den Tierarzt verwiesen werden.

Entzündung der Blase. Die Entzündung der Blase erkennt man daran, daß die kranken Tiere sich sehr häufig, um Harn abzusetzen, hinstellen, wobei immer nur geringe Mengen abfließen. Geht man mit der Hand in den Mastdarm ein und übt auf die Blase einen mäßigen Druck aus, so äußern die Tiere lebhafte Schmerzen. Der abfließende Harn ist stark getrübt und setzt bei längerem Stehen an der Luft ab. Gewöhnlich ist mit der Erkrankung Fieber verbunden, welches während der Erkrankung ununterbrochen besteht. Bei solchen Zuständen wird die Blase direkt vermittelst Anwendung des Katheters mit der Lösung eines Desinfektionsmittels, z. B. Sublimat oder Tannin oder Höllenstein ausgespült. Die zu der Ausspülung verwendete Flüssigkeit muß eine Temperatur von 30—35 Grad besitzen, weil sonst bei der Anwendung eines kalten Mittels das Übel schlimmer gemacht wird, als es schon ist. Die Blasenentzündung bedeutet eine lebensgefährliche Erkrankung.

12. Die Krankheiten der männlichen Geschlechtsorgane.

Entzündung der Vorhaut. Die Entzündung der Vorhaut beim Pferd entsteht dadurch, daß die Pferde beim Harnabsetzen den Schlauch nicht nach vorn drücken, so daß der Harn zunächst in die Hautfalte, welche man Vorhaut nennt, hineinfließt. Dadurch entsteht eine entzündliche Reizung, infolge deren die Schleimhaut sich verdickt, wodurch eine Verengerung entsteht, welche das Vordrücken des Schlauches und damit das Ausschachten ganz unmöglich macht. Da nun die Schleimhaut mit Drüsen besetzt ist, welche ein Sekret liefern (das sogenannte „Smegma"), welches, da es auf natürliche Weise nicht entfernt wird, liegen bleibt, wird selbstverständlich der Harnabfluß gestört, weil durch die Anhäufung desselben die Harnröhre zusammengedrückt wird. Fast immer finden wir die Erkrankung nur beim Wallach, höchst selten beim Hengst.

Die Behandlung geschieht in der Weise, daß man die Vorhaut von dem angesetzten Smegma reinigt, wodurch der Harn wieder freien Ausfluß gewinnt. Nötig ist es, daß von Zeit zu Zeit die Operation, d. h. die Entfernung des Smegmas wiederholt wird, da, wenn der Zustand einmal bestanden hat, häufig Rückfälle eintreten. Es empfiehlt sich, die Vorhaut mit Lösung von Tannin in Wasser oder mäßig starker Alaunlösung auszuwaschen. Finden sich Wucherungen an der Schleimhaut, kann auch ein stärkeres Mittel, wie eine einprozentige Höllensteinlösung Verwendung finden. Besteht eine starke Verengerung an der Vorhaut, spaltet man dieselbe mit dem Messer (Fig. 8) und sorgt dafür, daß die Wundränder mit einer reizenden Flüssigkeit bestrichen werden, z. B. einigen Tropfen Terpentinöl, damit sich dieselben nicht vereinigen können.

Beim Rind finden wir die Vorhautentzündung auch häufig. Besteht eine solche, so sieht man am vordersten Ende des Schlauches eine ziemlich starke Schwellung, welche, wenn man sie anfaßt, den Tieren Schmerzen verursacht und welche sich heiß anfühlt. Das Leiden entsteht ebenso wie beim Pferd durch das Zurückhalten des Smegmas. Die Patienten versuchen häufig Harn abzusetzen, der aber nur entweder in einzelnen Tropfen oder in einem ganz dünnen und feinen Strahl abgesetzt wird. Untersucht man die Blase vom Mastdarm aus, findet man, daß sie stark angefüllt ist. Drückt man auf dieselbe, versuchen die Tiere sofort Harn abzusetzen, was ihnen jedoch nicht gelingt; hierbei bekunden sie lebhafte Schmerzen. Die Erkrankung ist immer mit Fiebererscheinungen verbunden, da die Umsetzungsprodukte des Körpers nicht durch den Harn ausgeschieden werden können. Eine Heilung kann nur eintreten, wenn rasch zugegriffen wird, weil sehr rasch eine Durchtränkung des Bindegewebes mit Harn erfolgen kann, wodurch Harnvergiftung hervorgerufen wird. Zur Behandlung bremst man die Tiere und reinigt die Vorhaut mit ihren Falten gründlich von dem angesetzten Smegma. Gelingt dieses nicht oder nur teilweise, so versucht man die verhärteten Massen durch Einspritzung von warmem Wasser oder von warmem Öl irgendwelcher Art zur Erweichung zu bringen. Gelingt die Entfernung der eingedickten Massen nicht, so ist es nötig, die Vorhaut zu durchtrennen. Zu der Operation benutzt man das geknöpfte Messer, da man mit dem spitzen oder geballten sicher Verletzungen hervorrufen würde. Besteht bereits eine Durchtränkung des Unterhautbindegewebes mit Harn, so finden wir in der Umgebung des Schlauches eine Schwellung beim Betasten, welche Fingereindrücke annimmt. Die Schwellung behandelt man so, daß man Einschnitte in dieselbe macht, wodurch es erreicht wird, daß der Harn ungehindert aus dem infiltrierten Bindegewebe abtropfen kann. Naturgemäß müssen solche künstlich gemachte Wunden stets rein und desinfiziert erhalten werden.

13. Die Krankheiten der weiblichen Geschlechtsorgane.

Verletzung und Entzündung an Scheide und Gebärmutter. Verletzungen an der Scheide kommen in vielen Fällen dann vor, wenn eine Geburt stattgefunden hat, und zwar handelt es sich zumeist um oberflächliche Verletzungen; jedoch kommen auch schwere und durchgehende Verletzungen vor. Solche Verletzungen, auch wenn sie noch so unscheinbar sind, versäume der Besitzer nie gründlich zu behandeln. Gerade von den kleinsten Verwundungen der Schleimhaut aus gelangen Bakterien in den Körperkreislauf, und es kann eine Blutvergiftung entstehen, denen das Tier meist nach kurzer Zeit erliegt. Ist bei einem solchen Tier, welches geboren hat, die Nachgeburt ganz oder teilweise zurückgeblieben, so muß sie entfernt werden, weil beim Zurückbleiben derselben leicht faule Stücke ausgeschieden werden, welche septische Stoffe beim Passieren der Schleimhaut in die Blutbahn bringen können. Solche Wunden müssen möglichst häufig am Tage mit einer stärkeren Desinfektionsflüssigkeit ausgewaschen werden. Verletzungen der Gebärmutter entstehen bei den Tieren meist durch Instrumente oder die durchtretenden Füße des

Jungen. Derartige Verletzungen behandelt man so, daß man die Gebärmutter und die Scheide mit einer stärkeren Kreolin- oder Lysollösung tüchtig und mehrmals täglich ausspülen läßt.

Der Scheidenvorfall. Beim Pferd ist der Scheidenvorfall selten. Am meisten finden wir das Leiden bei den Kühen und Schweinen, ausnahmsweise auch einmal beim Hund. Kühe, die viel voluminöse Nahrung zu sich nehmen, neigen mehr dazu, weil durch die starke Füllung des Darmes ein starker Druck auf die nach hinten gelegenen Organe ausgeübt wird. Ferner findet sich die Krankheit meist nur bei Tieren, welche schon mehrfach trächtig gewesen sind und geboren haben. Ferner kann auch bei den Kühen der Standplatz die Entstehung des Leidens begünstigen, wenn derselbe stark nach hinten abfällt. Hat ein Scheidenvorfall schon früher bestanden, so kehrt er sicher gegen das Ende der Trächtigkeit wieder. Liegen dann die Tiere am Boden, so wölbt sich die Schleimhaut der Scheide in stärkerem oder geringerem Grade nach außen. Während die vorgefallene Schleimhaut zuerst die normale Färbung (rosarot) besitzt, wird sie durch das andauernde Liegen an der Luft bald trocken und rissig. Auch finden sich ab und zu Stellen, an welchen Geschwürsbildungen einsetzen. Wie schon gesagt, findet sich der Scheidenvorfall regelmäßig wieder, wenn das Tier von neuem trächtig ist und die Trächtigkeit ihrem Ende zugeht. Weiß der Besitzer, daß eine Kuh schon einmal einen Scheidenvorfall gehabt hat, so muß er dafür Sorge tragen, daß dieselbe nach dem ersten Drittel der Trächtigkeit oder eventuell dauernd mit dem Hinterteil so gestellt wird, daß es bedeutend höher als vorn steht. Das rationellste Mittel, die Scheidenvorfälle zu bekämpfen, bildet die Aufstellung solcher Tiere zur Mast. Ein Scheidenvorfall, welcher nicht übermäßig groß ist, d. h., wobei die Scheidenschleimhaut ganz wenig nach außen tritt, heilt dadurch von selbst aus, daß die Schleimhaut wieder nach innen rutscht und durch den Zug der Muskulatur festgehalten wird. Besteht ein vollständiger Scheidenvorfall, so wird es nötig, die Schleimhaut zunächst von allem anhaftenden Schmutz zu reinigen und dieselbe zu desinfizieren, dann legt man die rechte Hand flach an die hervorgetretene Schleimhaut an, während man sich mit der linken auf die linke Hüfte des Tieres legt, und sucht die Geschwulst durch langsames Drücken in die Scheide zurückzuschieben. Preßt das Tier bei dieser Manipulation, so hört man währenddessen mit dem Drücken auf und wartet, bis das Pressen aufgehört hat. Hat man dann die ganze Schleimhaut zurückgebracht, so läßt man die Hand noch ungefähr zehn Minuten in der Scheide liegen und zieht sie dann langsam zurück. Hierauf wird sich gleich zeigen, ob ein Vorteil durch das Zurückbringen erreicht ist oder nicht. In den meisten Fällen wird es nötig, einen Trachtenzwinger anzubringen.

Vielfach wendet man auch den sogenannten Scheidenring (Fig. 12) an. Derselbe wird mit seinem spitzen Ende durch die Schleimhaut durchgestochen und mit dem stumpfen Ende durch ein Häkchen mit der Spitze vereinigt. Dieser Ring ist von Neusilber und bleibt in der Schleimhaut ganz ruhig liegen, auch wenn Entzündungserscheinungen eintreten, weil dieselben bald wieder verschwinden. Man kann auch, um den Vorfall zurückzuhalten, den Ausgang der Scham durch einige Nähte schließen. Am besten wird dazu ein stärkerer Metalldraht verwendet, weil derselbe nicht, wie gewöhnlicher Bindfaden, ein- und durchschneidet. Beim Schwein geschieht die Behandlung in derselben Weise. Man läßt den

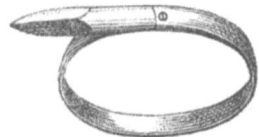

Fig. 12.

Patienten an den Hinterbeinen hochheben, drückt den Vorfall zurück und legt einige Nähte durch die beiderseitigen Schamwandungen. Auch hier verwendet man Metalldraht und zwar, wenn möglich, Silberdraht. Auch beim Vorfall der Scheide bei der Hündin wird mit dem eingeölten Finger nach der Reinigung des Vorfalles die Schleimhaut zurückgebracht und die Scham mit einigen Heften von Metalldraht geschlossen.

Der Gebärmuttervorfall. Gebärmuttervorfälle sind ein ganz gewöhnliches Vorkommnis bei der Kuh, seltener sind dieselben beim Schwein, am seltensten bei unseren kleinen Haustieren. Die Gebärmutter rutscht nach vorn, wobei ein Teil ihres äußeren Körpers in der Mitte der Scham erscheint und von deren Schleimhaut bedeckt wird. Auch hier wieder ist die Ursache das wiederholte Trächtigsein des betreffenden Tieres. Durch starkes Drängen oder durch zu starke Wehen kann ebenfalls ein vollständiger oder unvollständiger Vorfall der Gebärmutter entstehen. Auch rohe Hilfeleistung beim Geburtsakt kann der Entstehung eines Vorfalles günstig sein. Behandelt wird der Gebärmuttervorfall in der Weise, daß man alles das, was nach außen vorgefallen ist, mit einem leinenen Tuch reinigt, welches in lauwarmes Wasser getaucht ist, außerdem werden die Partien mit Kreolinlösung desinfiziert. Am leichtesten gelingt ein Zurückbringen des

13. Die Krankheiten der weiblichen Geschlechtsorgane.

Vorfalls, wenn das Tier mit dem Hinterteil höher als wie mit dem Vorderteil steht. Ist es unmöglich, den Patienten zum Aufstehen zu bringen, so läßt man das Hinterteil durch Unterlagen möglichst hochbringen und legt beim Versuche des Zurückbringens dasselbe auf den Rücken. Gewöhnlich findet man hierbei, daß die Kühe anfangen stark zu pressen. In dem Fall läßt man einen starken Druck durch die Hilfsmannschaften auf die Rücken= und Lendenwirbel und deren Muskulatur ausüben. Ist der Vorfall ein vollständiger und es haften noch Reste der Nachgeburt an den Zotten, d. h. den Bällen, welche sich an der Gebärmutterschleimhaut vorfinden, müssen diese zu=

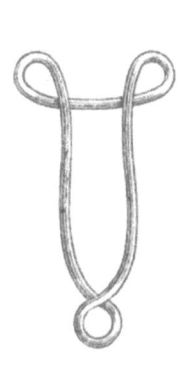
Fig. 13.

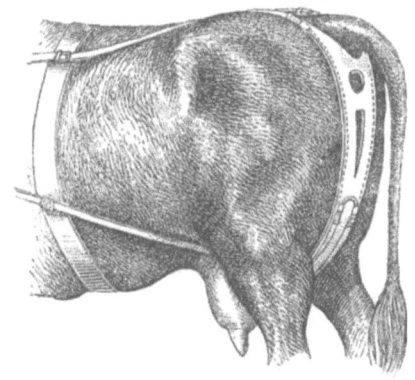
Fig. 14.
(Nach „Pütz, Die äußeren Krankheiten der landwirtschaftlichen Haussäugetiere".)

nächst gründlich entfernt werden, damit eine später mögliche Infektion beim Faulen derselben vermieden wird. Auch hier wie bei dem Scheidenvorfall ist nach dem Zurückbringen des Vorfalles der Arm noch eine Zeitlang im Innern des Tieres zu belassen, weil, wenn er zu früh entfernt wird, auch schon durch ein leichtes Pressen des Tieres die Gebärmutter wieder nach außen gedrängt wird. Hiernach läßt man in das Innere der Gebärmutter eine 5—8 prozentige Kreolinlösung von Blutwärme (37—39° C) durch einen Irrigator oder einen Gummischlauch, auf welchen ein Trichter aufgesetzt wird, einlaufen, welche das Zurückhalten auch schon zufolge ihrer Schwere begünstigt. Um den Vorfall sicher zurückzuhalten, wendet man auch hier den Trachtenzwinger (Fig. 13) an, ein Instrument, welches in den meisten Fällen seine Wirkung nicht versagen wird, oder man legt einige (3—5) Hefte durch die äußeren Wandungen der Scham, oder legt eine Bandage an, wie sie die Figur 14 zeigt.

14. Die Krankheiten am Vorderschenkel.

Der Bruch des Schulterblattes. Ein Bruch des Schulterblattes ist bei unseren Haustieren verhältnismäßig selten, doch kommt er vor beim Pferd und Rind durch die Einwirkung mechanischer Gewalten von außen. Auch bei Hunden kann ein solcher Bruch eintreten durch eine Verletzung durch Beißen. Der Bruch des Schulterblattes bedingt gewöhnlich eine sofort eintretende Lahmheit. Das Tier ist nicht imstande, die Last des Körpers auf dem verletzten Schenkel ruhen zu lassen. Eine Aussicht auf Heilung besteht nur, wenn bald nach Eintritt der Verletzung ein, wenn auch nur leichtes Belasten der Gliedmaße eintritt. In jedem Falle ist dem Besitzer bei dem Bruch des Schulterblattes anzuraten, Tiere, welche einen hohen Wert nicht haben, zu verwerten, d. h. abschlachten zu lassen, weil eine Heilung eines solchen Bruches mindestens eine Zeit von 4 Wochen beansprucht, währenddessen die Tiere erheblich körperlich herunterkommen. Beim Hund heilt ein Bruch des Schulterblattes in einer Zeit von 4—5 Wochen, doch wird hierbei, da die voneinander getrennten Knochenenden nicht dauernd durch einen festen Verband aneinander festgehalten werden können, ein Lahmen des Tieres zurückbleiben.

Der Bruch des Armbeins. Einen Bruch des Armbeinknochens finden wir bei den großen Haustieren seltener, häufiger ist derselbe beim Hund und bei der Katze. Gewöhnlich springt ein Gelenkknorren ab und zwar meist beim ungeschickten Herabspringen von einer Erhöhung. Sobald der Bruch eingetreten ist, stellt man sofort bei den Tieren eine hochgradige Lahmheit fest, dabei bestehen außerdem starke Schmerzen. Den Bruch des Armbeins kann man sehr leicht feststellen, indem man sämtliche Gelenke untersucht, während man durch einen Druck mit der Hand das Schulterblatt festlegt. Auch beim Bruch des Armbeins beim Pferd und Rind muß dem Besitzer geraten werden, die Tiere schlachten zu lassen, weil ein zweckmäßiger Verband nicht angebracht werden kann. Beim Hund kann ein solcher Verband angelegt werden. Zu dem Zweck legt man auf die Haut an der gebrochenen Stelle eine etwas gebogene Pappschiene, darüber eine Schicht Watte, worüber eine aufgeweichte Stärkebinde aufgewickelt wird. Der bald fest werdende Verband wird außerdem noch mit einer dicken Schicht Gips überzogen. Die Heilung nimmt eine Zeit von 4—5 Wochen in Anspruch. Man hüte sich, einen solchen Verband zu fest anzulegen, weil derselbe in diesem Falle leicht

14. Die Krankheiten am Vorderschenkel.

durch die später noch eintretende Schwellung an der Bruchstelle anfängt, in die Muskulatur einzuschneiden. Auch kann es dadurch, daß die Blutzufuhr von dem Schenkel abgeschnitten wird, zum brandigen Absterben der abgeschnürten Partie kommen. Nach drei Wochen kann man, da sich während dieser Zeit neue Knochenmassen gebildet haben müssen, den Verband entfernen, doch muß dafür Sorge getragen werden, daß das Tier keine heftigen und andauernden Bewegungen mit der Gliedmaße mache. Handelt es sich um ein wertvolles Pferd, so kann die Heilung in der Weise versucht werden, daß man das Tier in einen Hängegurt bringt und darin stehen läßt. Fängt nach Verlauf von 10—14 Tagen der Patient an, den Fuß zu belasten, so ist Aussicht auf Heilung vorhanden, widrigenfalls säume man nicht, das Tier zum Schlachten zu verkaufen.

Die Schulterlahmheit. Bei der Schulterlahmheit wird die Bewegung des Schenkels nach vorn, also das Ausschreiten, gehindert. Der Schenkel wird nur langsam und beschränkt nach vorn geführt. Die Lahmheit muß entweder auf einen krankhaften Zustand am Gelenk oder auf ein Leiden in der Muskulatur oder auf eine entzündliche Schwellung oder eine Neubildung an der Schulter zurückgeführt werden. Eine Erkrankung des Schultergelenkes, welche zum Lahmen Ursache gibt, kommt häufig bei alten Tieren vor, weil sich im Alter Veränderungen an Knochen und Knorpel leicht einstellen. Beim Hund, seltener beim Rind, kommen auch Erkrankungen am Schultergelenk vor als Begleiterscheinung einer rheumatischen Erkrankung. Wird das Schultergelenk beim Untersuchen gedrückt, so verursacht dies den Tieren Schmerzen, außerdem merkt man auch, daß der Patient, wenn eine kurze Wendung auf dem erkrankten Fuß gemacht wird, deutlich Schmerzen bekundet. Finden sich Erkrankungen in der Muskulatur der Schulter, so sind dieselben meistenteils auf eine Einwirkung von außen (mechanische Verletzungen) oder auf Erkältung (rheumatisch) zurückzuführen. Bei der Untersuchung finden sich hierbei Schmerzen beim Druck gegen die Schulter oder wenn man den Schenkel nach vorn und rückwärts bewegt, so daß die Muskulatur zu arbeiten gezwungen ist. Gleichzeitig besteht vermehrte Wärme.

Das Leiden als „Schulterlahmheit" zu charakterisieren ist sehr schwer, und es kann nur in dem Fall geschehen, wenn nach sorgfältiger Untersuchung des ganzen Schenkels etwas Krankhaftes oder Abnormes nirgends sonst festgestellt werden kann. Wie schon früher erwähnt, ist der Schritt des Tieres verkürzt, der Fuß wird nicht in normaler Weise aufgehoben, nach vorwärts gebracht und aufgesetzt.

Derartige Tiere „stolpern". Man sieht auch häufig, daß solche Pferde den Schenkel mit einer Bewegung nach außen nach vorn führen und dann erst zu Boden setzen. Zu bemerken ist ferner, daß eine Schulterlahmheit sich sowohl beim Vorführen auf weichem wie auf hartem Boden gleichmäßig zeigt. Weist man bei der Untersuchung vermehrte Wärme und eine Schwellung der Muskulatur nach, so ist Aussicht vorhanden, daß die Krankheit gehoben wird.

Man behandelt so, daß man zunächst Eis- oder kalte Wasserumschläge anwenden läßt, oder falls dies nicht angängig sein sollte, daß man durch einen Irrigatorschlauch andauernd über die entzündete Stelle kaltes Wasser herunterlaufen läßt. Sollte durch diese Behandlungsweise die entzündliche Schwellung nicht verschwinden, so wende man später Breiumschläge oder Prießnitzumschläge an, damit eine Aufsaugung der angesammelten Entzündungsprodukte durch die Einwirkung feuchter Wärme eingeleitet wird. Sieht man hiernach nicht bald, daß die Lahmheit im Schwinden begriffen ist, so reibt man die erkrankte Schulterpartie mit einer Mischung von Terpentinöl, Salmiakgeist und Kampferspiritus im Verhältnis von 30 : 30 : 200 zweimal täglich ein. Sobald auch diese Einreibung im Stich läßt, benutzt man eine scharfe Einreibung (Kantharidensalbe). Bei Veränderungen eines Knochens oder Knorpels ist eine Heilung meistenteils ausgeschlossen. Bei einer Lahmheit, welche längere Zeit bestehen bleibt, entsteht durch die Nichtbelastung des betreffenden Schenkels Muskelschwund; ein Zustand, der für die Brauchbarkeit eines solchen Tieres ein äußerst bedenklicher Umstand wird, weil der Muskelschwund auf der erkrankten Seite die Aktionsfähigkeit des Schenkels bedeutend verringert. Vielfach ist auch versucht worden, durch Einspritzung von Entzündung erregenden Mitteln unter die Haut, wie Kochsalzlösungen u. anderen, eine Heilung herbeizuführen, jedoch tritt dieselbe nur in selteneren Fällen ein. Sobald man sich entschlossen hat, eine Schulterlahmheit zu behandeln, ist es unbedingtes Erfordernis, daß der Patient während der Dauer der Behandlung ohne jede Bewegung im Stalle gehalten wird.

Bruch des Ellenbogenbeins. Ein Bruch des Ellenbogenbeins findet sich bei allen unsern Haustiergattungen. Derselbe ist aber ein verhältnismäßig selten vorkommendes Ereignis. Herbeigeführt wird er meistens durch Gewalteinwirkung von außen. Sobald der Kopf des Ellenbogenbeins abgebrochen ist, tritt bei dem betroffenen Tier eine so hochgradige Lahmheit ein, daß es außer stande ist, den Schenkel zu

14. Die Krankheiten am Vorderschenkel.

bewegen. Häufig gelingt es auch bei einem vollständigen Bruch des Knochens, daß man das abgebrochene Stück unter der Haut hin- und herschieben kann. Eine Behandlung eines solchen Bruches bei denjenigen Haustieren, welche durch Abschlachten verwertet werden können, empfiehlt sich nicht, da gewöhnlich doch keine Heilung eintritt. Bei Hunden und Katzen kann man einen Gipsverband anlegen, wobei es zunächst darauf ankommt, das abgebrochene Ellenbogenbein in die richtige Lage zu bringen und dann durch einen Verband festzuhalten.

Bruch der Speiche. Der Bruch der Speiche kommt bei allen Haustiergattungen vor und tritt entweder zugleich mit dem Bruch des Ellenbogenbeins oder ohne denselben ein. Bei der Untersuchung findet man an der Bruchstelle eine ziemlich derbe Anschwellung, außerdem äußern die Tiere beim Betasten lebhafte Schmerzen, und hierbei findet man, daß die Bruchenden sich aneinander hin- und herschieben lassen, wobei man deutlich ein knirschendes Geräusch vernehmen kann. Auch hier wieder ist es das Praktischste, große Tiere schlachten zu lassen. Beim Hund und bei der Katze legt man einen Gipsverband an, wobei es von Wichtigkeit ist, daß die Bruchenden wieder in die richtige Lage gebracht werden. Eine Heilung erfolgt in einer Zeit von 4—5 Wochen. Sollte nach einiger Zeit der Verband rutschen, was dadurch erfolgen kann, daß die Schwellung, welche zu Anfang bestand, zurückgeht, so kann man versuchen, den alten Verband durch Auflegen einer neuen Lage Gips an den Enden wieder fest zu machen, oder man muß den alten herunterschneiden und einen neuen anlegen, wobei darauf zu sehen ist, daß das Tier während der Zeit mit dem erkrankten Glied keine Bewegung macht, weil sonst sehr leicht der Knochen von neuem zerbricht.

Die Verrenkung des Ellenbogengelenkes. Verrenkungen am Ellenbogengelenk sind bei Pferd und Rind seltene Erscheinungen. Kommen sie vor, sind sie fast stets mit dem Bruch des Ellenbogenbeins verbunden. Da eine Heilung nicht zu erwarten steht, ist die Schlachtung anzuraten, bevor Fieber eintritt. Entsteht eine Verrenkung des Ellenbogengelenkes beim Hund, so müssen die Knochen zunächst in ihre normale Lage zurückgebracht werden und hierauf wird ein Gipsverband angelegt, welcher ungefähr drei Wochen liegen bleibt.

Die Entzündung des Ellenbogengelenkes. Die Entzündung des Ellenbogengelenkes entsteht meistenteils durch Verwundungen, manchmal auch durch Ablagerungen von Entzündungsprodukten in demselben, welche an anderer Stelle entstanden sind. Da die Entzündung des Ellenbogengelenkes stets eine todbringende Gefahr bedeutet, so thut man am besten, auch hier die Tiere zur Schlachtbank zu verkaufen. Handelt es sich um eine frische Wunde des Gelenkes, so reinige man dieselbe auf das Beste und lasse sie möglichst häufig mit starken Desinfektionsmitteln behandeln, damit überhaupt keine Entzündung des Gelenkes entstehen kann.

Die Stollbeule. Die Stollbeule wird meistenteils durch eine Quetschung, welche die Stollen des Hufeisens hervorrufen, erzeugt. Die Stollbeule hat ihren Ort an der hinteren Fläche des Ellenbogenhöckers. Sobald die Quetschung stattgefunden hat, tritt entweder eine Blutung oder eine frische Entzündung an der getroffenen Stelle ein. Enthält die frische Stollbeule viel Blut, so fühlt sie sich weich an, während, wenn sie eine frische Entzündung darstellt, sich festweich anfühlt, wenig schmerzhaft ist und Fingereindrücke annimmt. Wird die Stollbeule längere Zeit ohne Behandlung gelassen, so bildet sich in ihr frisches Gewebe, welches zu einer totalen Verhärtung derselben führt. Je älter eine Stollbeule ist, um so weniger Aussicht auf deren Beseitigung ist vorhanden. Frische Stollbeulen behandelt man zunächst mit Eis- oder kalten Wasserumschlägen und, sobald man hiermit nicht den nötigen Effekt erzielt, verwendet man feuchtwarme Umschläge (Prießnitz). Eine ältere Stollbeule, an welche man mit einer Unterbindung heran kann, kann man versuchen, auf solche Weise zu entfernen. Zu dem Zweck legt man eine Schlinge von Bindfaden oder Draht auf den Grund der Geschwulst und zieht die Enden möglichst fest zusammen. Unbedingt notwendig ist es, die beiden Enden der Schlinge, wo sie vom Knoten ausgehen, nochmals fest zu vereinigen, weil sie sonst rutschen und dadurch die Wirkung der Schlinge eine illusorische wird. Nach einigen Tagen muß, sobald die Schlinge eingeschnitten hat, die alte Schlinge entfernt und eine neue angelegt werden, welche genau an die Stelle der alten zu liegen kommt. Nach einem Verlauf von ungefähr 8 Tagen ist die Geschwulst durch die Wirkung der Schlinge durchgeschnitten. Man hüte sich aber, zuletzt den Rest der Geschwulst mit dem Messer zu durchtrennen, weil dann eine starke Blutung entsteht. Die Wundfläche muß dann täglich mehrmals desinfiziert werden und wird endlich mit einem Wundstreupulver (siehe früher) zum Verheilen gebracht. —

Wunden und Quetschungen am Vorarm. Wunden am Vorarm werden, wenn sie nur die Haut durchtrennt haben, desinfiziert und mit einem Wundstreupulver behandelt. Gehen sie tiefer, legt man ein Drainrohr ein, um dem Wundsekret Abfluß zu verschaffen. Dasselbe muß täglich mehrmals herausgenommen, gereinigt und desinfiziert werden. Im übrigen geschieht die Weiterbehandlung ebenso wie bei anderen Wunden.

Quetschungen am Vorarm behandelt man mit Eis- oder Kaltwasserumschlägen, hiernach tritt gewöhnlich bald Heilung oder wenigstens Besserung ein. Ist nach einem Verlauf von 14 Tagen an der gequetschten Stelle nicht alles wieder normal, so untersuche man durch einen Einstich mit einer Hohlnadel, ob sich Eiter gebildet hat. Ist dies der Fall, muß die Stelle in der Längsrichtung nach einem Einstich mit dem spitzen Bistouri mit dem geknöpften Messer gespalten werden und zwar bis zur tiefsten Stelle, damit der Eiter ordentlich entfernt werden kann. Die Weiterbehandlung geschieht in der gleichen Weise wie bei einer gewöhnlichen Wunde.

Verletzungen am Vorderknie. Verletzungen am Vorderknie beim Pferd entstehen meist dadurch, daß die Tiere stürzen. Dadurch entsteht entweder eine offene Wunde oder eine Quetschung. Quetschungen sind von weniger schwerwiegender Bedeutung, dieselben heilen, wenn die Tiere einige Tage ruhig im Stall gehalten und vor neuen Quetschungen geschützt werden. Schwerere Verletzungen, d. h. solche, wobei die Haut bis auf die Sehnenscheiden getrennt ist, sind bei weitem bedenklicher, weil, wenn die Wunden nicht so rein gehalten werden können, daß keine Eiterung eintritt, es vorkommen kann, daß Eitererreger von der Wundfläche aus in die Lymph- und Blutbahn hinein gelangen und eine Blutvergiftung erzeugen, an der die Tiere in kurzer Zeit zu Grunde gehen. Es bleibt also auch hier das Haupterfordernis, die Wunde so zu reinigen und zu desinfizieren, daß keine Eiterung eintritt. Um dies zu unterstützen, bindet man die Patienten hoch, nachdem man vermittelst Jodoformtannin, Verbandmull, Watte und Binden einen Verband angelegt hat. Ein solcher Verband muß täglich ein- bis zweimal erneuert werden.

Eine Verletzung am Vorderknie beim Rind findet sich häufig und zwar wird dieselbe fast stets chronischer Natur, weil die Rinder sich beim Liegen und Aufstehen und beim Hinlegen das Vorderknie quetschen. Solche Verletzungen, welche frische Entzündungen zur Folge haben, behandelt man mit Eis-, später mit Prießnitzumschlägen. Bleibt eine schwappende Geschwulst bestehen, so empfiehlt es sich, dieselbe am tiefsten Ende anzuschneiden, um die Flüssigkeit, welche darin enthalten ist, zu entleeren. Finden sich Gerinnsel, so müssen dieselben gründlich mit dem Finger entfernt werden. Hierauf wird die Wunde täglich mehrmals gereinigt und desinfiziert. Nach Abschluß der Wundheilung kann noch die Anwendung einer Kantharidensalbe nötig werden.

Die Gelenk- und Sehnenscheidengallen am Vorderschenkel. Es gibt heiße nud kalte Gallen, je nachdem ein Entzündungsprozeß in den Gallen vorhanden ist oder nicht. Lahmheit ist bei denselben gewöhnlich nicht vorhanden und tritt nur ein, wenn eine solche Galle einen recht großen Umfang erreicht. Heiße Gallen, d. h. solche, welche frisch sind und beim Drücken Schmerzen verursachen, behandelt man mit kalten Umschlägen und Auflegen von Bandagen. Sobald die Hitze verschwindet, kann man Prießnitzumschläge anwenden und außerdem das Bandagieren fortsetzen, wobei die Tiere arbeiten können. Ist aus der heißen Galle eine kalte geworden (eine veraltete), so kann man versuchen, dieselbe durch die Anwendung eines scharfen Pflasters oder einer Scharfsalbe zu beseitigen. Im Allgemeinen wird durch die Anwendung der letztgenannten Mittel auch nur eine vorübergehende Besserung erzielt, denn die Gallen kehren gewöhnlich, sobald die Pferde wieder kräftig arbeiten müssen, zurück. Ein Anstechen der Gallen und die Entleerung derselben bringt auch keinen Nutzen, denn dieselben füllen sich sofort wieder und stärker als früher. Gelenk- und Sehnenscheidengallen anzustechen und zur Entleerung zu bringen, wird für die Tiere leicht lebensgefährlich und ist deshalb zu unterlassen.

Wunden an den Beuge- und Strecksehnen. Wunden an den Beuge- und Strecksehnen finden sich am Vorder- und Hinterschenkel bei Pferden sehr häufig. Bei der Behandlung solcher kommt es vor allen Dingen darauf an, zu verhüten, daß Eiterung entsteht. Solche Wunden müssen naturgemäß zunächst von sämtlichen eingedrungenen Schmutz- und Fremdkörpern vermittelst einer in einer Desinfektionsflüssigkeit getauchten, reinen, d. h. noch niemals gebrauchten Schwammes oder eines leinenen Lappens gereinigt werden. Hierauf werden in der ganzen Umgebung der Wunde die Haare vermittelst des Rasiermessers oder der krummen Schere entfernt. Ist es angängig, das Eisen vorher zu entfernen, so lasse man dies herunternehmen und stelle, falls der Patient es sich gefallen läßt, den ganzen Vorderschenkel bis über die Wunde in einen Kübel, welcher mit einer starken Desinfektionsflüssigkeit, am besten Sublimat 1 zu 500, angefüllt ist, hinein. Später legt man einen Verband an, welcher dauernd feucht erhalten werden muß, was man dadurch erreicht, daß man alle Stunden den Verband mit der Lösung eines starken Desinfektionsmittels übergießen läßt.

14. Die Krankheiten am Vorderschenkel.

Da solche Wunden leicht klaffen wegen der straffen Beschaffenheit der äußeren Haut, so kommt es oft zur Bildung von Wucherungen in den Wunden, welche man nicht mit dem Messer entfernen darf, da sie sehr stark zu bluten pflegen, sondern man ätzt sie mit Höllenstein oder einem andern Ätzmittel, z. B. Chlorzink oder Kupfervitriol, weg.

Die Zerreißung der Beugesehnen am Vorderschenkel. Sobald eine Zerreißung der Beugesehnen eingetreten ist, ist der betreffende Patient sofort außer stande, den Schenkel zu belasten. In vielen Fällen ist es sogar möglich, mit der Hand durch Betasten die Zerreißung festzustellen. Eine Zerreißung der Beugesehnen kommt im Verlauf von verschiedenen Krankheiten vor. Soll das Leiden behandelt werden, so versuche man, die getrennten Enden möglichst nahe aneinander zu bringen und festzulegen. Falls es möglich ist, was sich nach Lage des Falles richtet, kann zur Festlegung ein Gipsverband Verwendung finden. Eine Heilung tritt gewöhnlich nur dann ein, wenn die Zerreißung an einer Stelle eintrat, wo eine Sehnenscheide nicht vorhanden ist. Die Heilung dauert eine Zeit von 2—3 Monaten.

Die Entzündung der Beugesehnen am Vorderschenkel. Die Entzündung der Beugesehnen am Vorderschenkel treffen wir sehr häufig beim Pferd, weil dieselben bedeutend mehr auszuhalten haben als diejenigen am Hinterschenkel. Vielfach geht die Entzündung von der Sehnenscheide auf die Sehne über. Sobald die Krankheit einsetzt, gehen die Pferde lahm. Bei der Untersuchung mit der Hand kann man feststellen, daß die Sehne mit ihrer Sehnenscheide angeschwollen ist, selbst bei leichtem Druck Schmerzen erzeugt und sich heiß anfühlt. Die Entzündung der Beugesehnen heilt in einem Zeitraum von 2—3 Wochen, sobald sie rechtzeitig behandelt wird.

Sobald die Sehnenentzündung festgestellt ist, beginne man sofort, die entzündete Partie vermittelst Eis- oder Kaltwasserumschlägen zu behandeln. Ist es möglich, stellt man den erkrankten Schenkel bis an das Knie in einen Kübel. Nach Verlauf von einem oder zwei Tagen geht man dann zur Anwendung von Prießnitzumschlägen über. Sobald sich jedoch hierbei kein Erfolg zeigt, verwendet man eine Scharfsalbe (Kantharidensalbe), welche man auf die entzündete Partie aufstreicht und tüchtig verreibt. Durch die Anwendung dieser wird eine Entzündung der äußeren Haut hervorgerufen, welche auf ihre Unterlage eine starke Druckwirkung ausübt und bewirkt, daß die Entzündungsprodukte aufgesaugt und in den Körperkreislauf zurückgebracht werden. Sobald eine Sehnenentzündung verheilt ist, hüte man sich, das Pferd sofort wieder zu schwerer Arbeit zu verwenden, weil eine Sehnenentzündung, die einmal dagewesen ist, sehr leicht wiederkehrt. Wird ein solches Pferd beschlagen, muß dem Beschlagschmied zur Pflicht gemacht werden, daß die Zehe soviel wie möglich gekürzt und die Trachten geschont werden. Das Eisen, welches zur Verwendung kommt, muß verdickte Schenkel haben oder mit Stollen versehen sein. Sobald durch die Sehnenentzündung eine Verkürzung der Sehnen eingetreten ist, kann nur durch Operation etwas erreicht werden, dieselbe kann jedoch selbstverständlich nur durch einen Sachverständigen ausgeführt werden.

Die Verrenkungen am Kronengelenk. Die Verrenkung am Kronengelenk tritt meist plötzlich ein, und zwar ist die unmittelbare Veranlassung dazu ein Fehltritt. Die Tiere trauen den Fuß nicht mehr zu belasten und jede Vorwärtsbewegung bedingt für die Patienten Schmerzen. Im Stande der Ruhe wird der betroffene Fuß soviel als möglich geschont. Läßt man sich den Schenkel nach hinten herausheben und rotiert das Gelenk, d. h. man macht Drehbewegungen nach rechts und links, während man das Fesselgelenk feststellen läßt, so äußert das Tier lebhafte Schmerzen und sucht den Fuß wegzuziehen. Recht deutlich treten die Schmerzensäußerungen auch hervor, wenn man das Tier auf dem kranken Fuß kurz umwenden läßt. Legt man die Rückenfläche der Hand auf die erkrankte Stelle auf, so ist vermehrte Wärme deutlich nachweisbar, außerdem besteht auch eine ziemlich starke Schwellung, welche dem bloßen Auge deutlich sichtbar ist. Solche Verrenkungen am Kronengelenk, welche nur einen leichten Grad haben, heilen gewöhnlich von selbst aus, wenn den Tieren eine mehrtägige Ruhe gewährt wird. Falls jedoch eine starke Zerrung der Bänder am Kronengelenk oder selbst eine teilweise Zerreißung derselben stattgefunden hat, so ist eine Entzündung unausbleiblich. Bald darauf tritt Schwellung ein und findet sich vermehrte Wärme.

Zur Behandlung versucht man zunächst durch kalte Umschläge, später durch feuchtwarme und Massage Heilung herbeizuführen. (Massagestriche von unten nach oben.) Außerdem reibt man täglich das erkrankte Gelenk mit einer Mischung von Salmiakgeist und Terpentinöl (30 Gramm), Chloroform (50 Gramm) und Kampferspiritus (200 Gramm) ein. Ist nach 14 tägiger Ruhe keine endgültige Heilung erzielt, so wendet man eine Scharfsalbe an (Kantharidensalbe). Man hüte sich, während der Behandlung das Tier zur Probe aus dem Stalle herauszuführen, weil in diesem Falle sehr leicht die Heilung empfindlich gestört wird.

14. Die Krankheiten am Vorderschenkel.

Die Mauke beim Pferd. Die Mauke beim Pferd kann in vier verschiedenen Arten auftreten. Die erste Art ist die, bei welcher bei Pferden mit weicher und dünner Haut durch verschiedenartige äußere Einwirkungen Hautrötung und damit im Zusammenhang Schmerzen auftreten. Gewöhnlich verliert sich diese Art Leiden sehr leicht wieder und, sobald die Rötung der Haut verschwunden ist, fängt dieselbe an, Schuppen abzustoßen. Der Zustand heilt allein aus, wenn den Pferden auf einige Tage Ruhe vergönnt wird.

Die zweite Art der Mauke setzt mit einer Art Entzündung der äußeren Haut ein, welche mit Schwellung und Rötung einhergeht. Hierbei fängt die äußere Haut an, auszuschwitzen. Die Pferde gehen lahm, und zwar zu Anfang der Bewegung mehr als späterhin, weil die Tiere zuerst mehr Schmerzen empfinden als später. Vielfach bilden sich im Verlaufe der Krankheit zwischen den eingetrockneten Krusten, welche durch die Ausschwitzung entstehen, Risse und Schrunden, welche der endgültigen Heilung Hindernisse in den Weg legen. Diese Form der Mauke muß unbedingt, sobald sie bemerkt wird, energisch behandelt werden, weil sich jede Vernachlässigung rächt. Am meisten sind dieser Art Erkrankung Pferde ausgesetzt, welche einen langen Kötenzopf haben, und welche viel auf nassem Boden oder bei Regenwetter verwendet werden. Vielfach geben auch Schmutz und Sand und chemische Stoffe die Veranlassung zu einer Erkrankung ab.

Die Behandlung leitet man so ein, daß man zunächst die Haut von den anhaftenden Krusten mit Seife und Wasser vermittelst eines leinenen Lappens, mit dem die Krusten aufgeweicht werden, vorsichtig reinigt. Selbstverständlich müssen vorher die Haare vermittels der krummen Schere gründlich entfernt werden, sodann desinfiziert man die Fläche, trocknet sie, eventuell, um das gesamte Wasser gründlich zu enfernen, mit Spiritus ab und pudert auf dieselbe ein Streupulver auf, am besten Glutol oder Jodoformogen oder eine Mischung von Gerbsäure mit Jodoform im Verhältnis von 1 zu 5 oder reine pulverisierte Gerbsäure. Während der Behandlung müssen die Tiere im Stall gehalten werden. Sind bereits in den Schrunden und Rissen Wucherungen vorhanden, so werden dieselben geätzt und zwar mit einer Höllensteinlösung (Höllenstein in Spiritus gelöst, 1:30) oder mit fein pulverisiertem Kupfervitriol oder pulverisiertem salpetersauren Blei.

Die dritte Art der Mauke ist die sogenannte Brandmauke. Die Krankheit tritt gewöhnlich plötzlich auf. Das Tier geht lahm und wird genau untersucht, so findet man an einer Stelle im Fesselgelenk eine entzündliche Schwellung und die Haut weich und nachgiebig. Bei Druck mit dem Finger zeigt sich das Pferd äußerst empfindlich, und aus der erkrankten Hautstelle tritt eine rotgefärbte Flüssigkeit zutage. Während einiger Tage nehmen die Schmerzen und die Schwellung zu und bald wird das erkrankte Hautstück abgestoßen. Sobald dies geschehen ist, bildet sich Narbengewebe, welches das entstandene Loch allmählich ausfüllt. Die Wundfläche muß nach Abstoßung des Hautstückes sauber gereinigt und desinfiziert werden und kann man ferner ein Wundstreupulver oder eine 3prozentige Lösung von blauem Pyoktanin anwenden. Außerdem empfiehlt es sich, über die Fläche einen leichten Verband, wenigstens über Nacht, anzulegen. Bei Tage bestreicht man die Wundfläche, falls die Tiere zur Arbeit verwendet werden sollen, mit Holzteer.

Die vierte Art der Mauke bezeichnet man als Straub- oder Igelfuß. Bei dieser Art des Leidens sehen wir die hintere Fläche des Fessel- und Kronengelenks mitsamt der vordern Fläche von einer großen Schar größerer und kleinerer Warzen dicht bedeckt. Gleichzeitig ist die Haut an dem ganzen Gelenk stark verdickt. Ist der Haarboden bereits von der Krankheit ergriffen und verändert, so fallen die Haare aus und einzelne, welche zurückbleiben, stehen wie Stacheln zwischen den Warzen heraus.

Eine Behandlung kann bei dieser Art Krankheit wohl versucht werden, führt jedoch in den meisten Fällen zu keinem dauernden Erfolg, weshalb es sich empfiehlt, weil viel Mühe und Zeit — es vergehen darüber viele Wochen und Monate — verloren geht, die Tiere, so lange es geht, arbeiten zu lassen und dann zum Schlachten zu verkaufen.

15. Die äußeren Krankheiten an den Hinterschenkeln.

Die Verletzungen am Oberschenkel. Die Verletzungen am Oberschenkel finden wir in Form von Wunden und Quetschungen, und die Ursachen sind dieselben wie bei den Wunden und Quetschungen am Vorderschenkel und werden demgemäß auch in gleicher Weise behandelt.

Bruch des Oberschenkelbeins. Bei dem Bruch des Oberschenkelbeins findet sich starke Schmerzhaftigkeit; wird der Knochen mit

15. Die äußeren Krankheiten an den Hinterschenkeln.

der Hand untersucht, so kann der Schenkel in ungewöhnlicher Weise nach außen bewegt werden. Bringt man das Ohr in die Nähe, hört man häufig ein Knirschen, wenn sich die Bruchenden aneinander reiben. Beim Pferd und Rind bleibt, wenn eine Heilung wirklich erfolgt, stets eine starke Lahmheit zurück, weshalb die Tiere am besten zum Schlachten verkauft werden. Soll eine Heilung versucht werden, bringt man die Tiere in einen Hängegurt.

Beim Hund versucht man, die Bruchenden möglichst in die richtige Lage zu bringen und dann durch einen Gipsverband festzuhalten.

Die Verrenkung des Hüftgelenkes. Die Verrenkung des Hüftgelenkes zeigt sich dem Auge dadurch, daß der Schenkel bald verlängert, bald verkürzt erscheint, bald in seiner Bewegungsfähigkeit nach der einen, bald nach der andern Seite eingeschränkt ist. Die Verrenkung ist stets auch von einer starken Lahmheit begleitet. Vielfach findet sich eine Anschwellung, manchmal jedoch auch eine Höhlung unter dem Hüftgelenk. Eine Behandlung kann versucht werden, führt jedoch in den meisten Fällen **nicht** zum Ziel. Da ein Eingriff nur in der Betäubung versucht werden kann, muß eine eventuelle Behandlung dem Sachverständigen überlassen bleiben.

Die Hüftlahmheit. Die Hüftlahmheit entsteht vielfach durch äußere Verletzungen. Im Anschluß daran entstehen Erkrankungen der Muskeln, welche die Hüftlahmheit veranlassen. Ferner können auch Erkrankungen der Knochen zu der Hüftlahmheit Veranlassung geben. Sobald die Krankheit einsetzt, sehen wir, daß der Schritt der Tiere verlangsamt und der Schenkel in steifer Haltung nach vorn geführt wird. Die Hüftlahmheit entsteht entweder plötzlich oder sie entwickelt sich ganz allmählich. Bei einer plötzlich eintretenden Hüftlahmheit ist die Aussicht vorhanden, daß das Leiden gehoben werden kann, wesentlich schlechter sind die Aussichten, wenn die Lahmheit allmählich eintritt.

Die plötzlich eintretende Erkrankung behandelt man mit Kaltwasser- oder Eisumschlägen. Setzt die Hüftlahmheit zu verschiedenen Zeiten ein, d. h. ist sie zu Anfang schlimmer als bei der Bewegung, so muß vermutet werden, daß die Krankheit auf Rheumatismus zurückgeführt werden muß. In diesem Falle reibt man die Partie im Umkreise der Hüfte mit einer Mischung von Terpentinöl und Salmiakgeist zu gleichen Teilen (30 Gramm), Chloroform (75 Gramm) und Kampferspiritus (200 Gramm) täglich mehrmals ein. Selbstverständlich muß dafür Sorge getragen werden, daß die erkrankten Tiere in einem Raume, der absolut zugfrei ist, untergebracht werden. Ist das Leiden bereits veraltet, so kann der Versuch gemacht werden, Heilung zu erzielen durch Aufreiben einer Scharfsalbe (Kantharidensalbe mit einigen Tropfen Krotonöl vermischt).

Die Verrenkung der Kniescheibe. Die Verrenkung der Kniescheibe geschieht entweder nach der Seite und dann mehr nach außen oder nach oben. Gewöhnlich geschieht die Verrenkung derselben nur bei stärkster Streckung des Gelenkes. Mit einer Behandlung der Verrenkung der Kniescheibe läßt sich wenig erreichen. Bei jungen Tieren verliert sich das Leiden vielfach, sobald sie älter werden und vorher dafür gesorgt wird, daß sie sich möglichst wenig bewegen. Ältere Tiere läßt man nicht arbeiten. Außerdem reibt man die Gegend um die Kniescheibe herum mit einer Scharfsalbe ein.

Der Bruch der Kniescheibe. Der Bruch der Kniescheibe kommt verhältnismäßig sehr selten vor. Veranlassung dazu ist gewöhnlich eine Gewalteinwirkung von außen. Bei dem Leiden finden wir, daß die Tiere stark lahmen und nicht im stande sind, den Fuß zu belasten, dazu kommt, daß die Umgebung, wo die Kniescheibe liegt, anschwillt und bei Druck mit dem Finger heftige Schmerzen erregt werden. Soll eine Behandlung versucht werden, muß das betreffende größere Haustier in einen Hängegurt gebracht werden, bei kleineren kann es versucht werden, einen Verband anzulegen. Da aber bei größeren Tieren die Aussicht auf Heilung eine geringe ist, so ist es am geratensten, die Tiere möglichst bald zur Schlachtbank führen zu lassen.

Die Verletzungen und Entzündungen am Kniegelenk. Verletzungen und Entzündungen am Kniegelenk finden sich bei den größeren Haustieren ziemlich oft. Die Verletzung geschieht fast immer durch eine äußere, mechanische Veranlassung. Wird hierbei die Gelenkkapsel verletzt und gelangen Eitererreger in dieselbe hinein, so entsteht eine Entzündung des Kniegelenkes. Die Verletzung sowohl als auch die Entzündung des Kniegelenkes zeitigt eine starke Lahmheit. Hierbei werden sämtliche Gelenke stark gebeugt. Man findet in der Gegend der Kniescheibe eine starke Anschwellung und, falls die Gelenkkapsel verletzt ist, häufig Ausfluß einer eitrigen Flüssigkeit. Sobald Fieber einsetzt, fressen die Tiere wenig oder gar nicht, und da sie nicht im stande sind, den erkrankten Schenkel zu belasten, liegen sie viel am Boden. Die Behandlung kann versucht werden, sobald es sich um eine frische Verletzung handelt. Sobald es gelingt, die Eiterung zu verhindern, was nur möglich ist durch sorgfältigste und andauernde Desinfektion und

15. Die äußeren Krankheiten an den Hinterschenkeln.

Reinhaltung der Wunde, ist Aussicht auf Heilung gegeben, sobald jedoch Eiterung entstanden ist, müssen die Tiere geschlachtet werden, und zwar ist anzuraten, dies möglichst bald zu veranlassen, weil erstens einmal die Tiere rasch abmagern und zweitens, sobald Fieber festgestellt wird, ihr Fleisch zu menschlicher Nahrung nicht mehr verwendbar ist.

Der Hahnentritt. Bei Hahnentritt sehen wir, daß einer der Hinterfüße unter starker Beugung aller Gelenke rasch emporgehoben wird. Der Hahnentritt zeigt sich im Schritt wie im Trab. Vermutlich handelt es sich beim Hahnentritt um eine nervöse Störung, welche nicht näher bekannt ist. Eine Behandlung zu versuchen ist zwecklos, da die Krankheit bis jetzt mit allen Mitteln vergebens behandelt worden ist.

Die Hasenhacke. Als Hasenhacke bezeichnet man alle Schwellungen, welche an der hinteren Seite des Sprunggelenkes zu sehen sind. Die Ursache zur Entstehung der Hasenhacke bilden gewöhnlich mechanische Verletzungen aller Art. Für gewöhnlich hat man die Hasenhacke nur als einen Schönheitsfehler aufzufassen und wird man daher nur bei Luxuspferden eine Behandlung versuchen. Fühlt sich eine derartige Schwellung heiß an, so kann man versuchen, Heilung herbeizuführen durch Anwendung von Eis oder kaltem Wasser. Außerdem kann Massage angewandt werden, und endlich kann durch Applikation einer Scharfsalbe der Versuch zur Zerteilung gemacht werden.

Die Piephacke. Als Piephacke bezeichnet man eine Anschwellung auf dem Sprungbein. Lahmheit ist bei der Piephacke fast niemals vorhanden. Sie entsteht gewöhnlich durch äußere Verletzungen (Quetschungen). Fühlt sich die Piephacke bei der Untersuchung heiß an, so ist sie frisch entstanden und kann man versuchen, durch kühlende Mittel eine Heilung herbeizuführen. Findet man bei der Untersuchung, daß die Piephacke schwappt, d. h. daß sich unter der Haut Flüssigkeit befindet, so ist die Aussicht auf Heilung sehr gering. Man kann versuchen, durch Anwendung einer Scharfsalbe oder eines scharfen Pflasters eine Aufsaugung der Flüssigkeit herbeizuführen. In den meisten Fällen ist dies jedoch von keinem dauernden Erfolg.

Die Verletzungen durch Streichen. Die Verletzungen durch Streichen entstehen entweder durch unregelmäßige Stellung oder Gangart der Pferde, wie zehenenge und zehenweite Stellung oder, sobald die Tiere stark ermüdet sind, oder bei fehlerhafter und unaufmerksamer Führung oder, wenn die Pferde unregelmäßige Hufformen haben. Außerdem kann auch ein fehlerhafter Beschlag die Ursache zum Streichen abgeben. Bei den meisten Pferden, welche sich streichen, ist der äußere Rand des inneren Schenkels, wo das Pferd anschlägt, blank. Die Verletzungen, welche entstehen, finden sich meist am Fesselgelenk oder an der Krone des Hufes. Ist die Verletzung nur oberflächlich, ist Lahmheit damit nicht verbunden. Ist sie tiefer und ist die Wunde außerdem verunreinigt, so kommt es sehr leicht zu einer Entzündung und Schwellung der Umgebung, welche sich unter Umständen nach oben zu bis an das Ellenbogengelenk hinzieht. Solche übermäßige Schwellungen bezeichnet man als Einschuß. Hierbei fühlt sich die äußere Haut bei der Berührung heiß und nimmt leicht Fingereindrücke an.

Man behandelt in der Weise, daß man die entstandenen Wunden sorgfältig reinigt und desinfiziert und durch Einpudern eines Wundstreupulvers einen Verschluß derselben herbeizuführen sucht. Ist Einschuß vorhanden, so umwickelt man den Fuß, soweit die Schwellung reicht, mit einem Strohseil, am besten Haferstroh, macht sich eine Lösung von essigsaurem Blei (400 Gramm), Alaun (200 Gramm), Kampfer (30 Gramm), wovon man den dritten Teil auf einen Eimer Wasser gibt und vor Gebrauch gut umrührt. Mit der Lösung wird von Stunde zu Stunde das Strohseil durch Aufgießen auf dasselbe angefeuchtet. Hat der Beschlag Anlaß zum Streichen gegeben, so muß derselbe unbedingt geändert werden. Vielfach ist das fehlerhafte Beschneiden die direkte Ursache dazu. Der Huf muß der Stellung der Gliedmaßen entsprechend zubereitet werden und darf durchaus nicht zu groß belassen werden. Ist der Boden, auf dem das Pferd arbeitet, ein leichter, so findet am besten zum Beschlag das Mondscheineisen Verwendung. Hat das Pferd jedoch auf hartem Boden zu arbeiten und müssen Hufeisen mit Stollen angewendet werden, so darf das Eisen an der Stelle, mit welcher das Pferd streift, durchaus nicht hervorragen. Aus diesem Grunde wird der äußere Rand des inneren Schenkels schief nach unten abgehauen und der überragende Rand des Hufhornes abgeraspelt. Außerdem darf an der Streichstelle kein Nagel eingeschlagen werden, höchstens kann dort, damit das Eisen besser liegt, eine Kappe angebracht werden. Übrigens kann auch durch den Schmied ein Streicheisen aufgeschlagen werden, d. h. ein Eisen, welches am inneren Schenkel keinen Stollen, sondern einen sogenannten Streichschenkel besitzt. Außerdem kann man auch einen Streichriemen anwenden, welcher über dem Fesselgelenk angeschnallt wird. Die Schnalle muß hierbei an die Außenfläche des Fußes zu liegen kommen. Der Streichriemen besteht aus weichem Leder oder aus einem Gummiband.

16. Die Krankheiten des Hufes.

(Die nachstehende Figur 15 zeigt einen Hufdurchschnitt, der zur Information für die folgenden Kapitel, welche über Hufkrankheiten handeln, dient.

Der Kronentritt. Als Kronentritt bezeichnet man eine Verletzung oder Quetschung der Krone. Dieselben werden dadurch erzeugt, daß sich die Pferde selbst auf die Krone treten oder von andern getreten werden. Am häufigsten finden sich die Verletzungen im Winter, wenn die Pferde scharfe Stollen tragen. Als Kronentritt bezeichnet man auch die Verletzungen, welche durch spitze Gegenstände an der Krone erzeugt werden. Die Kronentritte sind hinten häufiger als vorn. Leichte Kronentritte heilen meist von selbst. Bei starken Verletzungen,

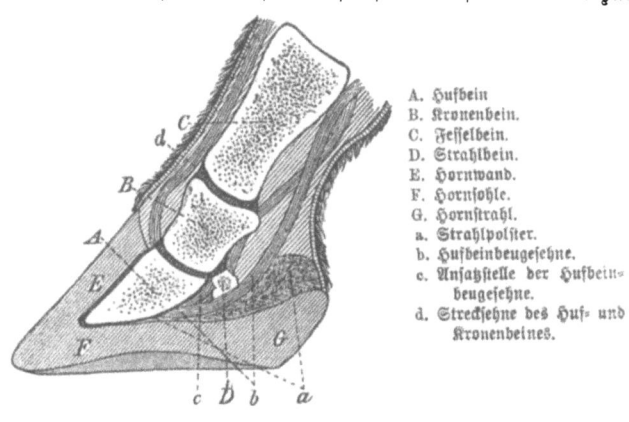

A. Hufbein
B. Kronenbein.
C. Fesselbein.
D. Strahlbein.
E. Hornwand.
F. Hornsohle.
G. Hornstrahl.
a. Strahlpolster.
b. Hufbeinbeugesehne.
c. Ansatzstelle der Hufbein=
beugesehne.
d. Strecksehne des Huf= und
Kronenbeines.

Fig 15.
(Nach „Pütz, Die äußeren Krankheiten der landwirtschaftlichen Haussäugetiere".)

bei denen sich bereits Entzündung und Schwellung vorfindet, muß zunächst das Horn unter der verletzten Stelle mit der Raspel weg=
genommen werden und zwar, bis es papierdünn geworden ist, d. h. daß es dem Fingerdruck nachgibt. Sodann wird die Wunde gereinigt und desinfiziert und darauf ein feuchter Verband angelegt; der=
selbe muß von Stunde zu Stunde frisch angefeuchtet werden. Er wird gewechselt, sobald eine Durchtränkung mit Wundsekret statt=
gefunden hat oder sobald starke Schmerzen eintreten. Bei jeder Ab=
nahme des Verbandes muß die Wunde sorgfältig von neuem gereinigt und desinfiziert werden. Sind Teile des Gewebes abgestorben, so müssen dieselben mit der Schere und der Pincette entfernt werden. Sobald die Wunde anfängt, trockener zu werden und sich zu verkleinern,

füllt man den Defekt mit einem Wundstreupulver aus. Kalte Umschläge müssen bei Kronentritten vermieden werden. Sobald das Kronengelenk eitrig erkrankt ist, ist eine Heilung ausgeschlossen und läßt man am besten solche Pferde abschlachten.

Der Nageltritt. Sobald die in der Hornkapsel eingeschlossenen empfindlichen Gebilde des Hufes durch irgend einen fremden Körper, welcher von außen eindringt, verletzt werden, bezeichnet man den eingetretenen Zustand, — weil es gewöhnlich Nägel sind, welche die Verwundung verursachen — als Nageltritt. Die Fremdkörper bringen entweder in der rechten oder linken Strahlfurche oder an der Spitze des Strahles ein. Der Nageltritt ist weniger gefährlich, sobald der Fremdkörper seitwärts, also in einer Strahlfurche, eingedrungen ist. Ganz erheblich bedenklicher ist die Sache, wenn der Fremdkörper an der Strahlspitze durchgegangen ist, weil über ihm das Hufbein liegt, welches leicht verletzt werden kann, und außerdem liegt in der Nähe des Hufbeines das Hufgelenk. Sind die Verletzungen nur leichte, so lahmen die Pferde nicht, sind sie dagegen schwer, dann wird das Lahmen sogleich stark bemerkbar. In den meisten Fällen wird der Nageltritt erkannt, sobald der Huf einer genaueren Besichtigung unterworfen wird. Vielfach findet man bei der Untersuchung den Fremdkörper noch in der Strahlfurche oder in der Hornsohle stecken. Ist derselbe bereits von selbst herausgegangen, so findet man eine Trennung in der Hornsohle, durch welche Blut oder Eiter hervordringt. Wird der Nageltritt als solcher nicht rechtzeitig erkannt, so entsteht im Huf eine Eiterung, welche alle in der Hornkapsel befindlichen Teile angreifen und verändern kann. Kommen dann durch Aufsaugung in die Lymphbahn eitrige Stoffe in das Blut, entsteht eine Blutvergiftung, welche den Tod des Tieres herbeiführt. Ist ein Nageltritt festgestellt, so muß zunächst der Fremdkörper entfernt werden. Bei der Herausnahme desselben muß darauf geachtet werden, welche Richtung er beim Eindringen genommen hat, ferner ob, falls eine Spitze an dem Körper vorhanden gewesen ist, dieselbe mit entfernt ist oder im Hufe stecken geblieben ist. Diese muß dann unbedingt entfernt werden. Sodann wird das Eisen abgenommen und die Sohle von dem anhaftenden, toten Horn befreit. Ferner wird der Huf gründlich gereinigt und desinfiziert, und endlich das Horn an der Durchtrennungsstelle papierdünn geschnitten. Sodann wird das Pferd mit dem ganzen Fuß bis an das Fesselgelenk in ein kaltes Sublimatbad (auf 1 Eimer kaltes Wasser 4—5 Sublimatpastillen zu 1 Gramm) gesteckt oder man legt einen feuchten Verband an, wie derselbe bei der Besprechung der Vernagelung angegeben wird. Zeigt sich am nächsten Tage, daß der angelegte Verband **nicht** mit Blut oder Eiter durchtränkt ist oder, falls man den Fuß im Eimer gehalten hat, daß aus der Einstichstelle Blut oder Eiter herausfließt, so läßt man den Verband ruhig noch einige Tage liegen, ehe man ihn erneuert, oder im andern Falle fährt man mit den Sublimatbädern fort. Tritt jedoch eine Verschlimmerung ein, so muß der Stichkanal an der Eintrittsstelle erweitert werden, damit den sich bildenden Sekreten freier Abfluß verschafft wird. In solchen Fällen wird die Wunde tüchtig mit Sublimatwasser ausgespritzt und ein neuer feuchter Verband angelegt, der aber immer gewechselt werden muß, sobald eine Durchtränkung mit Wundsekret eintritt. Sobald die Wunde trocken wird und von den Rändern her das Horn nach der Mitte zu heranwächst, kann der Huf beschlagen und das Pferd zur Arbeit verwendet werden. Es ist jedoch nötig, daß die noch nicht ganz geschlossene Öffnung mit einem Teerbausch zugedeckt wird, der durch kreuzweis unter dem Eisen eingelegte Holzspäne festgehalten wird. Man kann auch durch den Schmied, um die Stelle zu schützen, ein Deckeleisen aufschlagen lassen.

Die Vernagelung. Unter Vernagelung ist jede Verletzung der Fleischsohle, der Fleischwand und des Hufbeins zu verstehen, welche durch eingeschlagene Hufnägel bei der Befestigung des Eisens in der Hornwand herbeigeführt wird. Bemerkt der Schmied beim Beschlagen durch ein Zucken des Pferdes, daß ein Nagel zu tief gegangen ist, d. h. in die Fleischsohle oder in die Fleischwand eingedrungen ist, und wird er sofort entfernt, so bezeichnet man den Zustand als Nagelstich. Wird jedoch erst durch das Lahmgehen des Pferdes nach einigen Tagen die Verletzung der Sohle oder der Wand durch einen Nagel bemerkt, so nennt man den Zustand Vernagelung. Wird der zu tief gegangene Nagel sofort wieder herausgezogen und kein neuer Nagel an dieselbe Stelle geschlagen, so ist die Verletzung von keiner Bedeutung. Gefährlich werden kann die Vernagelung, wenn der Zustand längere Zeit besteht oder wenn ein Stück von dem Hufbein abgesprengt worden ist. Vermuten kann man, daß das Hufbein verletzt ist, wenn der Nagel zu tief in der weißen Linie angesetzt wurde und zu hoch an der Wand herauskam. Bei einer schwereren Verletzung durch Vernagelung geht das Pferd stark lahm. Bald stellt sich im Innern des Hufes eine Entzündung und im Anschluß daran eine Eiterung ein. Wird das Leiden dann noch nicht erkannt, so drängt der Eiter nach oben und kommt an der Krone zum Vorschein. Bei der genauen Untersuchung des Hufes findet man an der Stelle, wo der Nagel zu tief gegangen ist, stark vermehrte Wärme. Fühlt man die Fesselschlagadern an, so bemerkt man, daß dieselben pulsieren, was deutlich zu erkennen gibt, daß im Innern des Hufes eine frische Entzündung besteht. Beklopft man mit dem Hammer die vernagelte Stelle, so sucht das Pferd, weil hierdurch starke Schmerzen verursacht werden, dem Aufhalter den Fuß aus den Händen zu ziehen. Wird der Nagel aufgenietet und herausgezogen, so bemerkt man, daß derselbe sich warm anfühlt und etwas feucht ist und zwar von anhaftendem Blut oder Eiter. Die Behandlung, welche bei der Vernagelung stattzufinden hat, richtet sich je nach dem Grade der Verletzung und nach den Veränderungen, welche im Hufe hierdurch entstanden sind. Bei den leichten Fällen läßt man den Nagel, welcher die Verletzung erzeugt hat, herausziehen und das Eisen abnehmen. Darnach wird der Huf vermittels Seife und Bürste sorgfältig gereinigt und dann werden Kaltwasserumschläge gemacht, oder das Pferd wird mit dem kranken Huf direkt in kaltes Wasser Vormittags und Nachmittags mehrere Stunden hineingestellt. Sind nach Verlauf einiger Tage die Schmerzen verschwunden, so läßt man durch den Schmied an der Stelle, wo der Nagel gesessen hat, den Tragrand etwas frei legen, so daß das Eisen an der Stelle schwebt. In die Lücke wird ein Bausch Werg oder Watte, welche mit Holzteer getränkt ist, hineingelegt. Selbstverständlich ist, daß kein neuer Nagel dort eingeschlagen wird. Stellt man beim Herausziehen des Nagels fest, daß bereits Eiterung entstanden ist, so muß für genügenden Abfluß des gebildeten Eiters gesorgt werden, und zwar dadurch, daß man mit dem Rinnmesser an der Stichstelle das Horn im Umkreise wegnehmen und eine 8—10 Millimeter große Öffnung herstellen läßt. Nach gründlicher Reinigung und Ausspritzung des Wundkanals mit Kreolin- oder Sublimatlösung legt man ferner einen feuchten Verband an, der so hergestellt wird, daß man eine dicke Schicht Watte oder Mull mit Sublimatwasser tränkt und auf die Wundöffnung auflegt. Auf diese Schicht kommt eine dicke Werg- oder Juteschicht, welche ebenfalls mit Sublimatwasser getränkt ist und über beides hinweg wird ein Stück Sackleinwand geschlagen, welches über der Krone durch einen Bindfaden zusammengehalten wird. Man hüte sich aber, den Bindfaden zu straff anzulegen, weil sonst sehr leicht eine Abschnürung eintritt, welche die Blutzufuhr abschneidet.

Die Hufknorpelfistel. Als Hufknorpelfistel bezeichnet man einen Zustand, bei welchem die Hufknorpel in einen Entzündungszustand ge-

16. Die Krankheiten des Hufes.

raten sind, welcher chronisch verläuft oder in Eiterung übergeht. Die Hufknorpelfistel kann durch eiternde Steingallen oder als Folgezustand einer durchgehenden Hornspalte entstehen. Im Anfang der Erkrankung der Hufknorpel gehen die Tiere stark lahm, später, sobald ein Durchbruch nach außen stattgefunden hat, ist die Lahmheit nur gering. Gewöhnlich findet man an den Ballen verschiedene kleine Öffnungen, aus denen sich mehr oder weniger grünlich gelbe, stinkende Flüssigkeit entleert. Die Ballen fühlen sich dabei hart und geschwollen an und sind fast unempfindlich. Geht man mit der Sonde in eine solche Öffnung ein, so gelangt man auf eine rauhe, unebene Fläche, diese ist der Hufknorpel.

Zur Behandlung muß zunächst die dünne Öffnung möglichst erweitert werden, damit dem entstehenden Sekret der nötige Abfluß verschafft wird. Ab und zu heilt eine solche Öffnung freiwillig zu und in ihrer Nähe bildet sich bald eine neue. Die Fistelkanäle werden täglich mit einer Desinfektionsflüssigkeit vermittelst einer Wundspritze mit stumpfer, langer Spitze ausgespritzt, und zwar so lange, bis der abfließenden Flüssigkeit kein Eiter mehr beigemengt ist. Hierauf wird in die Fistelöffnung eine halbe Spritze voll Villatscher Lösung eingespritzt. Sobald die vorgeschriebenen Ausspritzungen täglich mehrmals und gründlich gemacht werden, wird nach einem Verlauf von 2—3 Monaten vollständige Heilung erzielt. Sobald die Fistelöffnungen sich geschlossen haben, kann man noch, falls man eine Verkleinerung der Ballen wünscht, auf dieselbe eine Scharfsalbe oder ein scharfes Pflaster aufstreichen. Während der Wirkung derselben kann jedoch das Pferd schon zur Arbeit verwendet werden.

Die Steingalle. Als Steingalle bezeichnet man alle an der hinteren Hufhälfte mit Ausnahme des Strahles entstehenden Quetschungen und Entzündungen der Huflederhaut, welche sich durch Rot- oder Gelbfärbung des Hornes der weißen Linie oder der Sohlenwinkel oder der Eckstreben zu erkennen geben. Man unterscheidet Wand-, Eckstreben- und Sohlensteingallen. Die Steingalle stellt also in ihrem Charakter eine Zerreißung von Gefäßen und einen Erguß von Blut zwischen die Fleischsohle und den Hornschuh dar. Je nach der Größe der gesprengten Gefäße wird die Verfärbung des Hornes eine größere oder kleinere Fläche einnehmen. Durch die allmähliche Neubildung des Hornes wird die verfärbte Stelle nach der Oberfläche zu abgeschoben, wo sie dann an der Außenfläche der Sohlenwinkel zum Vorschein kommt. Ist der Druck oder die Quetschung auf die Sohle nur eine leichte gewesen, so gehen die Tiere entweder gar nicht lahm oder nur einige Tage etwas stumpf. Untersucht man mit der Hufzange, findet sich nur geringer Schmerz vor. Wird das Eisen abgenommen und die oberflächlichen Hornschichten entfernt, so findet sich an der gequetschten Stelle eine Rotfärbung des Hornes. Hat eine sehr starke Quetschung und Verletzung der Fleischwand an den Trachten stattgefunden, so treten die Pferde im Fesselgelenk nicht durch und lahmen stark. Die Fesselschlagadern pulsieren, und legt man die Oberfläche der Hand an die gequetschte Tracht, so fühlt sie sich heiß an. Bei der Untersuchung mit der Hufzange äußern die Tiere lebhafte Schmerzen. Bei einer starken Quetschung bleibt die Lahmheit bestehen und regelmäßig tritt eine mehr oder weniger reichliche Eiterung ein. Wird die Sache bei einer eingehenden Untersuchung festgestellt, so ist möglichst rasch durch Verdünnen der Sohle auf Papierstärke und Durchschneiden an der Druckstelle dem gebildeten Eiter Abfluß verschafft. Geschieht dies nicht, so wird der Eiter, weil er durch die feste Hornsohle und Hornwand nicht nach außen gelangen kann, sich einen Weg nach oben bahnen und an der Krone zum Vorschein kommen. Unbedingt verboten werden muß dem betreffenden Hufschmied, die gelben oder roten Flecke an der Sohle auszuschneiden, weil dann gewöhnlich die Fleischsohle freigelegt wird und von außen Infektionserreger in dieselbe gelangen können, wodurch ganz sicher eine Entzündung und Eiterung erregt wird. Wird eine Steingalle von neuem gequetscht, so wird die Entzündung der Fleischsohle eine chronische, und man bezeichnet dann die Steingalle als eine veraltete. Vielfach gibt der Bau der Hufe die direkte Veranlassung zur Bildung der Steingalle. Z. B. finden wir dieselbe häufig bei **Zwanghufen**, ferner bei **spitzen, flachen und schiefen Hufen**, weil diese Hufe ungleich belastet werden. So finden wir bei der boden- und zehenweiten Stellung die Steingallen an der inneren Trachtenwand, bei der zehenengen und bodenengen Stellung an der äußeren Trachtenwand. Ferner finden sich die Steingallen häufiger vorn als hinten. Die frischen Steingallen heilen leicht aus, wenn auf Dauer die Quetschung der Sohle vermieden wird, dagegen bleiben dieselben immer bestehen, wenn das Leiden durch fehlerhafte Bildung des Hufes verursacht worden ist.

Bei der Behandlung der Steingallen leichten Grades wird das Eisen abgenommen und der Huf der Stellung entsprechend so zubereitet, daß Zehe und Fessel in gleicher Richtung stehen. Außerdem läßt man ein Eisen **ohne Stollen** aufschlagen und ferner gibt

16. Die Krankheiten des Hufes.

man dem Schmied Auftrag, so zu beschlagen, daß zwischen Eisen und Trachtenwand ein Zwischenraum von 1—2 mm besteht. Bei spitzen und schiefen Hufen läßt man ein Stegeisen aufschlagen. Vermutet man eine stärkere Quetschung der Sohle, so versucht man, die entstandene Entzündung durch Einstellen des erkrankten Fußes in kaltes Wasser zurückzubringen. Ist aber nach einigen Tagen keine merkliche Besserung eingetreten, so muß nach gründlicher Reinigung und Desinfektion der Sohlenfläche an der Stelle, an welcher durch die Untersuchung mit der Zange Schmerzen erzeugt werden, ein Einschnitt gemacht werden, welcher jedoch am besten nicht durch einen Hufschmied, sondern durch einen sachverständigen Tierarzt geschehen muß. Ist der Eiter entleert, so muß die eiternde Steingalle so lange ausgespritzt werden, so lange Sekret oder Eiter abgesondert wird. Um eine raschere Heilung zu erzielen, kann auch täglich mit **Villatischer Lösung** ausgespritzt werden. Hört die Absonderung aus dem Kanal auf, so kann das Pferd, nachdem ein Watte- oder Wergbausch, welcher in Teer getaucht wird, aufgelegt ist, zur Arbeit verwendet werden.

Der Strahl- oder Hufkrebs. Strahl- oder Hufkrebs benennt man eine chronische Erkrankung der Fleischsohle, wobei die einzelnen Fleischblättchen anfangen zu wuchern. Hierbei wird, wie es sonst geschieht, kein neues Horn gebildet, sondern die Fleischblättchen gehen zu Grunde, da sie mit dem gebildeten Sekret zu einer stinkenden und schmierigen Masse zerfallen. Die Krankheit nimmt ihren Anfang in den Strahlfurchen. Zuerst sieht man bei der Untersuchung nur eine kleine Stelle, welche sich, sobald man mit dem Finger auffühlt, sehr weich anfaßt, bald durchbricht und dann mit stinkendem Sekret bedeckt ist. Das Horn der Nachbarschaft zeigt sich von dem gebildeten Sekret unterminiert. Wird in diesem Falle nicht sofort die Behandlung eingeleitet, so dehnt sich der **Prozeß in überraschend kurzer Zeit** nach allen Richtungen hin stark aus, und die Wucherungen, welche sich nun neu bilden, nehmen die Gestalt eines Blumenkohlkopfes oder eines Federbartes an. Gewöhnlich finden wir den Strahl- oder Hufkrebs nur an einem Hufe. Der Strahlkrebs ist schwer heilbar weil gewöhnlich die erste Entstehung der Krankheit übersehen wird.

Bei der Behandlung muß alles unterminierte Horn entfernt werden, ferner ist es nötig, daß das Sohlenhorn im weiten Umkreise der erkrankten Stelle ganz dünn mit dem Hufmesser herausgeschnitten wird, weil sonst die starke Hornmasse auf die erkrankte Partie drückt und die Fleischsohle nach außen wölbt, wo dann das Leiden rasch weiter kriechen kann. Zunächst werden die Zerfallprodukte, welche stark unangenehm riechen, vermittelst Watte- oder Wergbausches entfernt, dann findet eine leichte Desinfektion statt, und hierauf wird die erkrankte Partie sorgfältig mit dem scharfen Löffel (Bild) ausgekratzt und die Stelle mit einer Schicht pulverisierten salpetersauren Bleies bedeckt. Hierauf wird ein Watte- oder Wergbausch aufgelegt und über das Ganze eine leinene Binde als Verband aufgelegt und darüber ein Lederschuh gezogen. Nach Verlauf von 2 oder 3 Tagen wird der Verband abgenommen, die abgeätzten Partikel heruntergekratzt und die Behandlung in derselben Weise, wie eben beschrieben, vorgenommen. Man hüte sich jedoch, mit dem scharfen Löffel zu tief zu kratzen, weil dann sehr leicht starke Blutungen entstehen, die unbedingt vermieden werden müssen. Die Behandlung der erkrankten Stelle darf erst dann ausgesetzt werden, wenn ihre ganze Oberfläche mit neugebildetem Horn bedeckt ist.

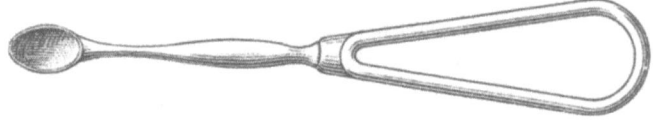

Fig. 16.

Die Hufrehe. Die Hufrehe ist eine aus freien Stücken einsetzende Entzündung der Huflederhaut, welche späterhin eine Entstellung des Hufes zur Folge hat. Die Rehe setzt hauptsächlich an den Vorderhufen ein, kommt jedoch auch an allen vier Füßen vor. Hat die Krankheit nur in leichtem Grade eingesetzt, so treten die Pferde mit den flach auf den Boden aufgesetzten Hufen vorsichtiger auf. Beim Marschieren ist der Schritt verkürzt und die Körperlast wird nur langsam von einem Fuße auf den andern übertragen. Untersucht man die erkrankten Hufe durch Auflegen der Handoberfläche näher, so kann man nachweisen, daß die Krone und die Zehenwand sich vermehrt warm anfühlen. Außerdem findet man häufig eine leichte Anschwellung an der Fleischkrone. Wird der Huf mit der Hufzange untersucht, so zeigt sich der Patient nur wenig empfindlich. Fieber ist niemals vorhanden. Ebenso sind sämtliche anderen Körperfunktionen in Ordnung. Hat die Krankheit heftig eingesetzt, so zeigen die Pferde einen ganz charakteristischen Gang. Sie versuchen den oder die erkrankten Füße möglichst zu entlasten. Sie setzen dieselben so weit nach vorwärts, daß nur die Trachten belastet werden. Die Hinterschenkel werden soweit als möglich unter dem Leib nach vorn gestellt und der Kopf in gehobener Stellung getragen. Sind alle vier Hufe erkrankt, so werden dieselben gleichmäßig unter den Leib gestellt und der Kopf gesenkt gehalten. Für gewöhnlich sind aber Pferde, bei denen alle vier Hufe erkrankt sind, überhaupt nicht vom Boden aufzubringen und liegen beständig. Die Entzündung der Fleischwand und der Fleischsohle wird hierbei deutlich durch stark vermehrte Wärme des ganzen Hufes und besonders an der Wand unter Schmerzäußerung bei Untersuchung mit der Zange festgestellt. Meistenteils wird die Hufrehe durch eine Erkältung herbeigeführt, indem entweder die Tiere, nachdem sie stark gearbeitet haben und in Schweiß geraten sind, bei Zugluft stehen gelassen werden oder wenn scharfe und rauhe Winde auf die Hufe einwirken. Sehr leicht kann auch Rehe entstehen, wenn, wie dies gewöhnlich auf dem Lande Sitte ist, die stark erhitzten Tiere beim Nachhausegehen durch einen Bach oder durch einen Teich getrieben werden. Die sogenannte Futterrehe ist so aufzufassen, daß die Tiere durch Verabreichung von kräftigem und schwerverdaulichem Futter Blutandrang nach den Hufen erhalten, wodurch dann eine Erkältung sehr leicht und kräftig einsetzen kann. Im günstigen Falle verläuft die Krankheit in 6 bis 8 Tagen und geht in Heilung über, oder sie wird chronisch und führt zur Bildung des sogenannten Rehhufes. Sind alle vier Füße erkrankt, so liegen die Pferde dauernd am Boden und gehen häufig am „Durchliegen" zu Grunde, d. h. von den durchgelegenen Stellen aus kommen Infektionserreger in die Blutbahn und führen zu einer rasch verlaufenden, tödlichen Blutvergiftung.

An Rehe erkrankte Pferde stellt man mit den erkrankten Hufen entweder bis an die Krone in kaltes Wasser oder man macht kalte Umschläge oder man stellt die Patienten bis an die Krone in nassen Lehm oder Ton. Werden kalte Umschläge angewandt, so müssen diese möglichst häufig, ungefähr von Viertelstunde zu Viertelstunde erneuert werden. Sind die Pferde hochgradig an Rehe erkrankt, so empfiehlt es sich, durch einen Sachverständigen einen ausgiebigen Aderlaß machen zu lassen, bei dem soviel Blut, wie überhaupt nur entfernt werden darf, ohne das Leben des Tieres zu gefährden, entleert werden muß. Die Patienten werden im Futter knapp gehalten; sie erhalten in den ersten Tagen der Krankheit nur Heu und frisches Wasser, später Kleieschlapp und erst, nachdem eine vollständige Heilung eingetreten ist, wieder Körnerfutter. In den ersten Tagen soll man ferner nicht versäumen, den Pferden ein Abführmittel zu geben.

68 Erster Teil. Äußere Krankheiten.

Die Verletzung der Klauen beim Rind. Verletzungen der Klauen beim Rind kommen häufig beim Beschlag vor, weil die Hornwand im Vergleich zu der des Pferdes viel d ü n n e r ist, ferner entstehen Verletzungen auch leicht durch Fremdkörper, welche eingetreten werden. Sobald eine Verletzung vorhanden ist, gehen die Tiere lahm oder sie lahmen auch nicht, je nach dem Grade der Verletzung. Ist die Beugesehne verletzt, so belasten die Tiere den Fuß überhaupt nicht.

Sind die Klauen durch einen Fremdkörper verletzt, so behandelt man genau so wie beim Nageltritt des Pferdes. Die Klaue wird gründlich gereinigt und der Fremdkörper, sobald er noch feststeckt, entfernt. Hierauf wird die Wunde durch Ausspritzen desinfiziert. Zweckmäßig wird ein Verband angelegt, der jedoch jedesmal erneuert werden muß, sobald er von Wundsekret durchtränkt ist. Ferner muß stets für reine Streu gesorgt werden. Ist Eiterung eingetreten, so hat man die Wunde täglich vier- bis fünfmal auszuspritzen und außerdem für genügenden Abfluß des Eiters zu sorgen. In diesem Falle darf ein Verband nicht Verwendung finden.

Das Panaritium. Das Panaritium finden wir an der Zehe, den Ballen und zwischen den Klauen. Das Panaritium entsteht gewöhnlich infolge einer Verletzung. Bald entsteht Eiterung und gleichzeitig mit ihr ein Absterben der von der Entzündung ergriffenen Gewebspartien. An der Zehe entsteht, ohne daß man eine äußere Veranlassung nachweisen kann, plötzlich eine Schwellung und Entzündung, welche beim Betasten sehr schmerzt und welche sich rasch in der Umgebung und auf die äußere Haut ausbreitet. Belastet wird der Fuß fast nicht, und wird er belastet, dann nur kurze Zeit. Nach Verlauf einiger Zeit erfolgt ein Durchbruch nach außen, wobei Eiter entleert wird. Wird der Prozeß nicht rechtzeitig behandelt, so breitet sich die Entzündung und Schwellung nach allen Richtungen aus, die Tiere fressen dann nicht mehr, die Milch läßt nach und außerdem magern sie rasch ab. Wird der Eintritt der Krankheit rechtzeitig bemerkt, und kann man sicher darauf rechnen, daß genau nach Vorschrift behandelt werden wird, kann man die erkrankten Füße nacheinander bis zum Kronengelenk in einen Kübel einstellen, welcher eine Mischung enthält von 15 Gr. pulverisiertem Kampfer, 150 Gr. Alaun und 200 Gr. essigsauren Bleies. — Es muß hierbei stets dafür Sorge getragen werden, daß der Inhalt des Kübels öfter umgerührt und nicht durch Exkremente verunreinigt wird.

Auf diese Weise ist es dem Verfasser gelungen, in vielen Fällen

16. Die Krankheiten des Hufes.

die Krankheit zu coupieren, zumal in großen Wirtschaften, in welchen ungeheure Mengen Rückstände von der Zuckerfabrikation zur Verfütterung gelangten.

Bei der Behandlung hat man dafür Sorge zu tragen, daß die entstandenen Wunden möglichst sauber gehalten werden, indem man dieselben reinigt und desinfiziert und vielleicht einen Verband anlegt. Sobald jedoch ein stärkerer Entzündungsprozeß eingesetzt hat und weiter fortgeschritten ist, muß man für Entleerung des Eiters sorgen und außerdem für die Entfernung der abgestorbenen Gewebeteile; dies geschieht mit dem Messer und der Pincette oder vermittels des scharfen Löffels. Sieht man oben am Saumband eine Hervorwölbung, bei der man bei Druck mit dem Finger Weichheit nachweisen kann, so macht man einen Einstich und bringt den gebildeten Eiter zur Entleerung. Zum Verband nimmt man einen Werg- oder Wattebausch, welchen man mit Holzteer tränkt und auf die verletzte Stelle auflegt, sodann wird eine Binde umgelegt, deren jede einzelne Tour wieder frisch geteert wird. Einen auf solche Weise angelegten Teerverband läßt man bis zu seiner Erneuerung ungefähr 4—5 Tage liegen. Wird rechtzeitig die Behandlung des Panaritiums eingeleitet und gründlich verfahren, so ist auf eine Heilung sicher zu rechnen. Wird jedoch dem Leiden keine große Bedeutung beigemessen, dasselbe somit vernachlässigt, so stirbt in ganz kurzer Zeit ein großer Teil des Klauengewebes ab, und muß, um das Leben des Tieres zu retten, die Amputation der Klaue vorgenommen werden.

/ Zweiter Teil.
Innere Krankheiten.

1. Die Krankheiten der Verdauungsorgane.

Der akute Magen- und Darmkatarrh beim Pferde. Der akute Magen- und Darmkatarrh ist eine gewöhnliche Erscheinung. Die Erkrankung wird durch die verschiedensten Ursachen hervorgerufen, wie durch Aufnahme von zu kalten oder zu heißen Futtermitteln, oder durch verdorbenes Futter oder schlechtes Wasser, oder durch Futter, welches gärt oder fault, oder auch durch zu häufige Verabreichung von Arzneien z. B. Abführmitteln. Ferner kann auch durch Kurzfutter, welches schlecht gekaut wird, wie dies bei alten Pferden oder bei jungen, welche im Zahnwechsel stehen, vorkommt, Magen- und Darmkatarrh hervorgerufen werden. Die Krankheit kann auch durch übermäßig starke Aufnahme von Wasser oder Futter erzeugt werden. Das Leiden entsteht auch häufig genug durch Überanstrengung der Tiere oder durch Erkältungen bei rasch eintretendem Temperaturwechsel oder bei andauerndem schlechten Wetter; auch Stallungen, welche dumpfige, unreine Luft enthalten, oder von welchen der Zutritt äußerer Luft abgesperrt ist, sind geeignet, das Leiden zu erzeugen.

Die Erscheinungen, welche der akute Magen- und Darmkatarrh beim Pferde bietet, sind verschieden je nach dem Grade und der Ausbreitung der Krankheit. Dasjenige, was dem Besitzer zunächst auffällt, ist, daß die Tiere entweder schlecht oder gar nicht mehr fressen. Hierbei kann es auch vorkommen, daß ab und zu die Pferde scheinbar wieder gesund sind, weil sie wieder ihr Futter verzehren. Vielfach fällt auch auf, daß die Patienten ein Futtermittel, welches sie vorher gern gefressen haben, liegen lassen, und ein anderes, welches sie früher kaum angerührt haben, in größeren Mengen verzehren. Das Durstgefühl ist gewöhnlich anfangs herabgesetzt, später gesteigert. Ein weiteres Erkennungszeichen für die Krankheit ist das häufige Gähnen der Pferde. Untersucht man die Maulschleimhaut, so sieht man, daß dieselbe nicht die normale rosarote Farbe besitzt, sondern entweder höher gerötet oder blasser als sonst erscheint, oder die Schleimhaut zeigt eine gelbliche oder blaßblaue Färbung. Gewöhnlich findet man dieselbe mit einem glasigen, fadenziehenden Schleim bedeckt, außerdem ist der Zungengrund belegt. Der Leibumfang zeigt zu Beginn der Krankheit nichts Auffallendes, später wird der Leib allmählich eingezogen und erscheint dann aufgeschürzt. Der Kot, der abgesetzt wird, ist ganz klein geballt und mit einer starken Schleimschicht überzogen. Zerkleinert man einen solchen Kotballen, so findet man in demselben fast immer schlecht oder überhaupt nicht verdaute Futterteile. Bei dem akuten Magen- und Darmkatarrh ist in den meisten Fällen Fieber nicht vorhanden. Die Temperatur ist aber über die Körperoberfläche ungleich verteilt, Schenkel und Ohren fühlen sich meist kalt an.

Ist nur der Darm akut katarrhalisch erkrankt, so kann Appetit und die Futteraufnahme des Pferdes eine ganz normale sein, dabei ist der Durst ein übermäßig starker, die Pferde nehmen so viel Wasser auf, wie sie nur bekommen können, zumal, wenn schon Durchfall vorhanden ist. Die Bewegungen des Darmes äußern sich durch Kollern und Glucksen, welches man schon auf eine ziemliche Entfernung vernimmt. Im Gegensatz dazu kann bei dem akuten Darmkatarrh auch Kolik einsetzen, wobei dann der Leib durch Bildung von Gasen stark aufgetrieben erscheint. Der abgesetzte Kot kommt in großen Ballen zur Ausscheidung, welche beim Auffallen auf den Erdboden leicht auseinandergehen. Diese Ballen sind auch in den meisten Fällen mit einem glasigen Schleim überzogen. Außerdem finden sich in demselben fast immer hautähnliche Fetzen. In den Ballen sieht man stets bei ihrer Zerkleinerung unverdaute Haferkörner und Stücke unverdauten Häcksels. Der After und die ihm zunächst liegenden Schweifhaare und die Innenfläche beider Hinterschenkel sind durch die bei dem Kotabsatz mit ausgepreßte Flüssigkeit verunreinigt.

Bei dem akuten Magen- und Darmkatarrh findet in der Mehrzahl aller Fälle in einer Zeit von 7—10 Tagen Heilung statt, zumal, wenn das Leiden richtig erkannt und behandelt wird. Dauern aber die Ursachen, welche die Krankheit erzeugt haben, fort, so wird aus dem akuten Magen- und Darmkatarrh der chronische.

Soll die Krankheit überhaupt vermieden werden, so ist eine rationelle Fütterung und Pflege der Pferde ein unbedingtes Erfordernis.

Bei der Behandlung der erkrankten Pferde muß die Verabreichung schwerverdaulichen Futters vermieden werden. Ist die Krankheit dadurch entstanden, daß sich ein Pferd darin überfressen hat, so läßt man es zunächst 1—2 Tage überhaupt hungern und verabreicht ihm nur Wasser, welches nicht zu kalt sein darf. Die Patienten müssen eingedeckt und in einem Stall, welcher gut ventiliert ist, gehalten werden. Ferner müssen die Tiere täglich 1—2 Stunden ausgeführt werden. Ist eine Überfütterung die Ursache der Krankheit, so muß Magen und Darm durch die Verabreichung eines Abführmittels entleert werden. Das einfachste, hierzu gebräuchliche Mittel ist das Glaubersalz, welches man ein- bis zweimal in einer Dosis von 500 Gramm verabreichen läßt. Haben andere Ursachen eingewirkt, so verabreicht man den Pferden täglich einmal in einem Eimer Wasser 15 Gramm medizinische Salzsäure (1 Eßlöffel), außerdem mischt man unter das Futter täglich ein- bis zweimal eine kleine Handvoll Kochsalz oder doppeltkohlensaures Natron. Findet man in dem abgesetzten Kot unverdaute Futtermittel, so behandelt man den Magen- und Darmkatarrh ebenfalls durch Verabreichung von Kochsalz zu jeder Mahlzeit und zwar in einer Dosis von 100—150 Gramm, oder man setzt dem Futter täglich entweder 50—60 Gramm Kalmus- oder Enzianpulver zu, oder man verwendet in derselben Menge pulverisierten Kümmel oder Wacholderbeeren. Ist Durchfall vorhanden, so verabreicht man zunächst Leinsamenabkochungen in größeren Mengen und, wenn hierdurch keine Heilung erzielt wird, gibt man den Pferden eine Abkochung von Eichenrinde oder eine Lösung von Gerbsäure in Wasser (8—10 Gramm) ein. Kommt auch hierdurch der Durchfall nicht zum Stehen, muß ein Sachverständiger zugezogen werden.

Der chronische Magen- und Darmkatarrh beim Pferde. Der chronische Magen- und Darmkatarrh entwickelt sich gewöhnlich aus dem akuten, zumal, wenn die krankmachenden Ursachen andauernd fortwirken oder sich rasch wiederholen. Am meisten geeignet dazu sind Unregelmäßigkeit in der Fütterung und Pflege der Pferde, und die Verabreichung von verdorbenen Futterstoffen. Ferner sind ältere Pferde von vornherein für die Krankheit wie geschaffen, weil sie nicht imstande sind, wegen ihrer abgenutzten oder erkrankten Zähne den vorgelegten Hafer genügend zu zerkleinern. Auch Magen- und Darmschleimhautparasiten können sehr leicht den chronischen Magen- und Darmkatarrh hervorrufen, weil dieselben die Schleimhaut fortgesetzt reizen. Zu diesen Parasiten zählen die fast bei jedem älteren Pferde in größeren oder kleineren Mengen vorkommenden Bremsenlarven, ferner die Spulwürmer. Außerdem können auch allerhand krankhafte Veränderungen, welche im Magen und Darm auftreten, das Leiden erzeugen. Die Erscheinungen, welche wir bei dem chronischen Magen- und Darmkatarrh finden, sind dieselben wie beim akuten. Hinzuzusetzen ist nur noch, daß die Krankheit vollständig fieberlos verläuft. Besteht die Krankheit länger, ohne daß sie energisch behandelt wird, so magern die Tiere sehr rasch ab, sie werden schlaff und sind nicht mehr geeignet, starke Arbeitsleistungen zu vollführen. Die Schleimhaut des Maules hat dann eine ganz blaßrote Farbe. Die Pferde werden struppig im Haar und schwitzen schon bei geringen Anstrengungen.

Der chronische Magen- und Darmkatarrh wird in eben derselben Weise behandelt wie der akute. Es muß zunächst darnach geforscht werden, welches die schädigenden Ursachen sind, d. h. welche das Leiden erzeugt haben. Diese sind, falls sie erkannt werden, unbedingt auszuscheiden. Man verabreiche leichtverdauliches Futter und sorge für gute Wartung und Pflege der Pferde. Soll mit Arzneimitteln eingegriffen werden, so empfiehlt es sich, täglich einmal einen Eßlöffel voll medizinischer Salzsäure auf einen Eimer Wasser zu verabreichen. Außerdem mischt man unter jedes Futter eine Handvoll pulverisierten Karlsbader Salzes, oder man läßt sich in der Apotheke eine Mischung von 75 Gramm pulverisierter Enzianwurzel und 300 Gramm pulverisierten, künstlichen Karlsbader Salzes herstellen, wovon man zweimal täglich im Futter eine Handvoll verabreicht.

Ist Verstopfung vorhanden, gibt man Grünfutter, oder falls dieses nicht wirkt, ein Abführmittel, und zwar 500 Gramm Glaubersalz oder eine Mischung von pulverisierter Aloe (30 Gramm) und pulverisierten Glaubersalzes (300 Gramm) in Wasser.

Ist Durchfall vorhanden, so finden Leinsamenabkochungen in größeren Quantitäten oder eine Abkochung von Eichenrinde oder eine Lösung von Alaun (15 Gramm) in Wasser Verwendung.

Der akute Magen- und Darmkatarrh beim Rinde. Der akute Magen- und Darmkatarrh beim Rinde entsteht meistenteils durch Überfüllung des Pansens, ferner durch Erkältungen aller Art, auch durch Aufnahme zu heißer Futterstoffe, durch unrationelle Fütterung, sei es nun, daß die Futterstoffe verdorben oder schwer verdaulich oder überhaupt unverdaulich sind. Auch körperliche Überanstrengung hat die Krankheit zur Folge. Die erste Erscheinung, welche wir bei der Krankheit sehen, ist, daß die Futteraufnahme ganz oder teilweise darniederliegt. Die Getränkaufnahme hört entweder ganz auf oder geschieht nur in beschränktem Umfange, wobei reines Wasser bevorzugt wird.

Untersucht man ein erkranktes Tier näher, so findet man, daß die Bewegungen des Pansens unterdrückt sind oder nicht in der Schnelligkeit, wie dieselben erfolgen müssen, geschehen. Der abgesetzte Kot ist in der Regel zunächst noch normal. Fieber ist nicht nachweisbar. Die Ohren fühlen sich warm an, das Flotzmaul ist feucht und kalt. Die Milchabsonderung geschieht in derselben Weise wie vorher, ist also nicht gestört. Bald jedoch stehen die erkrankten Tiere vollständig vom Futter zurück, sie werden stumpf und teilnahmslos und krümmen den Rücken. Das Haar wird gesträubt und die Ohren hängen herab, dieselben fühlen sich abwechselnd warm und dann wieder kalt an, ebenso die Hörner. Im Maul findet man zähen glasigen Schleim und die Absonderung des Speichels ist stark vermehrt. Das Wiederkäuen hört ganz auf oder es geschieht nur ab und zu einmal. Der Leib ist stark gefüllt und nach außen vorgewölbt. Der Kotabsatz ist jetzt verzögert, der abgesetzte Kot ist dunkel gefärbt, und außerdem mit einer Schleimschicht überzogen und dickbreiig. Im Gegensatz dazu kann Durchfall bestehen, und findet man dann in den abgesetzten Kotmassen völlig unverdaute Futterpartikel. Die Tiere schlagen gegen den Bauch, wedeln mit dem Schwanz und trippeln hin und her. Ferner legen sie sich häufig nieder und stehen kurz darauf wieder auf. Ist die Krankheit dahin gediehen, geht auch die Milchabsonderung bedeutend zurück. In vielen Fällen findet nach 6—10 Tagen ein Verschwinden der hauptsächlichsten, angegebenen Erscheinungen statt.

Die Behandlung leitet man so ein, daß man die Tiere zunächst einige Tage fasten läßt, oder man gibt ihnen nur ein kleines Quantum eines recht guten Futtermittels. Damit Pansen und Darm wieder die gehörige Bewegung erhalten, ist es nötig, die Tiere täglich ein- bis zweimal in den Flanken tüchtig frottieren zu lassen. Liegen die Futtermassen im Pansen fest, so muß derselbe massiert werden, damit eine allmähliche Entleerung nach dem Darm zu stattfand. Um die Entleerung zu beschleunigen, kann man auch Klistiere verabreichen oder vermittelst eines Schlauches warmes Wasser in den Mastdarm einlaufen lassen, um den Darminhalt zu erweichen und rascher nach außen zu befördern.

Innerlich verabreicht man zunächst ein Abführmittel, wozu das Glaubersalz benutzt wird. Man verabreicht 5—600 Gramm, welche man in einer Weißweinflasche voll lauwarmen Wassers aufgelöst hat. Später gibt man den Tieren entweder innerlich oder auf dem Futter eine Verbindung von pulverisiertem Enzian, oder Kalmus oder Kümmel mit gepulvertem künstlichen Karlsbader Salz. (150 Gramm Enzianwurzel gepulvert und 400 Gramm künstliches Karlsbader Salz.) Ferner kann man, um die Magen- und Darmtätigkeit anzuregen, täglich den Tieren einen Eßlöffel voll medizinischer Salzsäure auf einen Eimer Wasser als Trinkwasser verabreichen lassen. Um das Wiederkauen anzuregen, gibt man ein- oder zweimal mit dem Futter 5—8 Gramm pulverisierte Nieswurzel ein. Das letztere Mittel wird jedoch ohne Rezept in den Apotheken nicht verabfolgt.

Der chronische Magen- und Darmkatarrh beim Rinde. Der chronische Magen- und Darmkatarrh entsteht, wenn die Erscheinungen, welche sich bei dem akuten finden, nicht genügend beachtet oder behandelt werden. Ferner findet sich bei der Krankheit der Pansen mehr oder weniger stark mit festen und trockenen Futtermassen angefüllt. Besserung oder Verschlimmerung wechseln miteinander ab. Die Temperatur ist erhöht, die Körpertemperatur ungleichmäßig über die Oberfläche verteilt. Das Haar ist trocken, glanzlos und struppig; die Patienten zeigen sich schlaff und matt. Da die Futteraufnahme fast immer ganz darniederliegt, so magern die Tiere rasch ab. Kot wird nur selten abgesetzt; derselbe ist trocken, zeigt kleine Abteilungen und sieht dunkel gefärbt aus, gleichsam, als wenn er verbrannt wäre. Derselbe ist mit Schleim eingehüllt, und außerdem zeigt er ab und zu Blutstreifen. Wird Kot zerkleinert, so sieht man im Innern viele unverdaute Futterteile. Im Gegensatz dazu kann der Kot auch in dünner Form abgesetzt werden. Hierbei zeigt derselbe einen sehr üblen Geruch. In weitaus den meisten Fällen jedoch wechselt Verstopfung mit Durchfall bei einem Patienten ab. Vielfach knirschen die Tiere mit den Zähnen. Das Flotzmaul fühlt sich heiß und trocken an; ferner hören die Bewegungen des Pansens und Darmes, wenn die Krankheit längere Zeit besteht, vollständig auf, und gleichzeitig nimmt die Abmagerung der Tiere dauernd zu. Sobald die Entkräftung stark vorgeschritten ist, liegen die Tiere meistenteils am Boden und können durch nichts bewegt werden, sich wieder zu erheben. Wenn dann nicht energisch eingegriffen wird, gehen die Tiere an der Krankheit ein, sobald man es nicht vorzieht, dieselben noch rechtzeitig schlachten zu lassen. Wenn die Krankheit 2—3 Wochen bestanden hat, ist die Aussicht auf Heilung eine sehr geringe, und empfiehlt es sich, in diesem Falle die Tiere, um noch etwas zu retten, schlachten zu lassen.

Um eine Heilung herbeizuführen, kann man versuchen, das Leiden durch große Gaben von Aloe mit Glaubersalz zu behandeln (35 bis

40 Gramm Aloe und 750—1000 Gramm Glaubersalz), oder man verabreicht 12—15 Gramm Brechweinstein, welchen man im Wasser aufgelöst hat. Zu Beginn der Erkrankung, d. h. sobald dieselbe sicher als solche erkannt ist, kann man versuchen, durch Eingüsse von Baldrianabkochungen eine Besserung zu erzielen.

Das akute Aufblähen der Wiederkäuer. Das akute Aufblähen der Wiederkäuer entsteht am meisten durch Aufnahme von grünem Futter, entweder auf der Weide oder im Stall, oder durch ein Futter, welches in größeren Mengen aufgenommen wird und rasch in Gärung übergeht. Auch welkes Futter oder solches, welches nicht ausgebreitet, sondern auf einem Haufen gelegen hat, ist geeignet, das Aufblähen hervorzubringen. Vielfach finden wir die Aufblähung an Festtagen, wenn, um die Arbeiten an diesem Tage zu vermeiden, vorher größere Mengen Futter abgemäht und eingebracht worden sind. Der Hauptumstand, welcher die Aufblähung hervorbringt, ist die Gärung, d. h. eine sehr rasch einsetzende Gasentwickelung. Auch grüner Klee, welcher auf einem kräftigen, d. h. gutgedüngtem Boden gewachsen ist, bringt sehr rasch das Aufblähen zu stande und ferner die Verfütterung von stark betauten oder bereiften Futtergräsern, wenn hiernach die Tiere bald zur Tränke zugelassen werden. Zuletzt darf nicht vergessen werden, daß auch im Schlund stecken gebliebene Fremdkörper, wie eine Kartoffel oder ein Stück Rübe, geeignet ist, das Aufblähen zu erzeugen, weil infolgedessen die Abscheidung der Gase nach dem Maule zu verhindert wird.

Das Aufblähen beim Rind wird zuerst daran gemerkt, daß der Hinterleib sich rasch im Umfang vergrößert. Die Auftreibung ist an der linken Flanke bedeutend stärker als an der rechten, weil nach der linken Flanke zu der Pansen liegt. Prüft man durch leichtes Aufschlagen mit der Hand die Spannung der Bauchdecken, so merkt man, daß dieselben stark gespannt sind und außerdem eine bedeutende Elastizität besitzen. Der Ton, den man hierbei hört, ist der einer gespannten Trommel. Sobald die Aufblähung einsetzt, hört die Futter- und Wasseraufnahme auf und ebenso das Rülpsen und Wiederkauen. Die Tiere drängen auf den Mastdarm und suchen hierdurch die sie quälenden Gase zu entleeren, was selbstverständlich ausgeschlossen erscheint, wenn auch die Tiere zu Beginn der Erkrankung noch einige Male geringe Mengen Kot und Gas zur Entleerung bringen. Die Kühe heben den Schwanz, stellen sich mit allen 4 Füßen gespreizt hin und krümmen den Rücken, um hierdurch noch einigermaßen die Atmung zu ermöglichen.

Die Atmung selbst geschieht kurz und angestrengt, wobei die Nasenöffnung stark erweitert wird. Erhalten die Tiere auf diese Weise nicht das zur Atmung nötige Luftquantum, so öffnen sie das Maul, strecken die Zunge heraus und suchen sich auf diese Art Erleichterung der Atmung zu verschaffen, außerdem ächzen und stöhnen die Tiere, sie geifern und schäumen. Der Blick wird starr, der Herzschlag wird sehr beschleunigt und fühlt sich pochend an.

Die Krankheit verläuft mit mächtiger Schnelligkeit. Im Verlauf von einer viertel bis einer halben Stunde ist sie bereits zu Ende in ihrem akuten Stadium. Jedoch nach Aufnahme von stark gärenden Futtermitteln kann, wenn auch die unmittelbare Lebensgefahr durch einen operativen Eingriff vermieden worden ist, immer wieder eine Entwickelung der totbringenden Gase auftreten, welche noch 1 oder 2 Tage weiter dauern kann, bis der Pansen völlig von ihnen geleert ist.

Die Behandlung der akuten Aufblähung beim Rind geschieht in mancherlei Weise; entweder man behandelt dieselbe mit äußeren, d. h. operativen Mitteln, oder mit inneren oder mit mechanischen Mitteln. Am meisten zu empfehlen ist die operative und die mechanische Behandlung, während von den innerlichen Mitteln nur in seltenen Fällen Besserung erwartet werden kann. Zu den operativen Mitteln gehört der Pansenstich und die Anwendung der Schlundröhre. Über die Anwendung derselben ist bereits bei Gelegenheit der äußeren Erkrankungen abgehandelt worden und wird ein Eingehen hierauf darum an dieser Stelle übergangen. Von den mechanischen Mitteln ist zu empfehlen das andauernde Massieren des Pansens, und zweitens das Hindurchziehen eines mit Teer bestrichenen Strohseiles durch das Maul, welches hinter den Hörnern festgebunden wird. Durch den ekelhaften Teergeschmack wird das Tier veranlaßt, heftige und kräftige Kaubewegungen zu machen, welche schließlich eine freiwillige Entleerung der Gase herbeiführen.

Findet in einer Schafherde das akute Aufblähen statt, welches durch dieselben Bedingungen wie beim Rind herbeigeführt wird, so kann man die Schlundsonde nicht anwenden. Auch ist dem Landwirt die Anwendung des Troikarts nicht anzuraten, weil beim Schaf die anatomischen Verhältnisse nicht so günstig liegen wie beim Rind. Man ist hierbei auf die mechanischen Mittel zumeist angewiesen. Man massiere möglichst lange und kräftig die linke Flanke und verabreiche innerlich eine Lösung von unterschwefligsaurem Natron in Wasser (15 zu 15). Sind in einer Herde jedoch viele Schafe gleichzeitig erkrankt, so benutzt man, um vielleicht etwas zu retten, den Troikart, und falls ein solcher nicht zur Hand ist, ein gewöhnliches Taschenmesser, mit welchem man einen Einstich auf der Höhe der linken Flanke macht und die Gase zum Abströmen bringt.

Das chronische Aufblähen der Wiederkäuer. Als chronisches Aufblähen der Wiederkäuer bezeichnet man einen Zustand, bei welchem sich immer wieder und wieder Gase im Pansen ansammeln. Zu bemerken ist hierbei allerdings, daß die Auftreibung nicht in so hohem und bedenklichem Grade wie beim akuten Aufblähen eintritt. Vielfach finden wir das chronische Aufblähen infolge einer Erkrankung der betreffenden Patienten an chronischem Magen- und Darmkatarrh, weil sich hierbei die kleinsten Fütterungsfehler sofort rächen. Außerdem sind als Ursachen für das chronische Aufblähen zu erwähnen, die Tuberkulose, ferner Schlundverengerungen und Neubildungen in den einzelnen Magenabteilungen, endlich das Vorhandensein von festen Futter- oder Haarballen in denselben. Bei dem chronischen Aufblähen der Wiederkäuer hört das Wiederkauen auf und die Bewegung des Pansens ist kaum wahrnehmbar. Eine Behandlung der Krankheit hat in den meisten Fällen keinen Erfolg. Soll eine solche versucht werden, verabreicht man den Patienten täglich ein- bis zweimal einen Einguß, welcher aus einer Lösung von 100—150 Gramm schwefelsaurem Natron in 300 Gramm Wasser besteht. Auch eine Lösung von 100 Gramm Karlsbadersalz in 250—300 Gramm Wasser täglich ein- bis zweimal verabreicht ist in manchen nicht zu schweren Fällen von Vorteil gewesen.

Ist ein veralteter Magen- und Darmkatarrh die Ursache des chronischen Aufblähens, so muß zunächst die Ursache jenes Leidens aufgesucht und beseitigt werden. In diesem Falle wird das chronische Aufblähen bald von selbst nachlassen und verschwinden. Will man mit Medikamenten behandeln, so bereite man sich einen Einguß, welcher aus einer Abkochung von 10 Gramm klein geschnittener Nieswurzel und 3—400 Gramm Wasser hergestellt wird.

Das chronische Aufblähen beim Schaf zeigt sich in derselben Weise wie beim Rind und wird für gewöhnlich nicht behandelt. Es empfiehlt sich, das Tier schlachten zu lassen und zu verwerten.

Die Pansenüberfüllung. Die Pansenüberfüllung beim Rind entsteht durch zu rasche Aufnahme sehr großer Futtermengen, wobei dieselben nicht genügend mit den Zähnen zerkleinert werden. Dieses Überfressen findet gewöhnlich statt, wenn den Tieren ein Futtermittel vorgelegt wird, welches sie mit Vorliebe verzehren, oder wenn sie unversehens dazu gelangen. Unter diese Futtermittel sind zu zählen frisches Heu, frischer Klee und überhaupt Grünfutter, falls es lange nicht verabreicht ist. Sobald die Pansenüberfüllung eingetreten ist, hören die Tiere auf zu fressen, krümmen den Rücken und schlagen mit den Füßen gegen den Bauch, ferner drehen sie sich unter Stöhnen nach der Seite um, wo das meiste Futter im Pansen festliegt. Ferner legen sie sich unter Stöhnen hin, um aber gleich darauf wieder aufzustehen. Die Patienten entwickeln ein sehr vermehrtes Durstgefühl, das Wiederkauen fehlt, am Flotzmaul jedoch ist keine Veränderung vom normalen Zustand wahrnehmbar. Der Leibesumfang ist an der linken Flanke bedeutend vergrößert. Untersucht man mit der Hand, so fühlt man den Pansen stark mit festen Futtermassen gefüllt. Bei der Pansenüberfüllung ist die Bewegung der Inhaltsmassen des Pansens fast unterdrückt, und Pansengeräusche sind nicht hörbar. Der Kotabsatz erfolgt nur hie und da, wobei feste und schwarzgefärbte, kleingeballte Mengen entleert werden. Durch die Auftreibung des Hinterleibes ist selbstverständlich die Atmung erschwert. Dies tritt hauptsächlich deutlich in Erscheinung, wenn die Tiere liegen. Der Blick der Patienten ist ängstlich und glotzend.

In vielen Fällen erfolgt, zumal wenn es sich um kräftige und vorher nicht kranke Tiere handelt, Heilung in einer Zeit von einigen Stunden bis zwei Tagen. Die Heilung kennzeichnet sich dadurch, daß die Tiere wieder Appetit zum Fressen zeigen, daß das Wiederkauen zurückkommt und wieder Pansenbewegungen hörbar werden. Vielfach wird die Pansenüberfüllung überhaupt nicht behandelt. Will man jedoch etwas tun, so ist auch hier Massage — hauptsächlich der linken Flanke — anzuempfehlen, oder man verabreicht ein Abführmittel, entweder 6—700 Gramm Glaubersalz oder pulverisierter Aloe, 35 bis 40 Gramm in Verbindung mit 4—500 Gramm Glaubersalz. Die Mischung muß gelöst verabreicht werden.

Der Magen- und Darmkatarrh bei Jungvieh. Der Magen- und Darmkatarrh kann durch die verschiedenartigsten Ursachen hervorgerufen werden. Zunächst haben den bedeutendsten Einfluß hierauf Krankheiten des Muttertieres und abnorme Verhältnisse, in welchen sich dasselbe befindet. Ferner kann durch Aufnahme zu großer Milchmengen, wenn z. B. der Säugling zu lange von der Mutter entfernt gewesen und hungrig geworden ist, oder durch zu kleine Pausen zwischen dem Saugen, das Einsetzen des Magen- und Darmkatarrhs hervorgerufen werden, ferner durch Erkältung derselben bei Aufenthalt in kalten und feuchten Ställen. Auch durch zu baldige Verabreichung von schwerverdaulichen Futterstoffen oder durch die Aufnahme von kaltem Wasser, oder durch rauhe Witterung, oder durch das Vorhandensein von Würmern im Magen und Darm, und bei dem Wechsel der Zähne kann der Erkrankung Eingang verschafft werden. Dieselbe setzt entweder ganz plötzlich oder allmählich ein, was von der jeweilig wirkenden Ursache abhängig ist. Bei Säuglingen markiert sich die eintretende Erkrankung gewöhnlich vorher durch Unlust zum Saugen und durch allgemeine Mattigkeit. Handelt es sich um Tiere, welche bereits abgesetzt sind, so setzt die Krankheit mit einer direkten Störung des allgemeinen Befindens und mit Fieber ein. Das Maul ist dann trocken, die Beine kalt und die Temperatur ungleichmäßig über die Körperoberfläche verteilt. Das Hauptsymptom bei dem Magen- und Darmkatarrh der jungen Tiere ist der Durchfall. Der Kot wird zunächst noch in normaler Zusammensetzung abgesetzt, bald aber wird er dünnflüssig und hell, und endlich ganz wässerig. Außerdem kommen mit der wässerigen Abscheidung noch gelbe oder graugrüne Massen zur Entleerung, welche einen sehr üblen Geruch zeigen. Außerdem sind diese Massen gegen das Ende hin entweder mit Blutstreifen versehen oder ganz blutig, d. h. mit Blut gemischt. In diesem Stadium der Erkrankung machen die Tiere einen Katzenbuckel und stellen alle 4 Füße unter den Leib, die Haut ist trocken und das Haar struppig. Sobald der Durchfall eingesetzt hat, findet sich auch ab und zu Aufblähung. Die Krankheit ist wie jeder Magen- und Darmkatarrh entweder akut oder chronisch. In vielen Fällen tritt der Tod ein, wenn nicht rechtzeitig behandelt wird; derselbe erfolgt an allgemeiner Erschöpfung.

Handelt es sich um die Erkrankung eines Säuglings, so müssen zunächst alle Einflüsse, welche die Zusammensetzung der Milch des Muttertieres ungünstig beeinflussen, entfernt werden. Ist dieses unmöglich, so läßt man das junge Tier an einer anderen Kuh saugen. Man hat auch dafür Sorge zu tragen, daß ein Säugling nicht mit einem mal übermäßig viel Milch aufnimmt, sondern man lasse denselben, da sein Magen doch nur klein ist, mehrmals des Tages saugen, und zwar zum mindesten dreimal. Handelt es sich um ein Absetzkalb, so gewöhne man das Tier nicht zu früh ab. Besteht bereits Durchfall, so verabreicht man mehrmals am Tage Abkochungen von Leinsamen oder Althäawurzel oder Abkochungen von Hopfen. Vermutet man im Darm die Gegenwart von gärenden und leicht zersetzlichen Massen, so gibt man zunächst ein leichtes Abführmittel und zwar 10—15 Gramm Glaubersalz in einer Abkochung von Leinsamen. Man kann auch eine

Abkochung von Rhabarberwurzel verabreichen und zwar 5 Gramm auf 200 Gramm Wasser. Kann jedoch der bestehende Durchfall nicht gestillt werden, so verabreicht man täglich zwei- bis dreimal eine Mischung von Tannalbin mit Salicylsäure im Verhältnis von 2 : 1. Damit bei neugeborenen Kälbern Durchfall überhaupt vermieden wird, kann man auch zur Vorbeuge denselben täglich eine Messerspitze voll von der Tannalbin-Salicylsäure-Mischung verabreichen.

Der Magen- und Darmkatarrh beim Schwein. Der Magen- und Darmkatarrh beim Schwein entsteht durch Magenüberfüllungen oder Magenkatarrhe oder Darmkatarrhe, ferner durch die Aufnahme schwerverdaulicher, faulender oder verdorbener und gärender Futterstoffe. Demnächst ist hastiges Fressen oder die rasche Aufnahme zu heißen Futters oder eine äußere Erkältung als Ursache zu nennen. Bei einem an Magen- und Darmkatarrh erkrankten Schwein sehen wir als Haupterscheinung schlechte Futteraufnahme und Erbrechen, Durchfall oder Verstopfung. Es ist leichtes Fieber vorhanden, die Ohren und Beine fühlen sich kalt an, der Rüssel ist trocken und heiß, und die sichtbaren Schleimhäute sind höher gerötet. Die erkrankten Schweine vergraben sich in der Streu und lassen den Schwanz hängen. Ist der Magen- und Darmkatarrh eine Folge von einem Überfressen der Tiere oder die Folge von der Aufnahme verdorbenen und schlechten Futters, so verabreicht man zunächst ein Brechmittel, z. B. weiße Nieswurzel 5 Gramm in Wasser aufgebrüht. Nieswurzel muß jedoch von einem Tierarzt verschrieben werden, weil es unter die stark wirkenden Arzneistoffe zählt. Ist Verstopfung vorhanden, so verabreicht man Kalomel in einer Dosis von 2—4 Gramm. Daneben gibt man den Tieren Klistiere oder läßt ihnen große Mengen Wasser in den Mastdarm einlaufen, welches jedoch eine Temperatur von 20—22 Grad haben muß. Außerdem ist für die Verabreichung eines guten und leichtverdaulichen Futters Sorge zu tragen.

Der Magen- und Darmkatarrh, der Durchfall und die Verstopfung beim Geflügel. Die obengenannten Krankheiten haben ihre Ursache hauptsächlich im Überfressen oder in der Aufnahme verdorbener und schwerverdaulicher Futtermittel, oder sind die Folge von Erkältungen. Als Erscheinungen der Krankheit sieht man, daß die Futteraufnahme vermindert ist, die Patienten sträuben das Gefieder, stehen traurig da und setzen weichen, schleimigen Kot ab, der aber bald ganz dünn wird und grün gefärbt erscheint. Das Durstgefühl ist vermehrt. Die Patienten magern rasch ab und sterben an Entkräftung, wenn der Durchfall nicht nachläßt.

1. Die Krankheiten der Verdauungsorgane.

Zur Behandlung verabreicht man leichtverdauliches Futter, welches aus diesem Grunde abgekocht werden muß. Gegen den Durchfall gibt man zunächst geröstete Gerste oder altbackenen Zwieback oder Hanf. Außerdem verabreicht man guten Rotwein, und zwar täglich drei- bis viermal einen halben bis einen ganzen Eßlöffel voll, oder Abkochungen von Althäawurzel oder Leinsamen oder eine Abkochung von Eichenrinde, ebenfalls eßlöffelweise, oder man gibt den Tieren eine Lösung von Eisenvitriol in Wasser (1 zu 100) als Trinkwasser.

Besteht Verstopfung, so gibt man den Hühnern Weichfutter. Außerdem gibt man den Patienten täglich mehrmals 1—2 Löffel voll Provenceröl oder Butter in Stückchen von Haselnußgröße oder Ricinusöl, in einer Dosis von 1 Eßlöffel für ein Huhn, in einer Dosis von 1½ Theelöffel für eine Taube. Kleineren Stubenvögeln gibt man bei Verstopfung einige Tropfen wässerige Rhabarbertinktur in Wasser, oder eine Lösung von Karlsbader Salz in Wasser. Diese Lösungen verabreicht man als Trinkwasser.

Die Kolik des Pferdes. Die Kolik des Pferdes ist unter allen innerlichen Krankheiten des Pferdes die am weiten häufigste. Die Ursachen, welche eine Kolik hervorrufen können, sind Überfütterung, Erkältung, abnorme Gasbildung im Magen und Darm, Verabreichung von verdorbenem Futter, Anschoppung von Futtermassen, Würmer im Darmkanal. Verengerungen im Darmkanal oder Abschnürung desselben. Endlich die Bildung von Steinen im Magen und Darmkanal.

Die charakteristischen Erscheinungen, die wir bei einem an Kolik erkrankten Pferde sehen, sind kurz die folgenden: Die Tiere scharren mit den Vorderfüßen oder stampfen mit denselben auf den Boden auf, werden im allgemeinen unruhig, schwanken im Hinterteile und zeigen beim Führen einen kurzen, gespannten Gang, ferner werfen sie sich häufig zu Boden und können nur mit vieler Mühe wieder zum Stehen gebracht werden. Im weiteren Verlaufe der Krankheit drehen die Pferde häufig den Kopf nach der erkrankten Seite um, schlagen mit den Hinterfüßen nach den Flanken, wedeln mit dem Schweif, krümmen den Rücken und stellen die Hinterfüße unter den Leib. Manche Pferde legen sich vorsichtig nieder, um sogleich wieder aufzustehen, andere wieder werfen sich, sobald ein Schmerzanfall eintritt, mit aller Gewalt zu Boden und wälzen sich krampfhaft von einer Seite zur andern. Untersucht man die Patienten, so findet man, daß die Ohren und die Beine sich kalt anfühlen und im übrigen die Körpertemperatur ungleich verteilt ist. Häufig sind die Tiere in Schweiß gebadet und dieser fühlt sich kalt an.

Stülpt man ein Augenlid um, so sieht man, daß die Augenschleimhaut dunkel gerötet ist, ebenso die Maulschleimhaut. Der Leib fühlt sich gespannt an und ist aufgetrieben. Legt man das Ohr an die Bauchwand, so merkt man bald, daß die Darmbewegungen aufgehört haben oder nur in sehr geringem Grade vorhanden sind. Manchmal vernimmt man auch helle, metallisch klingende Töne hierbei. Kot wird entweder gar nicht abgesetzt oder es werden nur einige, wenige Ballen ausgepreßt. Untersucht man mit der Hand den Mastdarm, so ist derselbe entweder mit Kotmassen stark angefüllt oder er ist auch ganz leer. Der Harnabsatz ist ebenfalls verzögert und findet man bei der Untersuchung durch den Mastdarm bei Druck auf die Blase dieselbe stark angefüllt. Die Besitzer pflegen vielfach beim Befragen zu sagen, wenn Kolik vorhanden ist, das Pferd könne nicht stallen. Die Atmung ist angestrengt, der Puls beschleunigt. Derselbe fühlt sich beim weiteren Verlauf der Krankheit ganz schwach an.

In den meisten Fällen ist der Verlauf der Kolik ein sehr rascher, Häufig ist dieselbe nach wenigen Stunden vorüber. Dauert die Krankheit jedoch über 36 Stunden hinaus, so ist dies als ein sehr ungünstiges Zeichen aufzufassen. Wird die Kolik bei dem betreffenden Tiere chronisch, so können auch 14 Tage darüber vergehen, ehe Genesung oder Tod eintritt.

Lassen die Schmerzen nach und die Temperatur wird gleichmäßiger über den Körper verteilt, hört das Schwitzen auf und vernimmt man mit dem Ohr, welches man an die Bauchdecke legt, wieder Darmbewegungen, und zeigt das Pferd wieder Appetit zum Fressen, so ist dies als ein günstiges Zeichen aufzufassen. Ist dagegen der Puls stark beschleunigt und fühlt er sich schwach an, oder ist die Temperatur sehr hoch oder unternormal, und werden die Schenkel kalt und es besteht außerdem weiter andauernde Verstopfung und wird der Leib stark aufgetrieben, so sind dies Zeichen eines fast sicher eintretenden ungünstigen Verlaufes der Krankheit. Die Behandlung an Kolik erkrankter Pferde geschieht in der Weise, daß man zunächst den Leib des Tieres durch einen oder zwei Leute mit Strohwischen abreiben läßt, nachdem man die Flanken vom Rücken aus mit Kampferspiritus oder mit einer Mischung von Kampferspiritus und Terpentinöl angefeuchtet hat. Hierdurch wird die Darmtätigkeit angeregt und außerdem für eine gleichmäßigere Blutverteilung über die ganze Körperoberfläche gesorgt. Es ist ferner anzuraten, die Darmtätigkeit durch mäßige Bewegung des Patienten zu fördern, die Bewegung im Trab oder Galopp ist auf alle Fälle zu meiden. Übermäßiges Wälzen und starkes zu Boden werfen darf man nicht dulden, und stellt man zu diesem Zweck einen Wärter an, der das Pferd beaufsichtigt. Ist eine Überfütterung oder Anschoppung die Ursache der Kolik, so verabreiche man entweder eine Aloëpille, welche aus 30—35 Gramm pulverisierter Aloë und grüner Seife oder aus Aloeextrakt mit grüner Seife zusammengesetzt ist. Überdies kann einer jeden solchen Pille 5—7 Gramm Kalomel zugesetzt werden. Außerdem kann man, wenn nichts anderes zur Hand ist, im Anfang große Dosen von Glaubersalz oder Ricinusöl zur Anwendung bringen; Glaubersalz 350—400 Gramm, gelöst in einer Weißweinflasche lauwarmen Wassers; Ricinusöl in einer Dosis von $1/2$ bis 1 Pfund. Man hat sich bei dem Eingießen der betreffenden Mittel sehr in acht zu nehmen, daß man nicht in die Luftröhre (die falsche Kehle) hineingießt, weil sonst eine Lungenentzündung eintritt. Außerdem kann eine Einspritzung unter die Haut von 0,1 Gramm Eserin gemacht werden, welches in 5—10 Gramm Wasser gelöst wird. Da aber durch eine solche Einspritzung vielfach, wenn eine falsche Diagnose gestellt wird, mehr geschadet als genützt wird, überläßt man dies am vorteilhaftesten dem Sachverständigen.

Ist eine Erkältung die Ursache der Kolik gewesen, so gießt man dem Pferde eine starke Abkochung von Kaffee mit Kognak oder Spiritus ein und zwar verwendet man eine Dosis von 200—250 Gramm Alkohol hierzu. Tritt hiernach keine Besserung ein, so zieht man am besten einen Sachverständigen zu Rate, welcher dann nicht säumen wird, dem Pferde eine Morphiumeinspritzung zu machen, wodurch die Kolik zum Verschwinden kommen wird.

Sind Würmer die Ursache der Kolik, was daraus geschlossen werden kann, daß ein Pferd beim Kotabsatz kleinere oder größere Mengen von Würmern (Spulwürmer oder Bandwürmer, oder auch Bremsenlarven) entleert hat, so verabreicht man dem Tier im Trinkwasser eine Dosis von 10—12 Gramm Brechweinstein.

Hierbei ist zu beachten, daß der Brechweinstein vollständig gelöst sein muß, weil sonst auf der Schleimhaut des Maules, Schlundes und Magens Verätzungen durch das Heilmittel eintreten.

Die Kolik des Rindes. Die Kolik des Rindes ist ein verhältnismäßig seltenes Vorkommnis.

Die Ursachen derselben sind die gleichen wie bei der Kolik des Pferdes. Die Kolik beim Rind setzt bei weitem nicht so heftig ein wie beim Pferd.

Die Erscheinungen, welche ein krankes Rind zeigt, sind Unruhe, Schlagen mit den Hinterfüßen nach dem Bauch, unruhiges Hin- und Herwedeln mit dem Schwanz, Umschauen nach der erkrankten Seite. Die Behandlung leitet man so ein, daß man ein Abführmittel verabreicht, und zwar entweder eine große Menge Glaubersalz (bis zu 2 Pfund) oder Aloe (30—60 Gramm), oder Aloe in Verbindung mit Glaubersalz und zwar 30—40 Gramm und 350—450 Gramm. Außerdem kann man versuchen, durch das Einlaufenlassen von großen Flüssigkeitsmengen in den Mastdarm Abhilfe zu schaffen. Die einzuführende Flüssigkeit kann entweder aus warmem Wasser bestehen, oder aus Wasser, welchem Seife zugesetzt ist.

Die Kolik des Schweines. Meistenteils ist die Kolik des Schweines auf die Verfütterung von verdorbenem oder schwer verdaulichem Futter zurückzuführen. Ferner kann Erkältung die Ursache sein, oder Würmer, welche in größeren Mengen sich im Darm der Tiere angesammelt haben. Die Erscheinungen, welche die erkrankten Schweine bieten, sind Unruhe, Krümmen des Rückens, Stöhnen und Ächzen. Die Futteraufnahme unterbleibt. Kot wird nicht abgesetzt. Diese Erkrankung behandelt man so, daß man den Tieren stündlich ein Klistier von warmem Wasser oder warmem Wasser mit Zusatz von etwas Seife verabreicht, und außerdem die Bauchdecken massieren und kneten läßt. Oder man gibt 3 bis 4 Gramm Kalomel in Honig ein. Diese Mischung wird den Schweinen direkt auf die Zunge gestrichen.

Die Magen- und Darmblutung. Die Magen- und Darmblutung kommt bei unsern Haustieren vor als Folge einer Verletzung der Magen- und Darmschleimhaut durch mechanische (spitze Fremdkörper oder Parasiten) oder chemische Körper, oder durch Magen- und Darmgeschwüre. Wird Blut durch das Maul entleert, so muß man zunächst feststellen, ob dasselbe aus dem Magen oder aus der Lunge herstammt. Bei einer Blutung aus dem Magen hat das Blut eine dunkelrote Farbe und ist klumpig. Außerdem findet man gewöhnlich während der Entleerung des Blutes, daß deutliche Brechbewegungen vorhanden sind. Blut, welches aus der Lunge stammt, hat eine hellrote Farbe und ist schaumig, weil es mit Luft gemischt ist; außerdem findet sich bei einer Entleerung von Blut aus der Lunge stets Husten vor. Behandelt wird die Magen- und Darmblutung in der Weise, daß man dem Tier entweder viel kaltes Wasser zu trinken gibt, oder man verabreicht klein geschlagene Eisstücke, welche man auf den Zungenrand bringt und abschlucken läßt, oder man gibt in kurzen Zwischenpausen eßlöffelweise eine

Lösung von Gerbsäure oder Alaun in Wasser, oder eine Lösung von Eisenvitriol oder Höllenstein in Wasser (1 zu 100).

Die Magen- und Darmentzündung. Wenn diejenigen Ursachen, welche schon bei Gelegenheit der Besprechung des akuten Magen- und Darmkatarrhs aufgezählt sind, in heftigster Form auf die Magen- und Darmschleimhaut einwirken, dann entsteht die Magen- und Darmentzündung.

Sobald die Erkrankung einsetzt, hören die Tiere sofort mit der Aufnahme des Futters auf und beim Rind verschwindet das Wiederkauen. Der Hund und das Schwein beginnen andauernd zu erbrechen, und das Pferd und das Rind zeigen Brechbewegungen. Die Schleimhaut des Maules ist stark gerötet und fühlt sich heiß und trocken an. Im Verlaufe der Krankheit zeigen die befallenen Tiere sehr bald einen hochgradig vermehrten Durst, und ist dies ein sehr charakteristisches Symptom für bestehende Magen- und Darmentzündung. Die Flanken fühlen sich gespannt an und der Bauch ist in vielen Fällen aufgetrieben. Beim Einsetzen der Krankheit besteht zunächst eine heftige Verstopfung, später gegen das tödliche Ende hin setzt starker Durchfall ein. Mißt man die Bluttemperatur, so findet sich, daß bei der Krankheit hohes Fieber besteht. Der Puls ist äußerst beschleunigt und fühlt sich hart an. Das Gefühl der Patienten ist in den meisten Fällen stark eingenommen. Die Dauer der Erkrankung ist gewöhnlich eine sehr kurze, entweder tritt bald Besserung ein oder die Krankheit endet mit Tod. Als günstige Zeichen müssen eine nicht allzu hohe Temperatur und kräftiger und voller Puls aufgefaßt werden, dagegen deutet es daraufhin, daß man das Schlimmste zu befürchten hat, wenn der Puls klein und schwach wird, die Atmung angestrengt ist und Durchfall nach der früher bestandenen starken Verstopfung einsetzt.

Die Magen- und Darmentzündung behandelt man so, daß man die Tiere zunächst überhaupt nicht füttert, sondern sie in den ersten Tagen hungern läßt. Wasser und Getränke werden nur so viel verabreicht, als die Patienten überhaupt zum Leben gebrauchen. Man hat sich davor zu hüten, kaltes Wasser zu verabreichen. Innerlich gibt man Hafer- oder Gerstenschleim, oder Leinsamenabkochungen oder Leinöl. Diesen Abkochungen setzt man gewöhnlich 10—15 Gramm Opiumtinktur zu. So lange jedoch Verstopfung besteht, verwendet man ein mildes Abführmittel, und als solches ist das Ricinusöl zu bezeichnen, welches in einer Dosis von 400—500 Gramm gegeben wird.

Beim Rind entsteht auch ziemlich häufig eine Magen- und Darmentzündung durch die Verabreichung von starken Abführmitteln. Es kommt sehr häufig vor, daß die Magen= und Darmentzündung beim Rind überhaupt nicht im Anfang, sondern erst gegen das Ende erkannt wird. Die Erkrankung dauert beim Rind ungefähr 6—8 Tage und ist der Ausgang gewöhnlich ein günstiger. Sobald man die Erkrankung an Magen= und Darmentzündung beim Rind festgestellt hat, empfiehlt es sich, täglich einmal eine Lösung von 250 Gramm doppeltkohlen= saures Natron in lauwarmem Wasser einzugießen. Vermutet man, daß die Krankheit durch die Aufnahme eines giftigen Futtermittels oder überhaupt eines giftigen Stoffes erzeugt ist, so muß man nicht ver= säumen, möglichst rasch einen Sachverständigen zu Rate zu ziehen.

Würmer im Darmkanal. Bei allen unseren Haustieren kommen im Magen und Darm Würmer vor. Wenn dieselben sich auch für gewöhnlich für das Wohlbefinden des Tieres direkt nicht schädlich zeigen, so kann es doch, falls dieselben in großen Mengen auftreten, dahin kommen, daß Störungen verschiedener Art eintreten. Im all= gemeinen findet man bei Tieren, welche die Wirte von Eingeweide= würmern darstellen, einen schlechten Nährzustand; gleichzeitig besteht ein leichter oder stärkerer Magen= und Darmkatarrh, und außerdem kann es durch massenhaft auftretende Würmer oder Wurmbrut zu einer töd= lichen Verstopfung kommen. Wir finden bei unseren Haustieren im Magen und Darm drei Arten von Eingeweidewürmern, Bandwürmer, Spulwürmer, Palisadenwürmer.

Besondere Erwähnung verdient die B a n d w u r m s e u c h e der Lämmer. Diese sogenannte Seuche tritt besonders in nassen Sommern und beim Weiden auf feuchtem und sumpfigem Boden auf. Der betreffende Bandwurm wächst außerordentlich rasch, so daß man bei vier Wochen alten Lämmern schon 10 Meter lange Bandwürmer vorfindet. Die Erscheinungen, welche die sogenannte Seuche zeitigt, sind Blutarmut, so daß die Augenbindehaut und die Haut selbst ganz bleich erscheint, und außerdem die Wolle hell und sehr leicht ausziehbar ist. Die Lämmer nehmen nicht an Gewicht zu und zeigen sich schlaff und matt, sie bleiben hinter der Herde zurück, lassen sich leicht einfangen und magern in kurzer Zeit stark ab. Um die Seuche von den Lämmern fernzuhalten, müssen zunächst diejenigen Weideplätze, welche als schädlich oder verdächtig erkannt sind, gemieden werden.

Um die Bandwürmer zu vertreiben, gibt man den Lämmern entweder Kamala in einer Dosis von 4—6 Gramm oder Farnkraut=

1. Die Krankheiten der Verdauungsorgane.

wurzelextrakt in einer Dosis von 2—4 Gramm. Wenn eines dieser Mittel eingegeben ist, muß man, um die Bandwurmbrut rasch aus dem Körper zu entfernen, noch ein Abführmittel verabreichen, wozu Ricinusöl verwendet wird.

Hunden gibt man gegen Bandwürmer entweder Kamala oder Farnkrautwurzelextrakt in einer Dosis von 4—8 Gramm, oder eine Abkochung von Granatwurzelrinde (50—100 Gramm in einem Liter Wasser gekocht), oder pulverisierte Arekanuß (10—15 Gramm). Auch hierbei ist es nötig, ein Abführmittel hinterdrein zu geben.

Diejenigen Erscheinungen, welche sich bei dem Vorhandensein von Spulwürmern im Körper unserer Haustiere finden, sind Ernährungsstörungen, Durchfall oder Verstopfung und Abmagerung. Außerdem zeigen die Tiere am After Juckreiz und Reiben an demselben. Diese Erscheinungen können jedoch so schwach auftreten, daß man das Vorhandensein von Spulwürmern erst erkennt, wenn beim Kotabsatz Exemplare dieser Würmer abgeschieden werden. Zur Behandlung gegen Spulwürmer verabreicht man den Pferden eine Dosis von 10 bis 12 Gramm Brechweinstein auf einen Eimer Wasser, jedoch hat man hierbei darauf zu achten, daß der Brechweinstein vor der Verabreichung vollständig gelöst sein muß; oder 1—2 Gramm Arsenik oder Farnkrautwurzelextrakt in einer Dosis von 4—5 Gramm.

Bevor man das Medikament anwendet, gibt man den betreffenden Pferden als vorbereitendes Mittel 1 oder 2 Tage vorher Mohrrüben im Futter.

Der Hund erhält Farnkrautwurzelextrakt ($1/2$—4 Gramm) oder pikrinsaures Kali in einer Dosis von $1/2$ Gramm.

Gegen Spulwürmer beim Geflügel verabreicht man pulverisierte Arekanuß in einer Dosis von 1—3 Gramm. Dieses Mittel wird am zweckmäßigsten vermittelst Butter oder Kakaobutter zu einer Pille geformt und auf diese Weise eingegeben.

Palisadenwürmer finden wir bei unseren Haustieren hauptsächlich beim Pferd und beim Schaf. Beim Pferd ist durch eine Behandlung ein Vorteil nicht zu erreichen, und wird dieselbe demzufolge unterlassen. Beim Schaf erregen die Palisadenwürmer die sogenannte rote Magenwurmseuche. Die Erscheinungen, welche wir bei der Krankheit sehen, bestehen in Durchfall, rasch zunehmender Abmagerung, Bleichsucht und großer Schwäche. Behandelt wird die Krankheit durch pikrinsaures Kali, welches man in einer Dosis von $1/10$—$3/10$ Gramm, in Wasser gelöst, verabreicht.

2. Die Krankheiten am Bauchfell.

Die akute Bauchfellentzündung. Frische Bauchfellentzündungen finden wir bei unsern sämtlichen Haustieren, und zwar neigt zu der Krankheit am meisten das Pferd, dann das Rind, ferner Ziege und Schaf, die Fleischfresser und an letzter Stelle das Schwein. Als Ursachen, welche für die Entstehung der Bauchfellentzündung beschuldigt werden können, müssen zunächst die durchgehenden Wunden am Bauch beschuldigt werden; mögen dieselben nun durch mechanische Verletzungen, d. h. daß durch irgend welche äußere Gewalt die Bauchdecken durchbohrt und das Bauchfell direkt verletzt wird, hervorgerufen werden, oder mögen dieselben bei Gelegenheit einer künstlichen Eröffnung der Bauchhöhle entstanden sein. Auch kann die akute Bauchfellentzündung durch Übertragung einer Entzündung von Organen, welche im Körper benachbart sind, auf das Bauchfell erfolgen. Die Erscheinungen, welche bei der Krankheit gefunden werden, sind nach der Schwere der Erkrankung ganz verschiedene. Beim Einsetzen derselben finden sich gewöhnlich leichte oder schwere Kolikanfälle, welche, so lange die Krankheit dauert, bestehen bleiben und nur gegen das Ende hin an Heftigkeit abnehmen. Ferner findet sich zu Beginn gewöhnlich eine starke Temperatursteigerung bis 41 Grad C und darüber. Der Pulsschlag ist stark beschleunigt und erreicht eine Höhe von 90—140 Schlägen pro Minute. Drückt man mit der flachen Hand oder mit der geballten Faust auf die Bauchdecken, so äußert das von der Krankheit befallene Tier mehr oder weniger Schmerzen, welche sich dadurch zu erkennen geben, daß die Tiere dem Druck unter Stöhnen oder Schreien auszuweichen versuchen. Die Darmbewegungen sind anfangs nur schwach hörbar, später schwinden dieselben ganz. Das Futter versagen die erkrankten Tiere entweder gleich oder nach dem Verlauf einiger Tage. Das Gleiche ist mit der Getränkaufnahme der Fall; anfangs wird wenig, späterhin gar nichts mehr aufgenommen. Die Atmung ist stark beschleunigt. Wir finden je nach der Größe des Tieres 25—90 Atemzüge in der Minute. Ist das Allgemeinbefinden zu Anfang nicht zu sehr eingenommen, so ist dies gegen das tödliche Ende der Krankheit hin um so mehr der Fall. Die Tiere stützen sich gegen die Wand. Pferde lassen den Kopf hängen oder stützen ihn auf die Krippe, beim Rind wird der Blick glotzend und starr und außerdem findet sich große Schwäche und Mattigkeit. Versucht man die Tiere aus der einmal eingenommenen Stellung herauszubringen, so gelingt dies nur in den seltensten Fällen.

Die Krankheit endigt in der Mehrzahl aller Fälle mit Tod, und zwar tritt derselbe entweder rasch ein, so z. B., wenn die Bauchfellentzündung durch das Eindringen eines mit Krankheitserregern infizierten Fremdkörpers von außen her erfolgt oder der Verlauf der Krankheit erstreckt sich auf 8—14 Tage, ja selbst auf drei Wochen. Aus der akuten Bauchfellentzündung wird, wenn der Verlauf 14 Tage bis 3 Wochen beträgt, gewöhnlich die chronische Bauchfellentzündung.

Die Behandlung erfolgt so, daß man verschiedene Säcke in Eiswasser eintaucht, leicht ausringt und dieselben auf den Bauch in seinem ganzen Umfange auflegen und festbinden läßt. Ferner kann man noch versuchen, durch Einreibung einer Emulsion von Kampferspiritus mit Terpentinöl (50—60 Gramm Terpentinöl auf 200—250 Gramm Kampferspiritus), eine Ableitung der Bauchfellentzündung nach außen zu erreichen. Eine innerliche Behandlung leitet man für gewöhnlich nicht ein, wenn jedoch die Schmerzen bei den befallenen Tieren zu groß werden, verabreicht man Opiumtinktur oder Opium in Pulverform, und zwar erhält das Pferd entweder 50 Gramm Opiumtinktur oder 8—10 Gramm Opiumpulver, das Rind 100 Gramm Opiumtinktur oder 12—15 Gramm Opiumpulver. Sämtliche Opiumpräparate werden in den Apotheken jedoch nur gegen Rezept verabfolgt.

Die chronische Bauchfellentzündung. Die chronische Bauchfellentzündung kann aus der akuten entstehen oder im Verlaufe einer Erkrankung der dem Bauchfell benachbarten Organe, welche dann auf das Bauchfell selbst überkriecht. Die Erscheinungen, welche wir bei der chronischen Bauchfellentzündung finden, sind dieselben wie bei der akuten. Da dieselben jedoch nicht in so heftiger Weise auftreten, ist das Erkennen des Leidens ein sehr schweres. Am Charakteristischsten ist, daß die Tiere wenig Futter aufnehmen, und daß der Leibesumfang bei denselben, trotzdem Durchfall besteht, täglich immer größer wird.

Tiere, welche an chronischer Bauchfellentzündung erkrankt sind, behandelt man mit feuchtwarmen Umschlägen, welche man so einrichten läßt, daß man zunächst auf die Bauchwand in kaltes Wasser getauchte Säcke auflegt und darüber wollene Decken festbinden läßt. Diese Umschläge müssen halbstündlich erneuert werden. Endlich kann man innerlich, um eine rasche Aufsaugung der Entzündungsprodukte zu erreichen, eine Lösung von Jodkali im Wasser verabreichen, und zwar 10 Gramm

Jodkali in 300 Gramm Wasser, wovon täglich ein- bis zweimal ein Eßlöffel voll zu geben ist. Jodkalium wird ebenfalls nur gegen Rezept abgegeben.

Die Bauchwassersucht. Als Bauchwassersucht bezeichnet man eine Ansammlung von Flüssigkeitsmengen in der Bauchhöhle, wenn gleichzeitig keine Entzündungserscheinungen gefunden werden. Die Bauchwassersucht findet sich bei jungen und alten Tieren in der gleichen Prozentzahl. Die Krankheit ist gewöhnlich die unmittelbare Folge einer schon bestehenden inneren Erkrankung eines lebenswichtigen Organes, und zwar ist zumeist in solchen Fällen zunächst das Herz, in zweiter Linie die Lunge oder die Nieren erkrankt. Jedoch auch Lebererkrankungen können Wassersucht hervorrufen.

Als Haupterscheinung sehen wir bei der Wassersucht eine allmähliche oder aber auch rasch einsetzende Vermehrung des Umfanges des Leibes. Da die Flüssigkeit nach unten drängt, erblickt man bei solchen Tieren gewöhnlich einen Hängebauch. Untersucht man näher mit der Hand, so hört man in den meisten Fällen ein schwappendes Geräusch, und legt man das Ohr an die Bauchdecken an, so hört man bei leichtem Druck auf die Bauchdecken ein plätscherndes Geräusch. Ist der Umfang des Leibes stark vermehrt, wird selbstverständlich die Atmung sehr angestrengt werden. Die Temperatur bei Bauchwassersucht ist gewöhnlich nicht gesteigert. Untersucht man die sichtbaren Schleimhäute, so sieht man, daß dieselben auffallend blaß erscheinen. Wenn die Krankheit sehr weit vorgeschritten ist, sehen wir ferner außen am Bauch, an der Brust, am Euter, an den Schenkeln Schwellungen auftreten, welche bei Druck mit dem Finger Eindrücke annehmen, welche erst ganz allmählich wieder verschwinden. Da die Futteraufnahme darniederliegt, werden die Tiere von Tag zu Tag immer magerer, bis sie schließlich an Lungen- oder Herzlähmung zu Grunde gehen.

Die Erkrankung nimmt nur einen günstigen Ausgang, wenn die Grundursache, durch welche die Wassersucht entstanden ist, gehoben werden kann. Aus diesem Grunde empfiehlt es sich, falls es sich um ein wertvolles Tier handelt, und man Bauchwassersucht vermutet oder festgestellt hat, einen tierärztlichen Sachverständigen zu Rate zu ziehen. Will man jedoch vorher behandeln, so ist anzuraten, täglich Wacholderbeeren in Pulverform in größeren Quantitäten mit dem Futter zu geben, oder eine Abkochung von Wacholderbeeren einzugießen. Ferner kann man auch der Abkochung von Wacholderbeeren eine Dosis von 50 Gramm essigsaurem Natron oder Kalium zusetzen. Ist die Flüssigkeitsmenge jedoch eine zu große, muß der Bauchstich vorgenommen werden, und diese Operation ist dem Tierarzt zu überlassen.

3. Die Krankheiten der Leber.

Die Gelbsucht. Die Gelbsucht tritt bei unsern Haustieren hauptsächlich als Folgekrankheit einer anderen Organerkrankung ein, und zwar kann an derselben jedes Haustier erkranken; weitaus am meisten jedoch ist der Hund der Krankheit ausgesetzt. Den Gang der Erkrankung hat man sich so vorzustellen, daß infolge eines Magen= oder Darmkatarrhes eine Schwellung und gleichzeitig eine Verengerung der Ausführungs= öffnung des Gallenganges eintritt, wodurch die Galle in dem Gallen= gang sich nach rückwärts staut, und eine Überführung von Galle in die Lymphbahn und weiterhin in das Blut erfolgt. Wie schon bei Gelegenheit der Beschreibung des Magen= und Darmkatarrhes an= gegeben worden ist, setzt dieser hauptsächlich als Folgeerscheinung nach Aufnahme verdorbener Nahrungsstoffe und durch Einwirkung von mecha= nischen, chemischen und infektiösen Reizstoffen ein.

Sobald die Gelbsucht einsetzt, finden wir, wie bei den meisten inneren Erkrankungen, zunächst Störungen in der Futteraufnahme, vermehrtes Durstgefühl und Durchfall, vielleicht auch Erbrechen. Stülpt man bei der Untersuchung ein Augenlid um, so sieht man, daß die ganze Binde= haut gelb verfärbt erscheint. Weiterhin sind alle äußeren sichtbaren Schleimhäute ebenfalls gelb verfärbt; sogar die äußere Haut, wenn man die schützenden Haare beiseite schiebt. Der Herzschlag geschieht langsamer und die Körpertemperatur ist herabgesetzt, zugleich zeigen die erkrankten Tiere sich matt und schwach, und außerdem ist das Allgemeinbefinden eingenommen. Der zur Ausscheidung gelangende Darminhalt zeigt nicht die normale Färbung, sondern eine hellere Farbe (weißgrau bis asch= grau) als wie gewöhnlich, und außerdem besitzt der Kot einen sehr unan= genehmen Geruch. Die Krankheit dauert bis zur völligen Ausheilung ungefähr 3—4 Wochen an. Tritt jedoch zu verschiedenen Malen Galle in das Blut über, so endet gewöhnlich die Krankheit tödlich.

Hat man festgestellt, daß verdorbene Nahrungsmittel die Ur= sache der Gelbsucht waren, so muß zunächst dafür gesorgt werden, daß die Patienten rationell gefüttert werden, d. h. man verabreicht den

Pferden Grünfutter, Mohrrüben u. s. f.; erkrankten Hunden Fleisch=
nahrung. Das Hauptmittel, welches bei der Gelbsucht Verwendung
findet, ist das Karlsbader Salz, welches der größeren Billigkeit halber
als künstliches zur Anwendung kommt. Man stellt sich davon eine Lösung
her (400 Gramm auf 1 Liter Wasser), wovon täglich mehrmals ein
größeres Quantum 1—2 Eßlöffel voll, gegeben wird. Außerdem ver=
wendet man ein leichtes Abführmittel, welches an jedem zweiten oder
dritten Tag extra gegeben wird und wozu man das Ricinusöl ver=
wendet.

Die Blutüberfüllung der Leber. Blutüberfüllung der Leber ist
bei unseren Haustieren sehr schwer festzustellen. Dieselbe setzt gewöhnlich
ein, wenn unseren größeren Haustieren Futterstoffe verabreicht werden,
welche von Schimmelpilzen befallen sind oder welche an und für sich
stark reizend wirken. Außerdem finden wir die Blutüberfüllung der
Leber nach der Einwirkung von mechanischen Verletzungen oder nach sehr
starken Anstrengungen, oder nach der Einwirkung starker Hitze. Als
Haupterscheinung finden wir eine höhere Empfindlichkeit, welche sich
bei Druck auf die Lebergegend auslöst. Auch hierbei verwendet man
zur Behandlung am zweckmäßigsten das Karlsbader Salz, welches man
in genau derselben Lösung und derselben Menge verabreicht wie bei
der Gelbsucht.

Die Leberentzündung. Als Ursache für die Entzündung der Leber
müssen in erster Linie die Aufnahme verdorbener Futterstoffe, fernerhin
mechanische Verletzungen, die Einwirkung großer Hitze und vor
allem ansteckende Krankheiten beschuldigt werden. Die Erscheinungen,
welche zu Tage treten, sind bei der Untersuchung — erhöhte Schmerz=
haftigkeit der Lebergegend und bald eintretende Gelbsucht. Ferner
findet man, daß die befallenen Tiere bei der Abscheidung des Kotes
Schmerzen äußern.

Behandelt wird die Leberentzündung in der Weise, daß man
zunächst kalte, späterhin feuchtwarme Umschläge in der Lebergegend
macht, um eine raschere Aufsaugung der Entzündungsprodukte zu er=
reichen. Innerlich verabreicht man beim Beginn der Erkrankung
größere Dosen verdünnten Alkohols (halb Spiritus, halb Wasser), oder
irgend eines der verschiedenen Fiebermittel, z. B. Phenacetin, bei größeren
Haustieren bis zu 50 Gramm, bei kleineren 1—2 Gramm. Sobald die
Krankheit anfängt in Heilung überzugehen, verabreicht man, wie bei
allen anderen Lebererkrankungen, eine Lösung von künstlichem Karls=
bader Salz in Wasser (400:1000), und zwar täglich zu drei Malen.

3. Die Krankheiten der Leber.

Die Leberegelseuche. Die Leberegelseuche finden wir weitaus am meisten beim Schaf, dann beim Rind, endlich beim Schwein, am seltensten beim Pferd. Die Leberegelseuche bei unseren Haustieren wird durch zwei Arten von Parasiten hervorgerufen, und zwar durch Distomum hepaticum oder durch Distomum lanceolatum. Der erstere der Parasiten ist der größere. Er erreicht eine Länge von 1—4 cm und eine Breite von $1/2$—1 cm, und besitzt eine blattförmige Gestalt. Der letztere ist erheblich kleiner. Er erreicht eine Länge bis zu 1 cm und eine Breite von $1/2$—3 mm. Derselbe hat die Form einer Lancette. Die Einwanderung der Parasiten in die Körper unserer Haustiere erfolgt im Sommer und im Herbst. Die Aufnahme kann in ganz kurzer Zeit, z. B. schon nach einem halbstündigen Weiden auf einer befallenen Wiese erfolgen. Der Abgang der Leberegel erfolgt, sobald dieselben geschlechtsreif geworden sind, und zwar dauert dies ungefähr 3 Wochen. Die Erkrankung an der Leberegelseuche zeigt nach Außen hin nichts besonders Deutliches. Zumal fehlen bei Beginn der Erkrankung Symptome überhaupt. Späterhin jedoch treten starke Ernährungsstörungen auf, und mit ihnen zusammen Wassersuchtserscheinungen. Die Patienten werden rasch mager. Untersucht man ihre Schleimhäute, so sehen dieselben blaßrot und verwaschen aus. Ferner tritt bei den Tieren abwechselnd Durchfall und Verstopfung ein. Sicher kann die Leberegelseuche nur durch die Sektion eines erkrankten Tieres nachgewiesen werden. **Eine Behandlung der Leberegelseuche ist unnötig, und man hat nur darauf zu achten, daß die Krankheit verhütet wird. Dies geschieht dadurch, daß man solche Weiden, welche man als naß und befallen kennt, auf alle Fälle vermeidet.** Demnächst muß dafür gesorgt werden, daß sämtliche Tiere einer Herde in einen möglichst guten Ernährungszustand gebracht werden, weil der Organismus der Tiere, welche besser ernährt sind, der Krankheit einen stärkeren Widerstand entgegenstellen kann als derjenige solcher, welche schlecht ernährt sind.

Die Blasenwürmer in der Leber. Die Blasenwürmer in der Leber entstehen durch die Einwanderung von Echinokokken. Solche Blasenwürmer finden wir bei allen unseren Haustieren, am seltensten beim Pferd. Die Blasenwürmer kommen jedoch nicht nur in der Leber, sondern auch in der Lunge vor. Ferner sind bis jetzt fast sämtliche Organe des Körpers bei Gelegenheit von Sektionen mit Blasenwürmern besetzt aufgefunden worden. Die Entwickelung der Blasenwürmer ist eine sehr langsame. Nach Verlauf von 4 Wochen ist die entstandene Blase einen Millimeter lang, nach 20 Wochen wie eine große Nuß. Sobald die Blasenwürmer eingewandert sind, sehen wir zunächst keine charakteristischen Erscheinungen. Später setzen Verdauungsstörungen ein und zeigt sich die Lebergegend bei Druck auf dieselbe stark schmerzend. Fieber ist gewöhnlich nicht vorhanden oder setzt nur sehr spät ein. Die Erkrankung an Echinokokken kann sehr leicht mit Tuberkulose verwechselt werden, jedoch gibt es verschiedene Merkmale, welche dazu dienen, die Krankheiten auseinander zu halten, z. B. bei der Erkrankung an Blasenwürmern besteht entweder überhaupt kein Husten oder derselbe ist nur schwach, bei der Tuberkulose dagegen ist der Husten sehr häufig und kräftig; bei der Erkrankung an Echinokokken ist die Atmung beschleunigt und erschwert, ein Umstand, welcher bei der Erkrankung an Tuberkulose nicht in analoger Weise eintritt.

Eine Behandlung der Echinokokkenkrankheit ist vollständig unmöglich und aussichtslos.

---

4. Die Krankheiten der Nieren.

Die Nierenentzündungen. a) **Die frische Nierenentzündung.** Nierenentzündungen können bei unseren Haustieren auf die allerverschiedenste Art und Weise entstehen, so z. B. durch starke Schläge oder Stöße auf den Rücken, infolge zu schwerer Arbeitsleistungen, ferner durch Erkältung und endlich im Gefolge ansteckender Krankheiten. Jedoch kann auch eine akute Nierenentzündung als Folge einer Vergiftung auftreten, oder durch Aufnahme befallener Futterstoffe (Rost- und Schimmelpilze). Die Haupterscheinung, welche man bei der akuten Nierenentzündung bemerkt, ist die gekrümmte Rückenhaltung der erkrankten Tiere. Werden dieselben herausgeführt, so ist ihr Gang gespannt, steif und schwankend. Ferner sehen wir regelmäßig, daß ein solcher Patient sich ungern hinlegt, und für gewöhnlich aufrecht steht.

Der abgesetzte Harn ist von dickerer Beschaffenheit als gewöhnlich, außerdem trübe und von nicht normaler Farbe. Derselbe zersetzt sich sehr leicht beim Stehen an der Luft. Der Harn wird regelmäßig nur in kleineren Quantitäten abgesetzt, hierbei zeigen die Tiere starke Schmerzen. Drückt man mit der Faust oder mit der flachen Hand auf die Gegend, wo die Nieren liegen, so suchen die Tiere dem Druck aus-

4. Die Krankheiten der Nieren.

zuweichen. Futter nehmen die Patienten von Beginn der Krankheit an fast nicht mehr auf. Die Körpertemperatur ist entweder mäßig oder gar nicht erhöht.

Die akute Nierenentzündung geht entweder nach ungefähr 8—16 Tagen in vollständige Heilung über, oder es tritt der Tod ein. Derselbe kann jedoch bei einer heftig einsetzenden Erkrankung schon innerhalb 12—24 Stunden eintreten. Die akute Nierenentzündung behandelt man in der Weise, daß man die Nieren zu entlasten, d. h. denselben die Harnbereitung zu ersparen sucht, indem man von außen auf die Haut stark reizende Mittel einwirken läßt, so z. B. Kampferspiritus oder eine Mischung von Kampferspiritus mit Salmiakgeist und Terpentinöl im Verhältnis von 200—25—40, oder eine Einreibung von Senfspiritus in der Nierengegend, und zwar 18 Gramm Senföl auf 300 Gramm Spiritus. Man achte jedoch darauf, daß der Senfspiritus, falls solcher verwendet wird, frisch bereitet wird, weil derselbe, wenn er schon länger gestanden hat, keine intensive Wirkung zu entfalten im stande ist. Innerlich gibt man entweder ein schweißtreibendes Mittel in großer Quantität oder ein starkes Abführmittel. Als schweißtreibendes Mittel nehme man starken Kaffee oder eine Abkochung von Fliederthee. Als Abführmittel ist eine Aloepille von guter Wirkung, oder auch ein Aufguß von Sennesblättern. Nach einigen Tagen empfiehlt es sich, an den Nierengegenden feuchte Einpackungen anzuwenden und zwar in Form von Prießnitzumschlägen.

b) Die chronische Nierenentzündung. Die chronische Nierenentzündung entsteht aus der akuten. Ausgezeichnet ist die chronische Nierenentzündung nur dadurch, daß sie chronisch, d. h. schleichend verläuft. Die Ursachen, welche eine chronische Nierenentzündung zu erzeugen vermögen, sind bis jetzt noch nicht genügend aufgeklärt. Bekannt ist nur, daß eine chronische Nierenentzündung als Folgeerscheinung einer langsam fortschreitenden Vergiftung mit Blei- und Kupfersalzen einsetzt. Als Krankheitserscheinung ist hauptsächlich zu erwähnen, daß die Menge des abgesetzten Harnes stark vermindert ist. Der Puls fühlt sich bei der Krankheit sehr hart und gespannt an, außerdem ist der Herzschlag stark pochend. Die Temperatur ist wenig übernormal oder normal. Die Patienten zeigen sehr stark vermehrten Durst. In einzelnen Fällen gehen Tiere, welche an chronischer Nierenentzündung erkrankt sind, an Harnstoffvergiftung zu Grunde.

Eine Heilung bei chronischer Nierenentzündung ist bis jetzt nur in den seltensten Fällen gesehen worden.

Hat man die Krankheit erkannt, und handelt es sich um eine Erkrankung bei einem Schlachttiere, so ist es am Geratensten, dasselbe, ehe es abmagert, an den Schlächter zu verkaufen.

c) **Die eitrige Nierenentzündung.** Die eitrige Nierenentzündung entsteht entweder vom Blut oder von der Blase aus. In beiden Fällen sind es Eitererreger, welche in der Niere zur Ablagerung gelangen und die eitrige Entzündung hervorrufen. Diejenige Haustierklasse, welche am häufigsten an eitriger Nierenentzündung erkrankt, ist das Rind. Das Leiden zeigt wenige nach außen hin sichtbare charakteristische Erscheinungen. Die Patienten zeigen sehr starken Durst, sie fressen unregelmäßig, magern bald stark ab und zeigen demzufolge ein aufgebürstetes Haarkleid. Untersucht man den abgesetzten Harn, so zeigt sich, daß derselbe schon bei der Ausscheidung getrübt ist und eine schlickrige Beschaffenheit besitzt. Läßt man denselben einige Zeit stehen, so findet sich auf dem Boden des Gefäßes eine Schicht, welche aus Eiter und Blut und Abscheidungen aus den Nieren besteht.

Auch die eitrige Nierenentzündung verspricht bei der Behandlung keinen Erfolg, deshalb ist es, sobald das Leiden erkannt ist, auch hier wieder das beste, das Tier an den Abdecker zur Tötung zu verkaufen.

Die Harnverhaltung. Unter Harnverhaltung ist eine Ansammlung von Harn in der Blase mit einer anschließenden Ausdehnung und Entzündung derselben zu verstehen. Die Harnverhaltung ist keine selbständige Krankheit, sondern gewöhnlich liegt derselben ein anderes Leiden zu Grunde. Als Ursachen, welche eine Harnverhaltung hervorrufen können, müssen beschuldigt werden — sowohl krampfhafte Zustände in der Blasenmuskulatur, welche durch Erkältung der Blase hervorgerufen werden können, als auch eine nervöse Lähmung der Blase. Aber die Harnverhaltung kann auch entstehen infolge einer Kompression des Blasenausganges oder einer Verstopfung der Harnröhre durch bösartige Neubildungen in ihrer Nähe, oder bei männlichen Tieren durch eine Entzündung der Harnröhre oder infolge einer an eine Entzündung anschließenden Verengerung der Harnröhre. Endlich können Blasensteine oder Harnröhrensteine die Ursache zu der Erkrankung abgeben.

Als Erscheinung bei der Harnverhaltung sehen wir entweder, daß der Harn nur tropfenweise bei starkem Drängen der Tiere auf die Blase abgesetzt werden kann, oder es tritt überhaupt keine Entleerung ein. Pferd und Hund werden, sobald die Harnverhaltung einsetzt, sehr bald unruhig und zeigen Schmerzensäußerungen. Alle von der Krankheit befallenen

Tiere versuchen häufig, Harn abzusetzen, was ihnen jedoch gewöhnlich nicht, oder nur teilweise, unter heftigen Schmerzen gelingt. Tritt bei der Harnverhaltung nicht bald Hilfe ein, so zerplatzt die Blase, der Harn tritt in das umliegende Gewebe über und der betreffende Patient geht an Harnvergiftung in kurzer Zeit zu Grunde, oder durch die Einwirkung des Harns auf das Bauchfell entsteht eine Bauchfellentzündung, welche ihrerseits den Tod herbeiführt. Nach dem Bersten der Blase wird durch die Harnvergiftung die Zahl der Pulse stark gesteigert, und gleichzeitig steigt die Temperatur sehr hoch an. Die ausgeatmete Luft riecht nach Harn, und außerdem zeigt das befallene Tier Schüttelfrost und Muskelzittern. Außerdem ist das Allgemeinbefinden stark eingenommen. Eine Heilung ist ausgeschlossen, und ist ein solches Tier unrettbar dem Tode verfallen. Da das Fleisch eines solchen, auch wenn eine Schlachtung eingetreten ist, nicht benutzt werden darf, empfiehlt es sich nur, das Tier rasch töten zu lassen, um seine Schmerzen abzukürzen.

Liegt Blasenkrampf oder Krampf der Schließmuskulatur vor, läßt man irgend ein ätherisches Öl, z. B. Fenchel-, Anis- oder Kümmelöl auf die Bauchdecken in der Flankengegend einreiben, und außerdem kann man dieses Mittel auch innerlich tropfenweise verabreichen lassen, und zwar ist es am Besten, sich von einem dieser Öle vom Apotheker eine Schüttelmixtur anfertigen zu lassen.

Der Blasenkatarrh und die Blasenentzündung. Ein Blasenkatarrh oder eine Blasenentzündung entstehen bei unseren Haustieren entweder durch eine Erkältung oder, wenn die Schleimhaut der Blase durch Stoffe gereizt wird, welche in dem Harn enthalten sind. Ferner kann auch ein Blasenkatarrh und im Anschluß daran eine Blasenentzündung entstehen als Folge einer zu langen Zurückhaltung von Harn in der Blase. Die Erscheinungen, welche bei dem Blasenkatarrh und bei der Blasenentzündung eintreten, sind dieselben wie bei der akuten Nierenentzündung. Der Harn wird entweder nur in kleinen Quantitäten, oder auch nur tropfenweise ausgeschieden, wobei die Tiere sich andauernd zum Harnabsetzen anstellen. Bei dem Ausscheiden des Harnes zeigen solche Patienten lebhafte Schmerzensäußerungen. Außerdem sind die Tiere im Allgemeinen während des Bestehens der Krankheit ziemlich unruhig. Drückt man auf die Blase von den Bauchdecken aus, so verursacht der Druck den Tieren lebhafte Schmerzen. Die Temperatur ist erhöht, der Pulsschlag beschleunigt, und ebenso geschieht die Atmung angestrengter als gewöhnlich. Futter wird entweder gar nicht oder nur wenig und wählerisch aufgenommen. Der abgesetzte Harn selbst zeigt einen Bodensatz, welcher aus den verschiedensten Bestandteilen zusammengesetzt ist. Geht der Blasenkatarrh oder die Blasenentzündung in eine Vereiterung über, so zeigt der Harn die schlickrige Beschaffenheit wie bei der akuten Nierenentzündung, und außerdem einen eitrigen Bodensatz, welchem Gewebsteile und Blut beigemengt sein können.

Zur Behandlung des Blasenkatarrhs, und der akuten und eitrigen Blasenentzündung läßt man die Blase mit irgend einer Desinfektionsflüssigkeit täglich mehrmals ausspülen. Da diese Operation aber nicht von dem Besitzer selbst vorgenommen werden kann, muß unbedingt ein Sachverständiger zu Rate gezogen werden.

Die Blasenblutung. Eine Blasenblutung kann als Folgeerscheinung einer äußeren Verletzung entstehen, oder durch die Einwirkung eines Fremdkörpers, z. B. durch Blasensteine, erfolgen.

Daß eine Blasenblutung stattgefunden hat, erkennen wir deutlich daran, daß der abgesetzte Harn durch eine Beimengung von Blut eine rote Farbe erhalten hat. Wird solcher Harn aufgefangen, und läßt man ihn eine Zeitlang stehen, so senkt sich das Blut zu Boden, und wir finden einen roten Bodensatz der aus roten Blutkörperchen besteht.

Zur Behandlung der Blasenblutung läßt man den betreffenden Patienten ruhig im Stall stehen und verabreicht innerlich eine Lösung von Gerbsäure in Wasser (1—100), außerdem legt man außen in der Flankengegend einen Sack, welcher in kaltes Wasser getaucht ist, oder welcher kleingeschlagene Eisstücke enthält, auf. Ferner kann man zur Ausspülung eine Kreolinemulsion zur Anwendung bringen, und zwar verwendet man auf einen Liter Wasser 5—6 Gramm, d. h. einen halben Eßlöffel voll Kreolin, oder man verwendet eine leichte Borsäurelösung, welche man innerlich verabreicht, z. B. 3 Gramm Borsäure auf 100 Gramm Wasser. Besonders muß jedoch hierbei bemerkt werden, daß sich Borsäure nur in heißem Wasser löst, die Lösung darf heiß jedoch nicht angewendet werden.

---

5. Die Krankheiten der Geschlechtsorgane.

Das Kalbefieber. Das Kalbefieber findet sich bei Kühen nach der Geburt. Die Krankheit kommt jedoch auch beim Schwein und selten auch bei der Ziege vor. **Das Kalbefieber befällt hauptsächlich Kühe, welche sehr gut genährt sind, und welche im Stall gehalten**

5. Die Krankheiten der Geschlechtsorgane. 103

werden. **Tiere, welche auf die Weide getrieben werden, erkranken selten.** Charakteristisch für die Krankheit ist, daß dieselbe gerade dann einsetzt, wenn die Geburt selbst sehr leicht und rasch von statten gegangen ist. Die Erscheinungen, welche wir bei der Krankheit sehen, bestehen darin, daß die Tiere im Anfangsstadium der Krankheit hinüber und herüber treten, unruhig sind und mit den Hinterfüßen nach dem Leibe schlagen. Dieses Stadium der Krankheit wird von dem Besitzer gewöhnlich übersehen, demselben fällt es erst auf, wenn die der Krankheit eigentümlichen Lähmungserscheinungen einsetzen. Die Kühe zeigen sich im Hinterteil schwach, werden sie geführt, so schwanken sie, und außerdem zeigen sie sich matt und entkräftet, fallen leicht um, und sind dann außer stande, sich wieder zu erheben. Nehmen die Lähmungserscheinungen im Stall zu, so fällt das Tier plötzlich um und ist außer stande, wieder auf die Beine zu kommen. **Die Vorderfüße liegen dann halb untergeschlagen unter der Brust, die Hinterfüße seitwärts gestreckt, der Kopf liegt seitwärts am Hals, und sobald man ihn aufzurichten versucht, fällt er sofort, nachdem er losgelassen ist, in seine alte Lage zurück. Die oberen Augenlider sind herabgesunken, die Augen selbst sind geschlossen. Die Zunge hängt meistenteils aus dem Maule heraus, und an ihr entlang fließt der Speichel herab. Während der ganzen Krankheit besteht Verstopfung, ebenso ist der Harnabsatz fast gänzlich unterdrückt.** Beine, Hörner und Ohren fühlen sich kalt an, die Temperatur ist ungleich über den Körper verteilt. Die Pulszahl wird bald nach dem Einsetzen der Krankheit um das Doppelte gesteigert; die Temperatur selbst ist etwas erhöht, jedoch pflegt hochgradiges Fieber zu fehlen. Der Verlauf der Krankheit ist ein sehr rascher. Entweder tritt innerhalb dreier Tage, selten später, Besserung oder Tod ein. Sobald die Tiere sich wieder vom Boden erheben können, stellen sich auch die normalen Lebenserscheinungen bei denselben wieder ein, und gleichen sich die Störungen in ganz kurzer Zeit vollständig wieder aus. Im anderen Falle nehmen die Lähmungs- und Schwächeerscheinungen zu, und das Tier stirbt entweder ganz plötzlich an einer Herz- oder Gehirnlähmung, oder nach 2—3 Tagen an zunehmender Herzschwäche.

Das Kalbefieber kann sehr leicht verwechselt werden mit dem sogenannten Festliegen vor und nach der Geburt. Dieses Festliegen entsteht durch eine leichte Lähmung der Nerven, welche einige Wochen vor der Geburt eintritt und welche nicht beseitigt werden kann, oder bei Gelegenheit der Geburt werden die beteiligten Nerven gezerrt und gequetscht, wodurch auch eine Lähmung der Hinterschenkel eintritt, welche die Tiere am Boden festliegen läßt. Diese Lähmungserscheinungen, welche vor und nach der Geburt auf diese Weise hervorgerufen werden, verschwinden jedoch gewöhnlich bald wieder, auch ist, wenn dieselben einsetzen, eine Störung des Allgemeinbefindens überhaupt nicht vorhanden. Man findet die Temperatur normal und die Futteraufnahme nicht gestört.

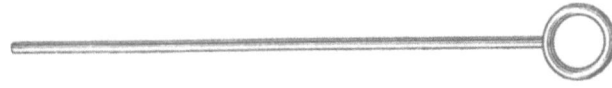

Fig. 16.

Die Behandlung des Kalbefiebers geschieht in der Weise, daß man das Tier zunächst auf eine ganz trockene Streu bringen läßt. Hierauf läßt man durch einen Gehilfen dasjenige Hinterbein, welches auf dem Euter aufliegt, in die Höhe heben und das Euter in seinen vier Strichen vollständig ausmelken; sodann löst man 10 Gramm Jodkali in 300 Gramm lauwarmem Wasser, schüttelt gut um, wobei sich das Jodkali sehr leicht löst, führt den Milchkatheter, aus welchem jedoch vorher der Stift mit der Öse entfernt sein muß, welcher vorher gut gereinigt sein muß und an welchem sich ein Gummischlauch befindet, auf

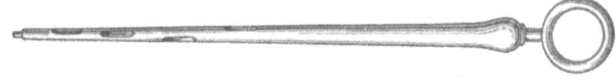

Fig. 17.

welchen ein Glastrichter aufgesetzt ist, nachdem das ganze Euter gut abgewaschen und desinficiert ist, in den Strichkanal ein und läßt in jeden Strich den vierten Teil der Jodkaliumlösung einlaufen, sodann ist es unbedingtes Erfordernis, daß das ganze Euter durch Striche nach aufwärts gut massiert wird, damit die Jodkaliumlösung rasch aufgesaugt wird. Außerdem verabreicht man einige Stunden später 10 Gramm Jodkali auf 300 Gramm Wasser auf einmal innerlich, doch hüte man sich hierbei, in die sogenannte falsche Kehle einzugießen, weil bei dem Kalbefieber die Muskulatur des Schlundes und Kehlkopfes gelähmt ist, und durch das Eingießen von Flüssigkeiten in die Lungen eine Entzündung derselben hervorgerufen wird, welche den Tod innerhalb 4—6 Tagen herbeiführt.

5 Die Krankheiten der Geschlechtsorgane.

Will man die Lähmungserscheinungen und Schwächezustände durch Mittel behandeln, so empfiehlt es sich, den Tieren entweder größere Mengen starken Kaffees oder einige Flaschen Wein einzugießen. Sind diese Mittel nicht gleich zur Hand, kann man verdünnten Nordhäuser oder verdünnten Spiritus (halb Wasser, halb Spiritus oder Nordhäuser) in größeren Quantitäten eingießen. Damit beim Eingießen von großen Flüssigkeitsmengen ein Verschlucken nicht eintreten kann, benutzt man zu diesem Zwecke die Schlundsonde. Äußerlich kann man die Haut mit Kampferspiritus oder mit Kampferspiritus mit einem Zusatz von Terpentinöl oder mit Senfspiritus einreiben lassen. Endlich ist dafür zu sorgen, daß die Tiere stets warm gehalten werden. Gegen die Verstopfung, welche bei der Krankheit zugegen ist, verwendet man eine Lösung von Aloeextrakt mit Glaubersalz (35 Gramm Aloeextrakt und 4—500 Gramm Glaubersalz) auf einen Liter Wasser. **Das Kalbefieber kann recht gut dadurch hintenangehalten werden, daß man die trächtigen Tiere nicht übermäßig füttert, also knapp hält und in mäßiger Weise bewegen läßt. Selbstverständlich muß, wo Kalbekühe stehen, für genügende Luftzufuhr und Temperierung des Stalles gesorgt werden.**

Blutvergiftung nach Geburten. Blutvergiftungen nach Geburten kommen bei allen unseren Haustieren gleichmäßig vor, am häufigsten jedoch beim Rind. Diese Blutvergiftung entsteht durch die Aufnahme faulender Stoffe in die Blutbahn, welche sich entweder in der Gebärmutter infolge des Zurückbleibens von totfaulen Nachgeburtsresten entwickeln, und von der Schleimhaut oder von den Geburtswegen aus bei Gelegenheit der Geburtshilfe in die Gebärmutter hineingebracht werden und zur Aufnahme gelangen. Die Blutvergiftung entsteht keinesfalls sofort nach der Geburt, sondern setzt gewöhnlich erst einige Tage später ein, weil die Infektionserreger eine bestimmte Zeit gebrauchen, um in solcher Menge aufzutreten, daß typische Erscheinungen entstehen. Die Merkmale, welche bei Gelegenheit der Blutvergiftung auftreten, zeigen sich zunächst in Form einer Entzündung an der Scheidenschleimhaut. Dieselbe findet man stark gerötet und geschwollen, außerdem fühlt sich dieselbe heiß an, ferner ist sie mit einer jauchigen und stinkenden Flüssigkeit bedeckt. Dieselben Erscheinungen zeigt uns auch bei der Untersuchung die Gebärmutter in ihrem ganzen Umfange. Die Tiere selbst zeigen sich nach dem Einsetzen der Krankheit unruhig, sie treten hin und her oder sie stehen mit gekrümmtem Rücken da, wedeln mit dem Schweif, legen sich häufig nieder und drängen andauernd und stark auf die Gebärmutter, wobei ziemlich häufig ein kleines Quantum schokoladefarbener Flüssigkeit, welche einen starken üblen Geruch verbreitet, entleert wird. Nimmt man Temperatur auf, so zeigt das Thermometer in allen Fällen eine fieberhafte Erhöhung an, und zwar steigt die Temperatur bis 41 Grad C. und darüber. Die Pulsschläge erhöhen sich bis zu 120 in der Minute. Ohren, Beine, Hörner und Maul fühlen sich abwechselnd heiß und dann wieder eiskalt an. Das Allgemeinbefinden des Tieres ist stark eingenommen. Die Futter- und Getränkaufnahme liegt total darnieder, die Milchabsonderung hört ebenfalls auf, und sobald Schüttelfröste einsetzen, werden die Tiere, zumal in der Hinterhand, so matt und kraftlos, daß sie hin- und herschwanken, und wenn sie sich zu Boden legen, sich nicht wieder erheben können. In den meisten Fällen gehen in dieser Weise erkrankte Tiere in einer Zeit von 4—6 Tagen zu Grunde. Jedoch kann auch, wenn

Fig. 17.

die Entzündungserscheinungen nachlassen, nach einer Woche bis 14 Tagen vollständige Genesung eintreten, oder endlich entwickelt sich aus der Blutvergiftung eine chronische Krankheit. Hierbei siechen die erkrankten Tiere langsam hin, sie werden mager und struppig. Hierbei bleiben die Ausflüsse aus der Gebärmutter bestehen, und endlich gehen die Tiere nach langer Krankheit auch noch ein, wenn sie nicht früher abgeschafft worden sind. Die Behandlung geschieht in der Weise, daß zunächst in die Gebärmutter eingegangen werden muß, damit man eventuell noch vorhandene faule Nachgeburtsreste gründlich loslösen und entfernen kann. **Jedoch hat man sich hierbei vor geringeren oder größeren Verletzungen der Scheidenschleimhaut, so durch die Fingernägel oder durch Abreißen falscher Stellen, zu hüten. Außerdem gehe man nicht in die Gebärmutter ein, sobald man Wunden an den Händen oder am Arm hat, weil in dem Fall die Blutvergiftung sich sehr leicht auf den Menschen übertragen kann.**

Nach sorgfältiger Entfernung aller Nachgeburtsreste vermittelst der Hand wird die Gebärmutter gründlich mit einer lauwarmen, 5 bis 10 prozentigen Kreolinlösung (20—25 Grad R.) ausgespült. Man benutzt hierzu einen Gummischlauch, auf welchen ein Trichter aufgesteckt wird

und an dessen anderem Ende sich ein durchbohrtes hölzernes Ansatz=
stück befindet, wie es die beifolgende Zeichnung wiedergibt. Derartige
Ausspülungen müssen täglich mehrmals gemacht werden. Gegen die
Schwächezustände verabreicht man innerlich Branntwein mit Wasser
oder Wein in größeren Quantitäten. Besteht Verstopfung, gibt man
ein Abführmittel, und zwar Glaubersalz (500—800 Gramm auf einen
Liter Wasser).

Übermäßiger Geschlechtstrieb. Übermäßigen Geschlechtstrieb
sehen wir sowohl bei den weiblichen, wie auch bei den männlichen Tieren
vorkommen. Bei den Stallkühen, bei denen derselbe am meisten ein=
tritt, ist wohl der Mangel an naturgemäßer Bewegung und Lebens=
weise die Ursache, oder Krankheiten der Geschlechtsorgane irgend welcher
Art. Bei allen Tieren, welche an übermäßigem Geschlechtstrieb leiden,
kann jedoch auch zu starke Fütterung die Ursache sein, oder Ernährung
mit stark reizenden Futterstoffen, wenn die Tiere wenig zu arbeiten
und demzufolge viel Ruhe haben. Ferner kann der übermäßige Ge=
schlechtstrieb auch durch häufige geschlechtliche Erregungen hervorgerufen
werden. Die Erscheinungen, welche wir bei der Krankheit sehen, be=
stehen bei den befallenen Kühen in beständiger Aufregung und Unruhe.
Häufig versuchen sie, auf die benachbarten Kühe aufzuspringen, und
auf der Weide bespringen sie die nächste beste Kuh oder gar den Bullen.
Besteht übermäßiger Geschlechtstrieb bei den Stuten, so findet man
zunächst, daß dieselben anhaltend rossig sind, und daß sie, trotzdem sie
gedeckt werden, nicht aufnehmen, oder falls sie aufgenommen haben,
regelmäßig verwerfen. Solche Stuten sind sehr unruhig und aufgeregt,
sie wiehern häufig und stellen sich häufig zum Harnabsatz ein, wobei
jedoch nur ganz wenig Harn zur Ausscheidung gelangt, derselbe ist
mit Schleim gemischt. Er besitzt eine weißgelbe Farbe und wird stoß=
weise mit großer Kraft herausgespritzt, wobei sich die Schamlippen
umstülpen und der Kitzler sichtbar wird.

Bei männlichen Tieren, bei welchen übermäßiger Geschlechtstrieb
besteht, sehen wir, daß dieselben andauernd unruhig und aufgeregt sind,
sie brüllen und wiehern, und kann es bei ihnen sogar zu Tobsuchts=
anfällen kommen.

Behandelt wird das Leiden dadurch, daß man nach der Grund=
ursache forscht, und diese, sobald man sie gefunden hat, abstellt. Trug
zumeist die Fütterung schuld, so hält man die Tiere knapp und sorgt
außerdem für tüchtige Bewegung. Außerdem trennt man die Geschlechter
so, daß die weiblichen Tiere keine männlichen und die männlichen keine

weiblichen zu sehen bekommen. Wenn möglich, kann auch dafür gesorgt werden, daß die Tiere ihren natürlichen Geschlechtstrieb zu befriedigen vermögen. Außerdem sind kalte Waschungen und Bäder bei diesem Leiden von großem Vorteil. Innerlich verabreicht man gegen übermäßigen Geschlechtstrieb Bromkalium oder Bromnatrium, und zwar in einer Dosis von 30—50 Gramm, welches gelöst in einem Liter Wasser gegeben wird.

Krankhaft verminderter Geschlechtstrieb. Der krankhaft verminderte Geschlechtstrieb kommt ebenfalls bei allen unseren Haustieren vor. Er tritt entweder zu einer ungewöhnlichen Zeit oder sehr selten auf, oder er ist ungewöhnlich schwach und dauert nur kurze Zeit. Die Ursachen für die Krankheit sind in abnormen Zuständen der Geschlechtsorgane oder in Schwächezuständen derselben infolge von zu frühzeitiger Verwendung zur Zucht, oder als Folge von übermäßigem, häufigem Belegen, oder als Folge eines zu phlegmatischen Temperaments und starker Neigung zu Fettansatz, oder infolge allgemeiner Schwäche der Tiere, welche durch unzweckmäßige, schlechte Ernährung oder durch Überanstrengung hervorgerufen ist, zu finden. Die Behandlung geschieht in der Weise, daß man, falls festgestellt ist, daß die Ernährung eine unzweckmäßige war, diese reguliert, und zwar so, daß man geschwächten Tieren stark eiweißhaltige Nahrungsmittel verabreicht, dagegen bei zu fetten die Ration verringert und für tüchtige Bewegung bei denselben sorgt. Außerdem kann man versuchen, durch Mittel, welche den Geschlechtstrieb anregen, einzugreifen. Als Hauptmittel finden hierbei die Kantharien (spanische Fliegen) Verwendung, und zwar gibt man den Pferden 1—2 Gramm in Pulverform, den Rindern an mehreren Tagen hintereinander 4—6 Gramm. Man gibt den Tieren auch Pfeffer in Pulverform im Futter, und zwar Rindern und Pferden in gleicher Weise 10—12 Gramm.

Die Fehler der Milch. a) Das Versiegen der Milch. Das plötzliche Ausbleiben der Milch kann sowohl eine Folge innerer Erkrankungen, wie z. B. durch plötzlich eintretenden Magen- und Darmkatarrh, oder als Folgeerscheinung von schlechter Ernährung, oder durch zu starke Inanspruchnahme bei der Arbeit entstehen. Auch kann das Versiegen der Milch durch Angst beim Melken hervorgerufen werden, wenn es durch fremde oder ungeschickte Personen, welche dem betreffenden Tiere Schmerzen bereiten, ausgeführt wird. Zur Beseitigung des Leidens sorge man zunächst für eine zweckentsprechende, gute Ernährung und ferner füge man unter die Futtermittel täglich eine Mischung von

5. Die Krankheiten der Geschlechtsorgane.

pulverisierten Wacholderbeeren und Anis und Fenchel (zu gleichen Teilen hergestellt); außerdem mischt man unter das Futter noch eine kleine Handvoll Kochsalz, welches appetitanregend einwirkt.

b) Die schlickrige Milch. Daß die Milch schlickrig wird oder sich „hackt", trotzdem sie nicht geronnen ist, finden wir als Milchfehler bei unseren Kühen sehr häufig. Die Hauptursache dazu wird durch akute Euterentzündung bei den Kühen gegeben, infolge deren eine Schwellung des Euters eintritt. Ferner kann durch dunstige Stallungen, durch unreine Milchgeschirre, oder wenn Gewitter am Himmel stehen, der Milchfehler erzeugt werden. Am meisten ist dem Schlickrigwerden die Abendmilch ausgesetzt. Aus solcher Milch läßt sich entweder gar nicht oder nur sehr schwer Butter machen. Besteht eine Euterentzündung, so kann schon beim Melken die Milch schlickrig werden.

Um diesen Milchfehler zu vermeiden, muß man die schuldige Ursache zum Ausschluß bringen. Steht ein Eiskeller zur Verfügung, läßt man die frischgemolkene Milch in diesen verbringen oder man leitet sie durch Kühlschlangen hindurch. Endlich kann man der Milch etwas Salicylsäure zusetzen oder eine Messerspitze doppelkohlensaures Natron. Innerlich verabreicht man den Tieren eine Mischung von pulverisiertem Schwefelspießglanz und Fenchel zu gleichen Teilen, und zwar täglich morgens und abends je eine kleine Handvoll auf dem Futter.

c) Die wäßrige Milch. Wäßrige Milch besitzt wenig Sahne und Käsestoff und ist demzufolge stark wasserhaltig. Solche Milch zeigt eine blauweiße Farbe. Die Ursachen für diesen Milchfehler liegen in unrationeller Ernährung der Tiere oder in Erkrankungen einzelner Magenabteilungen, oder des Darmes.

Vermieden wird der Fehler durch Verabreichung einer ziemlich reichlichen, eiweißhaltigen Nahrung, und außerdem durch Verfüttern einer Mischung von pulverisierter Enzianwurzel und künstlichem Karlsbader Salz (100 Gramm pulverisierter Enzianwurzel auf 400 Gramm pulverisierten Karlsbader Salzes). Man verabreicht den betreffenden Tieren zu jeder Mahlzeit eine kleine Handvoll im Futter.

Ist im Gegensatz zu einer wäßrigen Milch dieselbe zu fett, so kann man dieses dadurch vermeiden, daß man den Tieren eine weniger eiweißhaltige Nahrung verabreicht.

d) Die faulige Milch. Faulige Milch wird ganz allgemein durch Auftreten von Fäulniserregern in der Milch erzeugt. Diese Fäulniserreger haben entweder ihren Entstehungsort in schlecht gereinigten oder schmutzigen Milchgerätschaften, oder dieselben kommen zur Aufnahme durch Verabreichung schlechten oder verdorbenen Futters, und zwar im Magen oder im Darm der Kühe. Als Erscheinung bei fauliger Milch sieht man aus der oberflächlichen Sahnenschicht kleine Bläschen aufsteigen, welche zerplatzen und einen Geruch nach faulen Eiern entwickeln. Kostet man solche Milch oder Sahne, so schmeckt sie faulig und ranzig, außerdem läßt sich dieselbe nicht zu Butter verarbeiten.

Zur Vermeidung dieses Fehlers müssen sämtliche Milchgerätschaften peinlichst gereinigt, ebenso müssen die Stallräume desinfiziert und gereinigt werden. Sind abnorme Gärungsverhältnisse im Magen und Darm als die Ursache erkannt, so gießt man den Tieren täglich eine Lösung von doppeltkohlensaurem Natron oder unterschwefligsaurem Natrium ein, und zwar verwendet man hierzu 50—75 Gramm auf einen Liter Wasser.

e) Die nicht butternde Milch. Bei einer Milch, welche nicht buttern will, können die verschiedensten Ursachen zu Grunde liegen, und zwar sind hierbei zunächst allerhand Euterkrankheiten in Frage zu ziehen, oder es wirkt auf die Milch zu große Kälte oder Hitze ein, oder es sind Verdauungsstörungen im Magen und Darm vorhanden, oder die Milch ist schlickrig oder faulig. Zur Behandlung der Tiere, welche die nicht butternde Milch liefern, hat man zunächst die fehlerhafte Ursache aufzusuchen und auszuschließen. Innerlich verabreicht man den Tieren täglich als Trinkwasser einen Eimer Wasser, welcher mit einem Eßlöffel voll reiner Salzsäure vermischt ist, oder man löst 10 Gramm Alaun auf in einem Liter Wasser und gießt dieses jedem der Tiere ein, welche derartige Milch liefern.

f) Die schleimige Milch. Als Ursache bei schleimiger Milch ist ein Pilz erkannt worden, und zwar ein Coccus. Derselbe findet sich naturgemäß wegen besseren Wachstums mehr im Sommer, ferner in unreinen Ställen und in unreinen Aufbewahrungsorten der Milch. Man hüte sich, gesunde Milch mit schleimiger zusammenzubringen, weil sonst die gute Milch in kurzer Zeit auch verdorben wird. Damit der Milchfehler vermieden wird, sorge man unbedingt dafür, daß die Stallungen tüchtig gereinigt, frisch geweißt und dann desinfiziert werden, ferner müssen sämtliche Milchgerätschaften ebenfalls gründlich gereinigt werden, und zwar am besten durch strömenden Wasserdampf. Um den Erreger der schleimigen Milch sicher zur Abtötung zu bringen, sterilisiert man dieselbe.

g) **Die blaue Milch.** Blaue Milch wird durch einen Spaltpilz hervorgerufen, und zwar sind es in diesem Falle keine Kokken, sondern Stäbchen. Dieser Bacillus entwickelt bei seinem Wachstum einen blauen Farbstoff, welcher der Milch mitgeteilt wird. Der Milchfehler findet sich am häufigsten im Frühjahre und im Sommer, und ferner bei feuchtwarmer Witterung und an dumpfigen Aufbewahrungsorten. Wird von solcher Milch Butter hergestellt, so wird dieselbe talgartig und ranzig und zeigt eine andere Farbe als wie die normale Butter. Blaue Milch zeigt auch gleichzeitig starke Neigung, sich in saure Milch umzuwandeln, da sich gewöhnlich bald zu den Bakterien Keime von Schimmelpilzen, welche überall in der Luft verbreitet sind, zugesellen. **Bemerkt muß werden, daß der Genuß von blauer Milch eine Gesundheitsschädigung von Mensch und Tier in gleicher Weise herbeiführen kann.**

Um die Bildung von blauer Milch zu verhindern, muß zunächst eine gründliche Reinigung und Desinfektion der gesamten Rindviehstallungen vorgenommen werden, ferner müssen die Aufbewahrungsorte der Milch und die Milchgerätschaften selbst vermittelst strömenden Wasserdampfes, nachdem sie gereinigt sind, desinfiziert werden.

6. Die Krankheiten des Herzens.

Die Herzerweiterung. Bei der Herzerweiterung finden wir als Krankheitssymptome starkes Herzklopfen und unregelmäßigen Puls, ferner Atmungsbeschwerden und endlich Schwindelanfälle. Eine Herzerweiterung kann man schon von weitem erkennen, weil der Herzschlag von weitem sichtbar wird und auf beiden Körperseiten fühlbar ist. In manchen jedoch seltenen Fällen kann der Herzschlag auch vollständig unfühlbar sein. Trotz der angestrengten Herztätigkeit kann der Puls selbst sehr klein und schwach und außerdem unfühlbar sein. Dagegen wird die Pulszahl schon nach kleiner Arbeitsleistung unregelmäßig und außerordentlich erhöht. Besteht die Herzerweiterung längere Zeit, so treten Kreislaufstörungen auf, welche entweder in Störungen im Verdauungsapparat oder an den Atmungsorganen sichtbar werden. Vielfach entsteht auch im Anschluß an die Herzerweiterung ein wassersüchtiger Zustand, so daß wir Wasser an der Brust, am Bauch oder an den Beinen nachweisen können. Solche Stellen fühlen sich nicht heiß, sondern kalt an, sie nehmen Fingereindrücke an, welche erst allmählich wieder verschwinden. Sobald das Leiden dahin gediehen ist, magern die Tiere sehr stark ab und sterben an Herzlähmung.

Bei der Behandlung der Herzerweiterung hat man vor allen Dingen darauf zu sehen, daß das von der Krankheit befallene Tier vor jeder Aufregung und Anstrengung in der ersten Zeit bewahrt bleibt. Ferner muß solchen Tieren eine kräftige und gute Nahrung verabreicht werden, damit die Natur durch Neubildung von Muskelgewebe im Herzen sich selbst helfen kann. Bei der Entstehung des Leidens gibt man dem Patienten außerdem täglich eine größere Quantität Wein oder verdünnten Spiritus oder Äther in Gestalt von Hoffmannschen Tropfen.

Die Herzbeutelentzündung. Die Herzbeutelentzündung kommt bei allen unseren Haustieren vor, jedoch weitaus am meisten beim Rind. Beim Pferd und den übrigen Haustieren entsteht die Herzbeutelentzündung meistenteils im Anschluß an ansteckende Krankheiten; z. B der Brustseuche, der Lungenentzündung, der Blutvergiftung, oder als Folgeerscheinung nach einer überstandenen Erkrankung an Muskel- und Gelenkrheumatismus. Die Erkrankung kann jedoch auch auf den Herzbeutel übergehen, wenn in der Nähe ein Organ erkrankt ist. Als Erscheinung finden wir bei der Krankheit, daß der Herzschlag anfangs stark beschleunigt ist und pochend erscheint, und daß der Puls ungleichmäßig und unregelmäßig ist. Ferner ist die Atmung angestrengt und die Temperatur erhöht bis auf 40 Grad C. und darüber. Die Folgeerscheinungen sind im Allgemeinen dieselben wie bei der Herzerweiterung. Stirbt das Tier nicht in kurzer Zeit, so wird der Verlauf der Krankheit ein schleichender, es entwickelt sich Wassersucht und starke Abmagerung, welche es am Geratensten erscheinen läßt, Tiere, welche schlachtbar sind, möglichst bald abzuschaffen.

Soll eine Behandlung eingeleitet werden, so müssen die erkrankten Tiere vor jeder Aufregung geschützt werden. Zur Arbeitsleistung sind sie auf keinen Fall heranzuziehen. Auf die Herzgegend bindet man einen Eisbeutel fest, welcher klein geschlagene Eisstücke enthält, oder man bindet auf die linke Rippenwand einen Gummischlauch fest, aus welchem man andauernd über die Herzgegend kaltes Wasser hinüberlaufen läßt. Innerlich verabreicht man große Quantitäten starken Kaffee oder Wein oder Äther oder Spiritus, damit die drohende Herzlähmung nicht einen töblichen Ausgang unmittelbar herbeiführt.

Bei jeder Herzerkrankung ist dem Besitzer zu raten, einen Sachverständigen herbeizuholen, weil in den weitaus meisten Fällen Herz-

oder Herzbeutelerkrankungen mit Tod endigen. Beim Rind wird recht häufig eine Herzbeutelentzündung dadurch hervorgerufen, daß von der Haube aus ein Fremdkörper durchtritt und den Herzbeutel ansticht. Als Haupterscheinung findet man zunächst bei diesen Rindern die Erscheinungen eines chronischen Magen- und Darmkatarrhs. Die aufgetretenen Krankheitssymptome weichen nicht trotz sorgfältigster Behandlung. Solche Tiere stehen dann breitbeinig da, weil bei ihnen die Atmung sehr angestrengt und beschleunigt ist. Ferner werden die Tiere bald mager und zeigen ein struppiges Haarkleid. Ist eine Geburt dagewesen, oder haben solche Kühe einen längeren Marsch machen müssen, wie z. B. wenn sie auf einen Markt aufgetrieben wurden, so treten die Erscheinungen sofort bedeutend stärker als früher auf. Der Herzschlag wird außerdem stark pochend, und so stürmisch, daß er auf eine Entfernung von 3—4 Schritten zu vernehmen ist. Legt man das Ohr an die linke Brustwand an, so hört man ein plätscherndes Geräusch. Die Atmung ist stark beschleunigt, außerdem zeigen solche Tiere Hustenanfälle. Der Puls ist stark unregelmäßig, einmal verlangsamt, dann wieder sehr beschleunigt. Das Allgemeinbefinden ist stark eingenommen, die Tiere zeigen sich matt und kraftlos, und falls sie am Boden liegen, bekunden sie durch andauerndes Stöhnen Schmerzensäußerungen. Solche Kühe vermeiden ferner, wenn überhaupt möglich, jede Bewegung.

Der Tod der Tiere erfolgt entweder sehr rasch dadurch, daß der Fremdkörper das Herz durchbohrt und dadurch eine Verblutung nach innen herbeiführt, oder der Prozeß dauert wochen- oder selbst monatelang. Es kommt hierbei hauptsächlich auf die Art des eingedrungenen Fremdkörpers, und ferner auf die Fütterung und Arbeitsleistung des betroffenen Rindes an. Da solche Tiere rasch abmagern und demzufolge an Wert verlieren, und eine endgültige Heilung, wenn sie nicht freiwillig eintritt, doch nicht herbeigeführt werden kann, ist es am Geratensten, dieselben möglichst bald abschlachten zu lassen und zum eigenen Bedarf zu verwenden.

---

7. Die Krankheiten der Atmungsorgane.

Der akute Nasenkatarrh beim Pferde. Der akute Nasenkatarrh wird in den meisten Fällen durch eine Erkältung hervorgerufen. Genau so wie beim Menschen im Frühjahre und Herbst sehr häufig Erkältungen vorkommen und Schnupfen hervorrufen, so auch beim Pferd. Ferner kann ein akuter Nasenkatarrh auch dadurch entstehen, daß von außen her auf die Nasenschleimhaut Stoffe gelangen, welche dieselbe reizen und eine Entzündung derselben hervorrufen.

Sobald die Erkrankung einsetzt, sieht man zunächst, daß die Schleimhaut der Nase stark blutgefüllt erscheint und sich heiß anfühlt. Nach einigen Tagen fängt die Nasenschleimhaut an abzuscheiden. Aus jeder Nasenöffnung tritt dann Ausfluß hervor, welcher dünn und wäßrig ist. Derselbe wird nach Verlauf von ungefähr 5—6 Tagen schleimiger dicker und undurchsichtig. Die Nasenausscheidung trocknet an den Nasenlöchern ein und bildet dort Krusten. Hat die Krankheit ziemlich derb eingesetzt, so pflanzt sich unter Umständen der Katarrh auch auf die Augen fort. Die Augenbindehaut erscheint dann ebenfalls gerötet und geschwollen und fängt ebenfalls erst wäßrig, später vielleicht schleimig oder eitrig an, abzuscheiden. Eine Behandlung des akuten Nasenkatarrhs ist in den meisten Fällen unnötig, da die Krankheit sich nach 10—14 Tagen vollständig allein verliert. Hält dagegen das Leiden über 14 Tage an, so daß zu befürchten steht, daß aus dem akuten Nasenkatarrh der chronische entstehen kann, so behandelt man die erkrankten Pferde so, daß man in einen Eimer kochendes Wasser hineingießt, welches entweder mit Kampferspiritus oder mit Kreolin oder Karbol versetzt wird. An dem Eimer wird ein an beiden Seiten offener Sack angebracht und der Kopf des Patienten in das obere offene Ende hineingesteckt, so daß das Tier die ausströmenden Dämpfe durch die Nase einatmen muß. Diese Prozedur muß täglich mindestens zweimal vorgenommen werden. Selbstverständlich ist für eine gute Durchlüftung des Stalles zu sorgen, in welchem sich der Kranke befindet, und außerdem muß derselbe bei **gutem Wetter** möglichst viel ins Freie gebracht werden, denn nichts heilt in diesem Falle besser als die frische Luft.

Der chronische Nasenkatarrh beim Pferde. Der chronische Nasenkatarrh entsteht aus dem akuten, und zwar wenn die Krankheit zu lange andauert, oder die von außen einwirkenden schädlichen Umstände zu verschiedenen Malen oder andauernd auf die Schleimhaut der Nase einwirken.

Der chronische Nasenkatarrh beim Pferde ist übrigens stets verdächtig, weil derselbe eine charakteristische Erscheinung für die Erkrankung an Rotz darstellt.

Die Schleimhaut der Nasenhöhle erscheint bei dem chronischen Nasenkatarrh gewöhnlich verdickt und blaurot, oder auch ganz blaß gefärbt. Der Ausfluß aus den Nasenhöhlen ist entweder von glasiger, dickschleimiger oder eitriger Beschaffenheit. Bei dem chronischen Nasenkatarrh findet man ferner auch kleinere Geschwüre auf der Schleimhaut. Dieselben sind von verschiedener Größe und nur ganz oberflächlich. Die Krankheit kann jahrelang andauern, und ist schwer zu heilen.

Die Behandlung geschieht in derselben Weise, wie es beim akuten Nasenkatarrh angegeben wurde. Man kann jedoch auch in den Stall einen stark erhitzten Backstein legen und auf denselben Terpentinöl tropfenweise aufgießen, so daß dasselbe verdunsten muß. Das Pferd muß so gehalten werden, daß es die entstehenden Dämpfe einatmet. Bilden sich Krusten an den Nasenöffnungen, so müssen dieselben mit warmem Wasser aufgeweicht und entfernt werden; ebenso hat man mit einem in lauwarmes Wasser getauchten leinenen Tuch die Schleimhaut von dem anhaftenden Sekret zu reinigen. Der Stall, in welchem ein in dieser Weise erkranktes Pferd sich befindet, ist täglich tüchtig zu lüften. Der Patient muß sich möglichst viel bei gutem Wetter in frischer Luft bewegen können.

Der Nasenkatarrh beim Rind, Schwein und Hund. Der Nasenkatarrh beim Rind ist eine seltene Erscheinung. Um so häufiger finden wir Schnupfen bei den Hunden und bei den Schweinen. Hund und Schwein zeigen bei der Erkrankung Nasenausfluß, sie niesen und schnieben. Die Krankheitsursachen liegen auch hier in einer Erkältung. Eine Behandlung beim Schwein kann bei der bekannten Störrigkeit dieser Tiere kaum eingeleitet werden. Hunde hält man fest und läßt sie Dämpfe von Karbolwasser oder von Kampferspiritus mit Wasser täglich mehrmals einatmen, oder man steckt sie in einen größeren Kasten hinein, in welchen man die Dämpfe, welche geatmet werden sollen, hineinleitet.

---

8. Die Kehlkopfkrankheiten.

Der akute Kehlkopfkatarrh. Der akute Kehlkopfkatarrh findet sich am meisten beim Pferd und Hund, weil diese beiden Tiergattungen am meisten den Einflüssen der äußeren Temperatur ausgesetzt sind. Als Ursache für den akuten Kehlkopfkatarrh ist unbedingt in den meisten Fällen die Erkältung anzusprechen, mag nun dieselbe auf die Aufnahme kalten Wassers oder auf die Einatmung kalter Luft oder auf eine allgemeine Abkühlung der Körperoberfläche, z. B. durch kalten Regen, oder wenn die Tiere dem Einfluß kalten Zugwindes ausgesetzt sind, zurückzuführen sein. Demzufolge findet das Einsetzen eines akuten Kehlkopfkatarrhs eine natürliche Erklärung in den Übergangsperioden, d. h. durch den Wechsel der Temperatur im Frühjahr und im Herbst. Es ist jedoch auch möglich, daß andere Einflüsse auf die Schleimhaut des Kehlkopfes schädlich einwirken, z. B. die Einatmung von Rauch, das Eingeben von Arzneien, die Einatmung von scharfen in der Atmungsluft enthaltenen Stoffen. Endlich kann der akute Kehlkopfkatarrh im Anschluß an eine Entzündung auftreten, welche die Nasenhöhle oder die Rachenhöhle ergriffen hat. Die Haupterscheinung, welche der akute Kehlkopfkatarrh hervorbringt, ist immer Husten. Hat eine frische Entzündung der Schleimhaut eingesetzt, so ist der Husten im Anfangsstadium trocken und rauh. Derselbe erfolgt in kurzen, abgebrochenen Stößen, weil derselbe den betreffenden Tieren starke Schmerzen verursacht. Schleim wird hierbei wenig oder gar nicht entleert, und wenn solcher zu Tage tritt, ist derselbe in vielen Fällen mit Blut untermischt. Wirken äußere Reize auf die Kehlkopfschleimhaut ein, z. B. wenn die Tiere aus dem Stall in das Freie gebracht werden, oder wenn Getränk und Futter aufgenommen wird, oder wenn die Tiere aus ihrer Ruhe aufgescheucht werden, so setzt der Husten gewöhnlich sehr stark ein. Wird der Kehlkopf von außen durch leichten Druck mit der Hand gereizt, so erfolgt ein lang andauernder, wenig kräftiger, aber wie deutlich bemerkbar, schmerzender Husten. Die Atmung ist beschleunigt, und hört man schon von weitem, daß die Tiere schwer atmen. Untersucht man die Maulschleimhaut, so findet man dieselbe trocken, vielleicht gar rissig. Kontrolliert man die Temperatur, so findet man dieselbe erhöht und vielleicht leicht fieberhaft (38—40 Grad C.). Die Futteraufnahme ist in jedem Fall gestört. Um eine Erkältung, welche doch die Ursache zu dem Kehlkopfkatarrh darstellt, auszuschließen, ist es das Beste, die Tiere rechtzeitig abzuhärten und an die Unbilden der Witterung zu gewöhnen. Hat jedoch die Krankheit bereits eingesetzt, so ist es das Sicherste, die Tiere im Stall zu lassen, und auf die Kehlkopfgegend einen feuchtwarmen Umschlag (Prießnitz) aufzulegen, welcher alle halben Stunden erneuert werden muß. Hierdurch erreicht man, daß der akute Kehlkopfkatarrh bald verschwindet. Anzuraten ist den Besitzern auf jeden Fall, auf die Dauer in der Kehlkopfgegend, wenn die Tiere

wieder arbeiten, einen Schutz in Gestalt eines wollenen Lappens an=
zubringen, weil die Tiere sich leicht wieder erkälten, und die
Krankheit sogleich wieder einsetzt. Sollen innere Mittel gegeben
werden, so empfiehlt sich die Verabreichung einer Mischung von
75 Gramm Salmiak in Verbindung mit 150 Gramm gepulverter
Süßholzwurzel und 200 Gramm gepulverten Karlsbader Salzes. Von
dieser Mischung wird täglich zweimal eine kleine Handvoll auf dem
Futter verabreicht.

Der chronische Kehlkopfkatarrh. Der chronische Kehlkopfkatarrh
entsteht aus dem akuten, und zwar findet er sich, wie der akute, am
meisten beim Pferd und Hund, und zwar wiederum deshalb, weil diese
Tiergattungen äußeren Einflüssen am meisten ausgesetzt sind. Außer=
dem kann der chronische Kehlkopfkatarrh entstehen, wenn die Tiere
Einflüssen ausgesetzt sind, welche dauernd schädigend auf die Kehlkopf=
schleimhaut einwirken. Auch können Neubildungen, welche auf der
Kehlkopfschleimhaut wuchern, Anlaß zu der Krankheit geben. Bei dem
chronischen Kehlkopfkatarrh ist genau so, wie bei dem akuten, der Husten
die Haupterscheinung, welche die Krankheit bietet. Auch hier ist der=
selbe trocken und rauh, und nur in den seltensten Fällen feucht, d. h. daß
kleinere oder größere Mengen Schleim zur Ausscheidung gelangen.
Der charakteristische Husten tritt ferner bei Nachtzeit bedeutend heftiger
auf, wie bei Tage, und diese Erscheinung erklärt sich daraus, daß sich
bei dem Ruhezustand des Tieres größere Mengen Schleim auf der
Schleimhaut ansammeln, welche dieselbe stärker reizen, weil sie
nicht ausgeschieden werden. Das Allgemeinbefinden der Patienten
ist für gewöhnlich kaum gestört. Sie nehmen ihr Futter in normaler
Weise auf, ebenso ihr Getränk; sie zeigen sich munter; die Temperatur
ist entweder normal (37—38 C.) oder nur ganz wenig über das Nor=
male gesteigert. Die Atmung zeigt keine Beschwerden. Der Verlauf
der Krankheit ist ein schleichender. Dieselbe kann monate= und jahre=
lang andauern und selbst unheilbar sein.

Zur Behandlung müssen Tiere, die an chronischem Kehlkopf=
katarrh erkrankt sind, an erster Stelle Prießnitzumschläge erhalten.
Durch die Anwendung dieser feuchtwarmen Umschläge wird eine
größere Blutzufuhr in die Kehlkopfschleimhaut veranlaßt, wodurch
die zähen und trockenen Schleimmassen gelöst werden und leichter
zur Ausscheidung gelangen. Ferner ist es das Beste, täglich
die in dieser Weise erkrankten Tiere in einen Stall einzustellen, in
welchem sämtliche Öffnungen dicht verschlossen sind, und in diesem Raum

Wasserdämpfe einatmen zu lassen, oder Wasserdämpfe, welche mit Karbol oder Kreolindämpfen versetzt sind. Ferner kann man dem Patienten eine Lösung von Alaun oder Gerbsäure, oder Höllenstein auf die Kehlkopfschleimhaut aufpinseln, nachdem man ihm durch das Maulgatter das Maul geöffnet hat. (Höllensteinlösung verwendet man gewöhnlich 1 prozentig.) Ferner kann man den Tieren ein trocknes Pulver, z. B. Zucker oder Höllenstein, oder Tannin vermittelst einer Federspule auf die Kehlkopfschleimhaut aufblasen. Zur innerlichen Behandlung verabreicht man täglich dem Patienten zwei- bis dreimal auf dem Futter eine Mischung von 75—100 Gramm Salmiak und 150 Gramm gepulverter Süßholzwurzel, 75 Gramm Schwefelspießglanz und 350 Gramm pulverisierten Karlsbader Salzes. Hunden gibt man täglich dreimal einen halben Eßlöffel von einer Lösung von 5 Gramm Salmiak, 10 Gramm Süßholzextrakt auf 125 Gramm destillierten Wassers, oder eine Lösung von 0,1 salzsaurem Morphium, 15 Gramm Bittermandelwasser auf 200 Gramm destillierten Wassers, und zwar gibt man hiervon täglich kleinen Hunden dreimal einen Theelöffel, großen Hunden das doppelte Quantum. Morphiumlösungen werden ohne Rezept nicht in den Apotheken verabfolgt.

9. Die Krankheiten der Luftröhre und ihrer Äste.

Der akute Luftröhrenkatarrh. Der akute Luftröhrenkatarrh findet sich am meisten beim Pferd und Hund, in seltenen Fällen jedoch auch beim Rind. Die Ursache für den akuten Luftröhrenkatarrh liegt gewöhnlich in einer Erkältung, und wird fast immer durch die Einatmung zu kalter Luft hervorgerufen. Ferner bildet eine weitere Ursache die Einatmung einer Luft, welche mit scharfen Stoffen, mögen dieselben nun mechanisch oder chemisch einwirken, versetzt ist. Ziemlich häufig findet sich auch die Krankheit als Folgeerscheinung beim akuten oder chronischen Kehlkopfkatarrh. Naturgemäß sind jüngere Tiere ebenso wie alte mehr dem akuten Luftröhrenkatarrh ausgesetzt als ältere. Sobald die Krankheit einsetzt, findet man stets bei der Temperaturaufnahme eine fieberhafte Steigerung derselben. (40 Grad C. und darüber.) Die Herztätigkeit ist beschleunigt, außerdem stellen sich Schüttelfröste ein. Daneben sind die Patienten stark eingenommen und hinfällig. Futter und Getränk wird entweder gar nicht oder nur sehr wenig aufgenommen.

9. Die Krankheiten der Luftröhre und ihrer Äste.

Wie bei den vorher beschriebenen Krankheiten der Luftwege, ist auch hier der Husten eine der wichtigsten Erscheinungen. Derselbe ist anfangs trocken und erzeugt starke Schmerzen, gegen Ende der Erkrankung wird er lockerer und feuchter, und wenn anfangs wenig oder gar kein Schleim zur Ausscheidung gelangt, so ist der Auswurf gegen Ende der Krankheit reichlich, wässrig, glasig, oder in selteneren Fällen eitrig. Legt man das Ohr an die Brustwand an, so hört man rasselnde Geräusche. Die Atmung geschieht sehr erschwert.

Die Krankheit dauert im Durchschnitt 6—10 Tage an, kann jedoch auch 3—4 Wochen währen. Handelt es sich um Tiere, welche im mittleren Alter stehen, so ist der Ausgang der Krankheit gewöhnlich ein günstiger, dagegen kann die Krankheit bei jungen und älteren Tieren auf die Lungen überkriechen und hier eine tödliche Lungenentzündung hervorrufen; oder es wird aus dem akuten Luftröhrenkatarrh ein chronischer. Die Behandlung geschieht in folgender Weise: Die Tiere versieht man mit Prießnitzumschlägen, d. h. feuchtwarmen Einpackungen, und zwar legt man dieselben um die unteren Partien der Luftröhre und über die ganze Flächenausdehnung der Lungen weg. Ferner läßt man die Patienten täglich mehrmals in einem festgeschlossenen Stalle Dämpfe, welche mit Kreolin, oder mit Karbolsäure, oder mit Terpentinöl, oder mit Kampfer versetzt sind, einatmen.

Innerlich gibt man eine Mischung von 75 Gramm Salmiak, 50 Gramm Schwefelspießglanz, 150 Gramm gepulverter Süßholzwurzel, 300 Gramm Karlsbader Salz, täglich zweimal eine Handvoll auf dem Futter. Hunden gibt man entweder eine Abkochung von Senegawurzel im Wasser (10 auf 150 Gramm) täglich zwei- bis dreimal einen Theelöffel, oder man verwendet eine Morphiumlösung, und zwar läßt man sich verschreiben: 0,1 salzsaures Morphium, 15 Gramm bitteres Mandelwasser und 200 Gramm destilliertes Wasser und verabreicht hiervon täglich dreimal einen Theelöffel voll. Als Haupterfordernis bei der Behandlung des akuten Luftröhrenkatarrhs ist noch zu erwähnen, daß sich die Patienten in Stallungen aufhalten müssen, welche gut gelüftet sind. Außerdem muß denselben eine leichte und zweckentsprechende Nahrung verabreicht werden, ferner dürfen dieselben zu keiner Arbeitsleistung herangezogen werden.

Der chronische Luftröhrenkatarrh. Der chronische Luftröhrenkatarrh findet sich entweder als Folgeerscheinung des vernachlässigten, akuten Luftröhrenkatarrhs oder derselbe setzt ein bei schwächlichen Tieren, welche außerdem stark verweichlicht sind. Als charakteristisches Krankheitssymptom ist bei dem chronischen Luftröhrenkatarrh ebenfalls, wie bei dem akuten, der Husten aufzufassen, und zwar mit dem Unterschiede, daß bei dem chronischen Luftröhrenkatarrh meist starker Schleimauswurf besteht. Bei der Krankheit findet man in den meisten Fällen starke Atmungsbeschwerden, wobei man den Eindruck gewinnt, als ob solche Pferde dämpfig seien. Dauert die Krankheit lange an, so werden die Tiere sehr mager und schwach, und kommt dann noch eine Lungenentzündung dazu, so gehen sie gewöhnlich an dieser zu Grunde.

Die Behandlung des chronischen Luftröhrenkatarrhs geschieht genau in derselben Weise, wie bei dem akuten Luftröhrenkatarrh angegeben wurde.

Die Lungenwurmkrankheit. Die Erkrankung wird bei unseren Haustieren durch tierische Schmarotzer (Palisadenwürmer) hervorgerufen. Diese Schmarotzer wandern in die Luftröhre und ihre Äste ein, und erzeugen zunächst, weil sie die Luftröhrenschleimhaut und diejenige der Luftröhrenäste durch ihre Gegenwart stark reizen, eine Entzündung der Schleimhaut und später einen Katarrh derselben; derselbe kann schließlich sogar in eine Entzündung der Lungen übergehen. Die Lungenwurmkrankheit kommt bei unseren Haustieren, sowohl beim Rind und Schwein, wie beim Hund, der Katze und dem Schaf, ja selbst bei dem Kaninchen vor. Selbst das Geflügel wird von der Lungenwurmkrankheit ergriffen. Die völlig reifen Lungenwürmer bewohnen die Luftröhre und deren Äste. Von den geschlechtsreifen Tieren werden Eier abgesetzt, und die entstehende junge Brut entwickelt sich ebenfalls in der Luftröhre und deren Ästen. Selbstverständlich besteht bei der starken Reizung der Luftröhrenschleimhaut Husten, wodurch die Eier und die junge Brut nach außen gelangen. Die Entwicklung der Wurmbrut geschieht dann weiter im Freien, vermutlich in stehenden Gewässern. Die Aufnahme der Brut in die Tiere erfolgt durch das Trinkwasser oder das Futter; auch die Einatmung staubförmigen, trockenen Schlammes, in welchem die Eier enthalten sind, ist geeignet, Tiere mit der Wurmbrut zu infizieren. Die Einwanderung der Brut geschieht im Frühjahr, der Ausbruch der eigentlichen Lungenwurmkrankheit erfolgt im Herbst. Nasse Jahre sind der Ausbreitung der Krankheit äußerst dienlich, während in trockenen Jahren die Krankheit fast gänzlich verschwinden kann. Die Erscheinungen, welche die Lungenwurmkrankheit zeitigt, bestehen zunächst, wie schon früher gesagt wurde, in einem schweren, chronischen Katarrh der Luftröhre und ihrer Äste. Die Schafe und unter ihnen die jungen sind der Krankheit am meisten ausgesetzt.

Sobald die Entwicklung der Wurmbrut stattbat, fangen die Tiere an zu husten; zunächst leicht, später stärker und stärker, und endlich, wenn eine allgemeine Erschöpfung des Körpers eingetreten ist, schwach und matt. Werden solche Tiere getrieben, so hört man den Husten kräftiger und deutlicher, weil bei der Bewegung durch das raschere Einströmen der Luft die Schleimhaut stärker gereizt wird. Die Patienten werfen nach dem Husten Schleim aus, welcher Eier und Wurmbrut enthält, außerdem speicheln und geifern dieselben. Die Atmung ist stark angestrengt, und hört man bei den erkrankten Tieren starkes Rasseln. Außerdem besteht Ausfluß aus der Nase; derselbe kann schleimig, glasig oder auch eitrig sein. Untersucht man die sichtbaren Schleimhäute, z. B. der Augen und der Nase, so sieht man, daß dieselben blaß und blutleer sind. Die Wolle läßt sich leicht ausziehen, und erscheint am Grund heller. Gewöhnlich endet die Krankheit mit Tod, und zwar infolge Entkräftung.

Eine Behandlung der Lungenwurmkrankheit ist nicht angebracht, weil sie erfolglos ist. Zwar hat man versucht, eine Heilung der Krankheit dadurch herbeizuführen, daß man die befallenen Tiere Dämpfe von Teer oder Karbolsäure oder Kreolin einatmen ließ, aber ein eigentlicher Erfolg ist bis jetzt noch nicht erreicht worden.

Um die Erkrankung zu vermeiden, muß dafür Sorge getragen werden, daß die Tiere, seien es nun Schafe oder Rinder, im Frühjahr nicht gezwungen werden, ihr Futter auf sumpfigen Wiesen zu suchen, oder daß sie genötigt sind, Wasser aus stehenden Gewässern zu trinken.

10. Die Lungenkrankheiten.

Die Lungenblutung. Eine Lungenblutung entsteht niemals von allein, sondern sie ist stets die Folgeerscheinung einer bereits bestehenden Erkrankung. Lungenblutungen finden wir meist beim Rind und Pferd. Beim Pferd kann eine Blutung aus den Lungen dadurch erzeugt werden, daß die Tiere überanstrengt werden, und infolge der Überanstrengung ein kleines oder größeres Gefäß der Lunge platzt, wobei das Blut durch Husten nach außen befördert wird. Die Lungenblutung finden wir ferner im Gefolge von Infektionskrankheiten, z. B. bei der Brustseuche oder bei Milzbrand, oder bei Blutvergiftung; endlich kann die Blutung durch einen Fremdkörper, welcher von außen her eindringt, erfolgen.

Sobald die Erkrankung einsetzt, sieht man, daß durch Maul und Nase größere oder kleinere Mengen hellroten Blutes nach außen entleert werden. Dasselbe ist stets schaumig, und zwar kleinblasig. Es besteht starke Atmungsbeschwerde, die Tiere drohen zu ersticken. Daneben fangen sie an zu zittern, und sind außerdem sehr ängstlich und unruhig. Ist der Blutverlust ein sehr starker, so werden die sichtbaren Schleimhäute blasser und blasser, die äußere Haut kalt und der Puls unfühlbar. In manchen Fällen bleibt es bei dem Einzelanfall, in vielen andern kehrt der Anfall nach Stunden wieder, und zwar heftiger als das erstemal. Es kommen jedoch auch Fälle vor, bei denen das Leiden ein- oder zweimal eintritt und dann vollständig verschwindet. Es ist jedoch auch möglich, daß gleich bei dem ersten Anfall das Tier verblutet.

Zur Behandlung läßt man die Brustwand mit Decken oder Säcken, welche in Eiswasser getaucht worden sind, einschlagen und diesen Umschlag viertelstündlich erneuern. Innerlich kann man Lösungen von Alaun oder Gerbsäure in großen Quantitäten, aber in ganz dünner Lösung, verabreichen.

Die Lungenentzündung. Als Ursache, welche eine Lungenentzündung hervorrufen kann, muß in den meisten Fällen eine Erkältung oder Überanstrengung beschuldigt werden. Jedoch kann die Lungenentzündung auch im Anschluß an einen Luftröhrenkatarrh entstehen, und ebenso dadurch, daß ein Fremdkörper durch die Luftröhre in die Lunge gerät und dort liegen bleibt, d. h. nicht ausgehustet wird; oder wenn beim Eingeben von Medikamenten ein Teil durch die Luftröhre einfließt. Ferner kann die Lungenentzündung entstehen im Anschluß an eine Infektionskrankheit, oder wenn Keime eines Schimmelpilzes in die Luftwege geraten, sich dort ansiedeln und zu wuchern beginnen. Jedoch auch äußere Einflüsse sind geeignet, die Lungenentzündung hervorzurufen, z. B. die Einatmung von heißer Luft oder von viel Rauch, oder von Luft, welche mit Säuredämpfen gesättigt ist.

Sobald die Krankheit beginnt, sieht man zunächst, daß die Patienten Schüttelfröste haben. Kontrolliert man die Temperatur, so findet man dieselbe stark erhöht, bis zu 41 Grad C. und höher. Der Pulsschlag ist beschleunigt. Die Häufigkeit desselben beträgt 70—110 Schläge in der Minute. Die erkrankten Tiere sind schlaff und matt, und das Allgemeinbefinden ist stark eingenommen. Untersucht man die sichtbaren Schleimhäute, z. B. die der Augen, so sieht

10. Die Lungenkrankheiten.

man dieselben gelbrot verfärbt. Die Atmung ist beschleunigt und angestrengt, und beträgt 24—60 Atemzüge in der Minute. Bei der Atmung sieht man, daß die Nasenlöcher stark erweitert werden, ein Beweis dafür, daß dieselbe stark angestrengt ist. Die ausgeatmete Luft zeigt höhere Wärme. Die Patienten legen sich entweder gar nicht nieder, oder nur auf die kranke Seite. Stehen sie, so spreizen sie die Vorderbeine auseinander und gehen jeder Bewegung ängstlich aus dem Wege. Husten besteht entweder, und ist dann kurz und trocken, weil er stark schmerzt, oder er ist überhaupt nicht vorhanden. Die Krankheit steigt bis zum 5. oder 6. Tage an, und von diesem Zeitpunkte an beginnt die Rückbildung, d. h. die ausgeschwitzten Massen, welche die Lungenbläschen anfüllen, werden gelöst und aufgesaugt. Gegen das Ende der Krankheit wird der Husten lockerer, die Tiere nehmen ihr Futter wieder besser auf, und nach 14 Tagen ist im günstigsten Falle die Krankheit vollständig vorüber. Der Tod tritt dagegen ein, wenn starke Herzschwäche einsetzt und die Krankheit beide Lungen ergriffen und dieselben völlig zugesetzt hat. In diesem Falle können die Tiere nicht mehr atmen und ersticken.

Die Lungenentzündung behandelt man so, daß man die Brustwandungen mit Senfspiritus einreiben läßt. Es ist darauf zu achten, daß dieser Senfspiritus stets frisch in der Apotheke hergestellt wird, weil der vorrätige nicht genügend wirkt. (Senföl 18 Gramm, Spiritus 300 Gramm.) Bei der Einreibung ist darauf Bedacht zu nehmen, daß der Senfspiritus nicht unter der Brust zusammenläuft, weil in diesem Falle eine zu starke Entzündung an der Unterbrust hervorgerufen wird. Damit dies vermieden wird, bestreiche man beide untere Brustseiten eine Hand hoch mit Mehlkleister oder Sauerteig. Soll nicht mit Senfspiritus eingerieben werden, so behandelt man die Krankheit mit Eisumschlägen. Man legt Säcke auf, welche in Eiswasser getaucht sind, und zwar so, daß beide Brustseiten vollständig durch den Umschlag bedeckt werden. Diese Umschläge sind alle 10 Minuten zu erneuern. Gegen das Fieber verwendet man Antipyrin oder Phenacetin, hiervon werden 30—50 Gramm mit der nötigen Menge Altheepulver und Wasser zu einer Pille geformt. Eine solche Pille verabreicht man täglich einmal. Die Patienten müssen während der Krankheit in einem gut temperierten Stall gehalten werden und bekommen in dieser Zeit nur leicht verdauliche Nahrung. Bei großen Schwächezuständen gibt man den größeren Haustieren täglich entweder eine Flasche Wein oder einige Gläser Sekt.

11. Die Krankheiten des Brustfells.

Die Brustfellentzündung. Die Brustfellentzündung kommt entweder als selbständige Krankheit vor, oder im Anschluß an eine schon früher bestehende andere. Der Brustfellentzündung sind am meisten das Pferd und der Hund ausgesetzt. Als Ursache für eine selbständig einsetzende Brustfellentzündung muß eine Erkältung angesehen werden. Vielfach finden wir die Brustfellentzündung im Anschluß an eine Lungenentzündung, oder als Folgekrankheit bei Brustseuche beim Pferd und bei Lungenseuche beim Rind. Auch im Anschluß an eine Schlundverletzung kann die Brustfellentzündung eintreten, jedoch auch Fremdkörper, welche nach außen wandern, sind in der Lage, die Krankheit hervorzurufen. Die Brustfellentzündung beginnt mit Schüttelfrost und enormer Temperaturerhöhung (41 Grad C. und darüber). Die hohe Temperatur bleibt nur einige Tage bestehen und fällt dann etwas. Es kann sogar geschehen, daß einige Tage späterhin vollständig ohne Fieber verlaufen. Die Pulszahl ist ebenfalls stark gesteigert und beträgt 50 bis 110 Schläge in der Minute. Die Pulswelle selbst fühlt man nur schwach. Die äußere Körpertemperatur ist ungleich verteilt, häufig ist die erkrankte Seite deutlich vermehrt warm anzufühlen. Die Schleimhäute sind stark gerötet. Die Tiere zeigen sich schlaff und matt, und die Futteraufnahme liegt darnieder. Die Atmung ist beschleunigt und erschwert. Die Tiere „schlagen mit den Flanken". Bei der Atmung werden die Nasenlöcher sehr erweitert, die Vorderbeine werden gespreizt und der Kopf wird auf die Krippe gestützt. Die Patienten legen sich entweder gar nicht, oder nur auf die kranke Seite, wie bei der Lungenentzündung. Entweder besteht stark schmerzender Husten, oder derselbe fehlt.

Behandelt wird die Erkrankung in der Weise, daß man beide Brustwandungen mit Tüchern oder Säcken einpacken läßt, welche in Eiswasser getaucht sind, oder man reibt die Brustwandungen genau so wie bei der Lungenentzündung, mit Senfspiritus ein (Senföl 18 und Spiritus 300 Gramm). Hierdurch wird in vielen Fällen die Krankheit nach außen abgeleitet, und es kann eine rasche und vollständige Aufsaugung der Entzündungsprodukte eintreten. Auch bei der Brustfellentzündung können Fiebermittel verabreicht werden, und zwar in Form der bei der Lungenentzündung beschriebenen Pillen. Sobald man merkt, daß die Krankheit in Heilung übergeht, füttert man die Tiere kräftig und gibt auf jedem Futter eine Handvoll gepulverten, künstlichen Karlsbader Salzes.

Die Brustwassersucht. Die Brustwassersucht kommt bei unseren Haustieren entweder im Anschluß an allgemeine Wassersucht vor, oder sie entsteht als Folgeerscheinung bei chronischen Erkrankungen des Herzens, der Lungen oder der Nieren. Die Erscheinungen, welche wir bei der Brustwassersucht finden, sind starke Atmungsbeschwerden. Die Temperatur ist gewöhnlich die normale (37,5° bis 38° C.). Die Unterscheidung zwischen Brustwassersucht und Brustfellentzündung ist sehr leicht, weil Fieber fehlt und außerdem kein Husten vorhanden ist. Behandeln kann man die Brustwassersucht, jedoch ist die Behandlung nur in seltenen Fällen von Erfolg begleitet. Um das Wasser herauszuschaffen, verabreicht man harntreibende Mittel. Unter diese zählt vor allen Dingen die Wacholderbeere. Man verabreicht dieselbe entweder als Pulver im Futter oder in Form des Wacholderbeersaftes, welcher mit Wasser verdünnt und dann eingegossen wird. Chirurgisch kann das im Brustraum vorhandene Wasser vermittels des Troikarts herausbefördert werden. Diese Operation ist jedoch unbedingt dem Sachkundigen zu überlassen.

12. Die Bluterkrankungen.

Die Blutarmut. Unter Blutarmut versteht man eine Verminderung der Gesamtblutmenge. Die Blutarmut ist entweder angeboren oder künstlich erworben. Künstlich wird die Blutarmut durch starke einmalige oder durch wiederholte starke Blutverluste erzeugt. Auch entsteht die Blutarmut dadurch, daß die Tiere andauernd oder lange Zeit schlecht ernährt werden. Auch im Anschluß an viele lang andauernde (chronische) Krankheiten finden wir die Blutarmut, ferner bei andauernden schweren Arbeitsleistungen oder nach Geburten. Die Blutarmut erkennt man an der Blässe der Haut und derjenigen der Schleimhäute. Sieht man z. B. die Augenbindehaut an, so erscheint dieselbe ganz blaß und blutleer. Die Tiere sind im allgemeinen matt und schwach; werden dieselben zur Arbeit verwendet, so werden sie sehr leicht müde und schwitzen schon bei geringen Anstrengungen. Die Atmung und Herztätigkeit sind beschleunigt, der Puls ist schwach. Gleichzeitig bestehen Störungen in der Nahrungsaufnahme.

Die Blutarmut behandelt man am zweckmäßigsten damit, daß man dem Patienten leichtverdauliche kräftige Nahrungsmittel, und zwar möglichst eiweißreich, verabreicht. Ferner setzt man diesen Nahrungsmitteln täglich etwas pulverisiertes Eisen zu. Pferde und Rinder erhalten täglich hiervon ein- oder zweimal einen Theelöffel voll, Hunde eine kleine Messerspitze voll.

Allgemeine Wassersucht. Die Ursachen für die allgemeine Wassersucht liegen in den meisten Fällen in schlechten Ernährungsverhältnissen, in welchen sich die Tiere befinden. Fast stets ist die Krankheit stationär in Zuckerfabriken, in welchen an die Zugtiere, sowohl Pferde wie Ochsen, welche zu starken Arbeitsleistungen benutzt werden, Rückstände von der Fabrikation, welche sehr wasserreich, dabei aber arm an Nährstoffen sind, verfüttert werden. Hierdurch erhalten die Tiere einen sehr hohen Wassergehalt im Blute, welches dasselbe an die umliegenden Gewebe abgibt, so daß sich in allen Körperhöhlen und unter der Haut eine klare, farblose Flüssigkeit abscheidet. Nach dem Sitz der Wasseransammlung unterscheiden wir die Herzbeutelwassersucht, die Brusthöhlenwassersucht, die Bauchwassersucht und die Hautwassersucht. Bei allen wassersüchtigen Zuständen senkt sich das Wasser nach den tiefsten Stellen, es treten an der unteren Bauchseite und an der unteren Brustseite Schwellungen auf, welche beim Druck mit dem Finger sich schmerzlos zeigen aber Eindrücke annehmen, welche ganz allmählich erst wieder verschwinden. Das Allgemeinbefinden solcher wassersüchtiger Tiere ist gestört, dieselben zeigen sich schlaff und matt und schwitzen bei der geringsten Anstrengung. Untersucht man die Schleimhäute, so sieht man, daß dieselben ganz blaß und blutleer sind. Durch die andauernden Ernährungsstörungen zeigt sich das Deckhaar struppig, glanzlos und aufgebürstet.

Bei der Wassersucht des Herzbeutels findet sich das Wasser zwischen Herzbeutel und Herz, bei Brustwassersucht zwischen Brustfell und den Lungen, bei Bauchwassersucht in der Bauchhöhle.

Bei der Wassersucht werden die Tiere allmählich immer schwächer und schwächer, bis sie an Entkräftung zu Grunde gehen, wenn man nicht vorgezogen hat, sie vorher noch durch Schlachtung zu verwerten. Eine Behandlung der Wassersucht ist in den meisten Fällen unangebracht, da die Tiere doch nicht geheilt werden.

Die Bleichsucht beim Schaf und Rind. Bleichsucht beim Schaf und Rind wird dadurch herbeigeführt, daß die Tiere starke Ernährungsstörungen dadurch erleiden, daß sie sich in mißlichen Futterverhältnissen befinden, d. h. daß sie gezwungen sind, Futter aufzunehmen, welches

12. Die Bluterkrankungen.

wenig oder fast keinen Nährwert besitzt. Werden dann außerdem die Tiere noch schlecht gepflegt, und befinden sie sich in ungünstigen Stallungen, oder werden sie bei ungünstiger Witterung im Freien gehalten, so sind die Ursachen voll da, welche geeignet sind, die Tiere bleichsüchtig zu machen. Die Erscheinungen, welche die Krankheit hervorbringt, sind Schwäche und Mattigkeit und allmähliche Abmagerung. Die Tiere können sich nur mit Mühe vorwärts bewegen. Eine charakteristische Erscheinung ferner ist die Schwäche und das Schwanken im Kreuz. Die Schleimhäute, z. B. die Augen- und die Maulschleimhaut sehen blaß und blutleer aus — wie verwaschen. Streicht man das Deckhaar gegen den Strich, bemerkt man auch, daß die Haut anstatt rosarot weiß erscheint, also ebenfalls blutleer aussieht. Die Wolle ist glanzlos und läßt sich sehr leicht ausziehen. Auch bei dieser Krankheit findet sich, wie bei der Wassersucht, daß an den Beinen, an der unteren Brust und am unteren Bauch Schwellungen auftreten, welche durch zu starken Wassergehalt und Wasserabgabe des Blutes hervorgerufen werden. Wird nicht bald eine Besserung in den Ernährungsverhältnissen herbeigeführt, so tritt bei den erkrankten Tieren erschöpfender Durchfall ein, und durch den täglichen und zunehmenden Kräfteverlust gehen die Tiere bald an Entkräftung zu Grunde.

Dem aufmerksamen Beobachter wird es gewöhnlich nicht entgehen, daß unter Tieren die Bleichsucht aufgetreten ist. Die Krankheit wird, wie schon vorhin erwähnt, sofort abgeschnitten, wenn sie nicht schon zu weit vorwärts gediehen ist, wenn die Patienten kräftig, d. h. mit Nährstoffen, welche stark eiweißhaltig sind, gefüttert werden.

Den Futterstoffen kann man pulverisiertes Eisen zusetzen, und zwar reicht man täglich pro Kopf eine gehäufte Messerspitze voll, oder man verwendet Eisen in flüssiger Form, und zwar als Eisenmanganpeptonat, wovon man täglich jeden Patienten einen Eßlöffel voll eingibt. Endlich kann man den Futterstoffen eine Mischung von pulverisiertem Karlsbader Salz in Verbindung mit pulverisierter Enzianwurzel, oder Kalmus, oder Wermut zusetzen, wovon auf jedem Futter eine kleine Handvoll gegeben wird (pulverisiertes Karlsbader Salz 500 Gramm, pulverisierte Enzianwurzel 100—125 Gramm und ebensoviel pulverisierte Kalmuswurzel oder pulverisiertes Wermutkraut.

Die Harnruhr. Bei der Harnruhr wird eine große Menge ganz dünnflüssigen Harnes und zwar sehr häufig abgesetzt. Zum Unterschiede von der Zuckerharnruhr ist bei der Harnruhr der abgesetzte Harn nicht zuckerhaltig. Die Ursachen, welche die Harnruhr hervorrufen, sind noch nicht genügend bekannt; doch bei den Pferden ist die Verfütterung multrigen Hafers, d. h. von Hafer, welcher lange Zeit an einem Platze gelegen hat, ohne umgeschippt zu werden, geeignet, die Krankheit hervorzurufen. Jedoch nicht bloß multriger Hafer, überhaupt jedes dumpfige Futtermittel ist geeignet, das Leiden hervorzurufen. Naturgemäß ist bei dem Absatz zu großer Mengen Harnes das Durstgefühl erheblich gesteigert. So kann es vorkommen, daß ein Pferd täglich 50—80 Liter Wasser aufnimmt. Als eine Begleiterscheinung findet sich bei der Harnruhr starke Mattigkeit bei den Tieren. Die Krankheit verschwindet sofort, wenn das Verfüttern des als schädlich erkannten Nahrungsmittels aufhört. Wird jedoch dauernd das verdorbene Futtermittel weiter gereicht, so ist die Krankheit unheilbar, die Tiere magern dann zuerst allmählich, später rasch ab und gehen an allgemeiner Schwäche zu Grunde. Zur Behandlung der Krankheit ist es also von nöten, **Futterwechsel** eintreten zu lassen.

Die Zuckerharnruhr. Wie schon in dem Worte „Zuckerharnruhr" liegt, ist es klar, daß der Harn, welcher von derartig erkrankten Tieren abgesetzt wird, Zucker enthält, und zwar stets in größeren Mengen. Der in dem Harn auftretende Zucker stammt entweder aus den in der Nahrung enthaltenen Zuckerstoffen (Kohlehydraten), oder er entsteht durch eine raschere und vermehrte Zersetzung des Körpereiweißes. Die Krankheit bewirkt, daß die Tiere sich matt und schwach zeigen und auch bei geringen Arbeitsleistungen rasch ermüden. Ferner magern dieselben durch die allgemeine Ernährungsstörung allmählich ab. Das Durstgefühl ist stark vermehrt, und zwar in eben demselben Maße wie bei der gewöhnlichen Harnruhr. Der in großen Quantitäten abgesetzte Harn ist von klarer und heller Beschaffenheit und s c h ä u m t s t a r k. Die Patienten zeigen eine abnorm vermehrte Freßlust. Im Verlaufe der Krankheit kommt es nicht selten zur Ausbildung von grauem Star auf beiden Augen. Die Erkrankung ist in den meisten Fällen eine tödliche. Dieselbe dauert einen bis mehrere Monate hindurch an. Der Nachweis, daß Zuckerharnruhr bei einem Tier besteht, läßt sich sofort dadurch erbringen, daß man den Harn durch einen Chemiker auf die Gegenwart von Traubenzucker untersuchen läßt. Soll eine Behandlung der Krankheit versucht werden, so ist vor allem darauf zu achten, daß den Tieren in ihrer Nahrung möglichst w e n i g z u c k e r h a l t i g e Stoffe verabreicht werden. Da aber der Zucker in der Nahrung einen lebenswichtigen Faktor darstellt, so ist der Ausfall auf der einen Seite durch fett- und eiweißhaltige Stoffe auf der anderen Seite zu ersetzen.

12. Die Bluterkrankungen.

Die schwarze Harnwinde oder der Nervenschlag. Die schwarze Harnwinde oder der Nervenschlag beim Pferd wird durch eine Erkältung hervorgerufen, welche eine Entzündung in der Muskulatur, und zwar gewöhnlich der Hinterhand hervorruft. Gewöhnlich tritt die Krankheit bei solchen Pferden auf, welche mehrere Tage im Stall gestanden haben und während dieser Zeit ebenso gefüttert worden sind, wie an den Tagen, an welchen sie stark gearbeitet haben. Einen Hauptfaktor für die Entstehung des Leidens gibt ferner die dunstige, warme und schlechte Luft des Stalles ab. Die meisten Fälle von schwarzer Harnwinde sieht man gewöhnlich an den auf die großen Feste fallenden Tagen, weil während dieser Zeit die Pferde meist ruhig im Stalle gehalten werden.

Der Gang der Erkrankung ist gewöhnlich der, daß die Tiere kurz nach dem Verlassen des Stalles zunächst in der Hinterhand steif und gespannt gehen und bald Schweißausbruch zeigen. Kurz darauf fangen die Tiere an, im Hinterteil zu schwanken, die Hinterbeine werden nur schwer nach vorwärts gebracht, und plötzlich stürzen die Tiere zu Boden und sind nicht im stande, sich selbst wieder zu erheben. Sobald sie am Boden liegen, versuchen sie zwar mit Anspannung aller Kräfte, wieder auf die Beine zu kommen, was ihnen jedoch vollständig unmöglich ist. Bald wird die Atmung angestrengt, wozu die Angst der Tiere, weil sie sich nicht erheben können, erheblich beiträgt. Befühlt man die Muskulatur der Hinterschenkel, so merkt man, daß die Muskeln krampfhaft gespannt sind und daß dieser Zustand den Tieren heftige Schmerzen verursacht. Wird Harn abgesetzt, so ist derselbe infolge seines Gehaltes an Blutfarbstoffen braun bis schwarzrot gefärbt. Aus diesem Umstande leitet sich auch der Name „schwarze Harnwinde", wie der Krankheitszustand im Volksmunde genannt wird, her. Die Pulszahl ist gewöhnlich gesteigert, vom normalen auf 60—100 Schläge in der Minute. Der Puls selbst fühlt sich hart an. Untersucht man die sichtbaren Schleimhäute, so sieht man dieselben hochrot oder schmutzigrot verfärbt. Die Körpertemperatur ist ungleichmäßig verteilt, gewöhnlich fühlt sich der Rücken warm, die Beine kalt an. Wird den Tieren Futter vorgehalten, so sieht man, daß der Appetit nicht gestört ist; denn die Tiere fressen, und zwar ganz normal. Das Allgemeinbefinden der Pferde ist nie gestört. Die Krankheit zeigt einen sehr raschen Verlauf, entweder ist dieselbe in leichten Fällen nach kurzer Zeit, d. h. einigen Stunden vorüber, oder sie endet nach einigen Tagen tödlich, und zwar meist dadurch, daß an vielen Stellen Aufliegen eintritt, oder der Tod erfolgt durch Lungen- oder Herzlähmung.

Die Krankheit kann leicht verhütet werden, wenn man die Pferde täglich, auch an den Festtagen, 1—2 Stunden bewegen läßt und ihre Futterration um einen Teil verkürzt. Selbstverständlich ist dafür Sorge zu tragen, daß der Stall, in welchem sich die Pferde befinden, täglich gut gereinigt und gelüftet wird. Soll eine Behandlung bei der schwarzen Harnwinde eingeleitet werden, so muß der betreffende Patient zunächst vom Boden aufgehoben und in einen Hängegurt gebracht werden. Da fast immer eine Blasenlähmung besteht, so muß dadurch, daß man mit der Hand in den Mastdarm eingeht und leicht auf die Blase drückt, der Harn, der sich angesammelt hat, zur Abscheidung gebracht werden. Falls dieses wider Erwarten nicht gelingen sollte, muß eine Entleerung der Blase durch den Katheter herbeigeführt werden. Zur Anwendung desselben muß jedoch ein Sachverständiger herbeigerufen werden. Die Thätigkeit der Haut muß durch Anwendung von reizenden Mitteln gehoben werden. Man reibt entweder auf den Flanken eine Lösung von Senföl in Spiritus (8—10 Gramm auf 300 Gramm) ein, oder eine Mischung von Salmiakgeist, Terpentinöl und Kampferspiritus (25 zu 25 zu 250). Getränke gibt man den Tieren so viel sie aufnehmen wollen. Als Futter verabreicht man denselben entweder gutes Heu oder festweiche Nahrungsmittel, wie Kleienschlapp. Ein schwerverdauliches Nahrungsmittel, so z. B. Hafer darf nicht gegeben werden. Da außerdem die Darmtätigkeit sehr leicht bei dieser Krankheit aussetzt oder unterdrückt ist, so muß bei Beginn der Behandlung ein starkes Abführmittel gegeben werden, wozu sich eine Lösung von 30 Gramm Aloeextrakt mit 300 Gramm Glaubersalz in Wasser eignet.

Das Blutharnen der Rinder. Das Blutharnen der Rinder ist seinem Wesen nach eine ähnliche Erkrankung wie die schwarze Harnwinde beim Pferde. Gewöhnlich wird von der Krankheit nicht bloß ein Tier, sondern die ganze Herde eines Besitzers betroffen. Das Leiden findet sich zumeist in der Frühjahrszeit, wenn die Rinder aus dem Stall hinaus auf die Weide getrieben werden. Im nördlichen Deutschland, wo sich zumeist kalte und sumpfige Weiden finden, ist auch deshalb das Leiden sehr heimisch. Die Ursache für die Krankheit kann entweder in der Aufnahme von giftigen Stoffen, welche sich in den Pflanzen der Wiese gebildet haben, wo die Tiere weiden, oder in einer Erkältung liegen. Nicht auszuschließen ist auch ferner die Mög-

12. Die Bluterkrankungen.

lichkeit, daß die Futterkräuter von irgend einem Spalt= oder Schimmel= pilz befallen sind, welcher geeignet ist, die Tiere krank zu machen. Als Erscheinungen des Leidens sehen wir, daß die Tiere in der Hinter= hand steif gehen und bei Druck mit der Hand auf die Lendenpartien sich sehr empfindlich zeigen. Das Hauptmerkmal jedoch ist, daß der ab= gesetzte Harn rot gefärbt erscheint, infolge des demselben beigemengten Blutfarbstoffes.

Sobald die Krankheit einsetzt, ist der Appetit der Tiere gewöhnlich nicht gestört, dagegen leiden sie mehr oder weniger an Durchfall. Durch diesen wird allgemeine Mattigkeit und Schwäche herbeigeführt. Kurz darauf wird der Harn immer dunkler und dunkler gefärbt, bis er ganz schwarzrot erscheint. Läßt man solchen Harn stehen, so senkt sich eine rotbraune Schicht zu Boden. Die Tiere empfinden Schmerzen beim Hinlegen und beim Aufstehen, man findet sogar vielfach, daß der Rücken gekrümmt gehalten wird. Untersucht man die sichtbaren Schleim= häute der Augen und des Maules, so sieht man, daß dieselben ent= weder höher gerötet sind, oder gelbrot oder ganz gelb verfärbt erscheinen. Die ausgemolkene Milch nimmt im Verlaufe der Krankheit auch eine gelblichrote Farbe an. Die Krankheit verläuft sehr rasch. Die Tiere können innerhalb weniger Stunden zu Grunde gehen, können jedoch auch bald, sofern die Krankheit rechtzeitig bemerkt wird, und die Schädigung keine zu große gewesen ist, wieder hergestellt werden. Die meisten Tiere werden gewöhnlich wieder gesund in einer Zeit von 10 Tagen bis 3 Wochen. Die Krankheit wird am besten dadurch ver= hütet, daß man die Tiere im Frühjahr nicht zu zeitig auf die Weide hinaustreiben läßt, und in den Gegenden, in welchen das Blutharnen heimisch ist, sein Vieh selbst aufzieht und kein fremdes einstallt, weil das einheimische Vieh den schädigenden Einwirkungen besser widersteht als das zugekaufte. Nimmt man auf der Weide Krankheitsfälle wahr, so muß die Herde sofort nach Hause getrieben und wieder eingestallt werden. Besteht Durchfall, so verabreicht man den erkrankten Tieren eine Abkochung von Leinsamenschleim, oder eine Lösung von Gerb= säure, oder eine schwache Alaunlösung in größerer Menge (Gerbsäure oder Alaun je 15 Gramm auf 1—2 Liter Wasser).

Der Nesselausschlag. Der Nesselausschlag kann bei unseren Haus= tieren im Anschluß an Infektionskrankheiten auftreten, oder bei einzelnen Individuen durch Verfütterung von Nahrungsmitteln, welche denselben nicht bekommen. Ferner kann der Nesselausschlag durch die Ein= wirkung von reizenden Stoffen auf die äußere Haut entstehen. Auch eine zu rasche Abkühlung der Haut, nachdem vorher längere Zeit starke Hitze auf dieselbe eingewirkt hat, ist geeignet, den Nesselausschlag zu erzeugen. Am deutlichsten sehen wir die Krankheit beim Schwein. Bei demselben treten vielfach über Nacht auf dem Rücken, an der Brust, am Bauch und an den Schenkeln rote Flecke hervor, welche die Größe einer Walnuß erreichen und über die äußere Haut hervorragen. Dieselben fühlen sich heiß an und verursachen bei der Berührung dem Tiere Schmerzen. Sind einzelne solche Flecke benachbart, so können dieselben zu einem einzigen zusammenfließen. Die rote Farbe kann späterhin in eine blaurote bis blauschwarze übergehen. Die Krankheit verläuft immer gutartig. Sie dauert in leichten Fällen 2—3 Tage, in einzelnen schweren Fällen 5—6 Tage. Die Flecke werden im Verlaufe der Krankheit schlaff, die rote oder blaurote Färbung verschwindet, und die Tiere sind wieder gesund. Meistenteils geht mit der Krankheit eine Verstopfung bei den Tieren einher. Gegen dieselbe wendet man Klistiere an, oder man verabreicht Glaubersalz (50—75 Gramm pro Kopf). Zu empfehlen ist auch die Übergießung der Patienten mit kaltem Wasser, was drei- bis viermal des Tages geschehen kann und was den Tieren stets gut bekommt. Bei unseren übrigen Haustieren ist der Nesselausschlag eine seltenere Erscheinung, bemerkt man denselben, so ist für gewöhnlich eine Behandlung nicht nötig.

13. Die Krankheiten der Gliedmaßen.

Der Muskelrheumatismus. Die Krankheit, welche wir Muskelrheumatismus nennen, finden wir bei allen unseren Haustieren.

Die Ursache, welche das Leiden hervorruft, ist stets in einer Erkältung zu suchen, mag dieselbe nun durch Zugluft oder schlechte Ställe oder durch feuchte, regnerische Witterung, oder durch eine zu rasche Abkühlung der äußeren Haut nach vorausgegangener starker Erhitzung hervorgerufen werden, wenn z. B. kalter Regen auf warm getriebene Tiere niederfällt, oder wenn die Tiere warm durch kaltes Wasser getrieben werden. Junge Tiere sind für die Erkrankung an Muskelrheumatismus mehr geeignet, als wie die älteren, weil dieselben noch nicht abgehärtet sind.

Die Erscheinungen, die wir bei der Krankheit sehen, zeigen sich in folgender Weise. Die Tiere vermögen die Gliedmaßen nicht in der gewohnten raschen Weise vorzuführen, ihr Gang wird gespannt und steif. Liegen sie am Boden, sind sie, weil starke Schmerzen beim Aufstehen einsetzen, schwer aufzutreiben. Sollen sie vor- oder rückwärts treten, so geschieht die Bewegung langsam und schwerfällig, weil auch hierbei starke Schmerzen ausgelöst werden. Betastet man die erkrankten Muskelpartien mit der Hand, so fühlen sich dieselben gespannt und hart an, und die Berührung der erkrankten Partien erzeugt lebhafte Schmerzen.

Ein charakteristisches Merkmal für Rheumatismus ist es, daß die Krankheit „springt", d. h. daß sie z. B. vom linken Vorderschenkel auf den rechten Hinterschenkel oder von diesem auf die Halspartien überspringen kann. Kontrolliert man die Körpertemperatur durch das Thermometer, so findet man, daß dieselbe erhöht ist, gewöhnlich ist leichtes Fieber vorhanden. Die Pulszahl ist vermehrt, ebenso die Zahl der Atemzüge. Der Verlauf der Krankheit ist häufig ein rascher. Nach einigen Tagen bis nach Verlauf einiger Wochen sind alle Krankheitserscheinungen verschwunden. Ist jedoch der Rheumatismus nach Verlauf einiger Wochen nicht vergangen, so bleibt derselbe dauernd bei dem Patienten bestehen.

Wird ein Rind von Muskelrheumatismus befallen, so sind gewöhnlich die Schultermuskeln oder die Lendenmuskeln, oder beide zusammen erkrankt. Es kommt jedoch auch vor, daß alle Körpermuskeln erkrankt sind. In diesem Falle stehen die Tiere steif da und vermögen kein Glied zu rühren. Die Muskeln fühlen sich straff und gespannt an, und die Tiere zeigen bei der Berührung derselben lebhafte Schmerzen. Beim Rind kommt es vielfach vor, daß der Rheumatismus dauernd bestehen bleibt.

Der Muskelrheumatismus beim Hund befällt hauptsächlich die Muskulatur des Halses, des Rückens, und die Lenden- und Schenkel-Muskulatur. Die Patienten gehen steif, wenn sie zu einer Bewegung angetrieben werden. Gewöhnlich versuchen sie jedoch, jede, auch die geringste Bewegung zu vermeiden. Hebt man die Patienten vom Boden auf, so schreien oder heulen sie laut auf. Treppen hinaufsteigen können die Hunde überhaupt nicht, oder nur schwer, und auch hierbei schreien sie vor Schmerzen anhaltend.

Setzt beim Schwein Rheumatismus ein, so sehen wir auch hier, daß die Tiere steif gehen, ganz steife Beine haben, und bei der Berührung Schmerzen bekunden. Gewöhnlich machen an Rheumatismus erkrankte Schweine einen krummen Buckel, wenn sie am Boden liegen.

Die Behandlung des Muskelrheumatismus geschieht in der Weise, daß man die erkrankten Partien mit einer Mischung von Senföl in

Spiritus (1:150 Gramm), oder mit Kampferspiritus, oder mit einer Mischung von Terpentinöl, Salmiakgeist und Kampferspiritus (je 25 Gramm auf 250) einreibt und dann tüchtig frottieren läßt. Ferner müssen die erkrankten Muskelpartien täglich zu verschiedenen Malen tüchtig massiert werden. Auch feuchtwarme Umschläge, welche von halber Stunde zu halber Stunde erneuert werden, leisten sehr gute Dienste. Ein spezifisches Mittel zur inneren Behandlung ist das salicylsaure Natrium, welches beim Pferd und Rind dreimal täglich in einer Dosis von 50 Gramm in Wasser gelöst verabreicht wird, oder man läßt sich in der Apotheke Pillen anfertigen, welche 50 Gramm salicylsaures Natrium enthalten. Hunden und Schweinen gibt man täglich drei- bis viermal von einer Lösung von salicylsaurem Natrium in Wasser (5 bis 6 Gramm auf 100 Gramm Wasser) einen Eßlöffel voll. Selbstverständlich müssen an Muskelrheumatismus erkrankte Tiere im Stall gehalten werden; man hat ferner dafür zu sorgen, daß jede Zugluft abgesperrt wird, und daß die Patienten mäßig, d. h. nicht allzukräftig, gefüttert werden.

Der Gelenkrheumatismus. Stellt der Muskelrheumatismus eine Entzündung von verschiedenen Muskelgruppen dar, so sieht man den Gelenkrheumatismus als eine Entzündung eines oder gewöhnlich gleichzeitig mehrerer Gelenke auftreten. Von Gelenkrheumatismus werden alle Tiergattungen befallen, am meisten ist demselben jedoch das Rindvieh ausgesetzt. Die Krankheit beruht auf einer Infektion, und die Gelegenheitsursache für das Einsetzen der Infektion bildet in der Mehrzahl aller Fälle eine Erkältung. Sobald die Krankheit einsetzt, sieht man plötzlich an einem oder mehreren Gelenken Schwellungen auftreten, welche sich in überraschend kurzer Zeit stark vergrößern, welche sich heiß anfühlen und beim Druck mit der Hand dem Tier Schmerzen verursachen. An einigen Stellen fühlt sich das entzündete Gelenk schwappend an. Streicht man die Haare gegen den Strich, so sieht man, daß die Haut gerötet ist. Gewöhnlich werden auch die den Gelenken benachbarten Teile, wie die Sehnen, die Sehnenscheiden und die Muskeln von der Krankheit mit ergriffen. Die Patienten liegen meist am Boden und sind schwer oder gar nicht zum Aufstehen zu bringen. Der Puls ist beschleunigt, die Atmung angestrengt, die Temperatur fieberhaft erhöht. Futter wird wenig oder gar nicht aufgenommen, ebenso Getränk. Das Wiederkäuen hat aufgehört. Milch wird wenig oder gar nicht abgesondert. Das Maul fühlt sich trocken und heiß an. Naturgemäß geht mit der darniederliegenden Futteraufnahme eine rasche Abmagerung ein-

13. Die Krankheiten der Gliedmaßen.

her. Wird die Krankheit rechtzeitig behandelt, so kann nach Verlauf einiger Wochen Besserung oder vollständige Heilung eintreten. Es ist jedoch nicht zu vergessen, daß der Gelenkrheumatismus große Neigung zeigt, bei der geringsten frischen Erkältung von neuem einzusetzen, und in solchen Fällen wird die Krankheit chronisch. Sobald ein Tier mehrmals an Gelenkrheumatismus erkrankt ist, erscheint es am geratensten, die Tiere möglichst rasch durch Schlachtung zu verwerten, weil sie in ihrem Nährzustand zu stark und rasch zurückkommen.

Zur inneren Behandlung verabreicht man den Tieren täglich ein- bis zweimal salicylsaures Natrium, entweder in Wasser gelöst, oder man läßt sich in der Apotheke Pillen herstellen; Pferde und Rinder erhalten auf einmal 50 Gramm, Schweine und Hunde von einer Lösung von 5—6 Gramm auf 100 Gramm Wasser dreimal täglich einen Eßlöffel voll. Äußerlich läßt man die Gelenke mit einer Ichthyolsalbe (7—8 Gramm Ichthyol auf 50 Gramm Vaselin) einreiben, außerdem werden die Gelenke massiert, und nach beendeter Massage auf die Schwellung eine Flanellbinde aufgezogen. Von Gelenkrheumatismus befallene Tiere dürfen anfangs nicht bewegt werden, sie müssen warm und dabei in genügend gelüfteten Stallungen untergebracht werden, und außerdem sind sie mäßig, aber doch kräftig, zu füttern.

Die Lähme der Neugeborenen. Als Lähme der Neugeborenen faßt man im allgemeinen eine eitrige Gelenkentzündung bei jungen Tieren auf, welche sich aus einer Infektion vom Nabel aus entwickelt. Die eitrige Gelenkentzündung entsteht meistenteils in den ersten Tagen, seltener erst nach Wochen nach der Geburt. Die Temperatur ist stark fieberhaft erhöht, und das Begehren, Milch aufzunehmen, ist vollständig geschwunden. Die Gelenke sind stark geschwollen, die Schwellung selbst fühlt sich heiß an und erregt bei Druck starke Schmerzen. Gewöhnlich sind gleichzeitig verschiedene Gelenke erkrankt. Die Tiere vermögen die erkrankten Glieder nicht zu bewegen, und wenn sie zum Auftreten gezwungen werden, so lahmen sie stark. In vielen Fällen liegen sie auch am Boden fest. Bald stellt sich Durchfall ein, die entleerten Massen haben eine grauweiße Farbe und riechen stark unangenehm. Die Tiere sind schwach und matt und magern rasch ab. In vielen Fällen wird auch der Eiter aus den Gelenken auf dem Wege der Lymphbahnen mit fortgenommen, er gelangt dann in das Blut und von dort aus in den ganzen Körper. Die meisten Säuglinge, welche von dieser Krankheit befallen werden, gehen zu Grunde. Der Tod tritt nach einigen Wochen ein, aber ein tödliches Ende kann auch schon nach Verlauf einiger Tage einsetzen. Die Behandlung des Leidens geschieht in der Weise, daß man die entzündete Nabelpartie täglich mehrmals kräftig desinfiziert und mit einer höher prozentigen antiseptischen Salbe, z. B. Jodoform- oder Teersalbe (Jodoform 1 Gramm, Vaseline 5 Gramm oder Teer 1 Gramm auf 3 Gramm Vaseline), in dicker Schicht bestreicht. Ferner ist unbedingt dafür Sorge zu tragen, daß der Säugling auf einem trockenen und guten Lager gebettet wird. Innerlich gibt man täglich mehrmals eine verdünnte Lösung von Spiritus in Wasser eßlöffelweise (halb Spiritus, halb Wasser).

Die Entstehung des Leidens kann jedoch unbedingt verhindert werden, wenn, sobald ein Tier geboren wird, der Nabelstrang vorsichtig abgebunden und mit Desinfektionsmitteln behandelt wird. Sehr zu empfehlen ist es, daß der Nabelstumpf in den ersten 8 Tagen nach der Geburt nach gründlicher Reinigung und Desinfektion mit einem Holzteeranstrich versehen wird.

Die Knochenbrüchigkeit. Die Knochenbrüchigkeit ist eine Krankheit, welcher alle Tiergattungen ausgesetzt sind, welche aber zumeist das Rind befällt. Lange Zeit bemerkt man an den mit der Krankheit behafteten Tieren keine auffallenden Erscheinungen, bis auf einmal bei einer geringfügigen Veranlassung, wie beim Aufstehen oder beim Niederlegen, oder bei einem Fehltritt, oder beim Umdrehen, der erkrankte Knochen entzwei bricht. Ein solcher Bruch ist wenig schmerzhaft, und zeigen die Enden keine Neigung, wieder zusammenzuheilen. Daß ein erkrankter Knochen so leicht brechen kann, liegt an dem Mangel an Kalksalzen in demselben. Derselbe kann hervorgerufen werden entweder dadurch, daß ein Tier durch starke Milchabgabe oder durch zu häufige Trächtigkeit viele Kalksalze abgibt, oder dadurch, daß der Boden, auf dem die verfütterten Nahrungsmittel gewachsen sind, kalkarm ist. Besteht das Leiden Wochen und Monate, so magern die Tiere allmählich ab, sie fressen schlecht, werden schwach, matt und hinfällig, und da sie viel am Boden liegen, drücken sie sich durch und gehen endlich an allgemeiner Körperschwäche zu Grunde. Zur Behandlung ist es unbedingt erforderlich, daß Futterwechsel vorgenommen wird. Es muß den Tieren eine Nahrung verabreicht werden, welche reich an Kalksalzen ist. Geschieht dies, so kann die Krankheit, wenn sie auch schon einige Zeit bestanden hat, zum Schwinden gebracht werden. Ist ein Futterwechsel aus wirtschaftlichen Gründen nicht möglich, so ist es angebracht, die Tiere vielleicht nach einer Gegend zu überführen, welche infolge ihrer günstigen Bodenverhältnisse kalkhaltigere Futtermittel hervorbringt.

13. Die Krankheiten der Gliedmaßen.

Außerdem verabreicht man den Tieren, welche an Knochenbrüchigkeit erkrankt sind, täglich eine kleine Handvoll **phosphorsauren Kalkes** auf dem Futter. Zur Hebung der Verdauung gibt man denselben täglich außerdem noch im Trinkwasser einen Eßlöffel voll Salzsäure.

Die Knochenweiche. Die Knochenweiche kommt nur bei Tieren im jugendlichen Alter vor, und zwar sind derselben meistenteils junge Schweine und junge Hunde ausgesetzt. Die Knochenweiche, ebenso wie die Knochenbrüchigkeit, entsteht aus einem Mangel an Kalksalzen in der verabreichten Nahrung. Erhalten z. B. Schweine als Ferkel nur Kartoffelnahrung oder abgebrühte Küchenabfälle, so muß die Krankheit, weil in diesem schlechten Nahrungsmittel wenig Kalk enthalten ist, unbedingt zum Ausbruch kommen. Das Leiden findet man hauptsächlich bei Tieren, welche im Stall gehalten werden, dagegen äußerst wenig bei Schweinen, welche frei umherlaufen können. Außerdem sind die äußerst feinen englischen Schweinerassen von vorn herein erblich belastet. Bei den erkrankten Tieren bleiben die Knochen, weil die genügende Kalkablagerung in denselben fehlt, weich, und fangen dieselben an den Enden, wo die Knorpel ansetzen, an zu wuchern. An den Beinen solcher Tiere findet man die verschiedensten Verkrümmungen, entweder nach innen oder nach außen; außerdem kann auch die Rückenwirbelsäule verschiedenartig verändert sein, entweder senkt sie sich nach unten, oder sie wird nach einer der beiden Seiten ausgebogen. Das Leiden entsteht ganz allmählich. Die erkrankten Tiere gehen steif und liegen viel am Boden; werden sie zum Aufstehen gezwungen, so krümmen sie den Rücken. An den Gelenken finden sich Knochenauftreibungen, welche bei Druck Schmerzen verursachen.

Auch hier, wie bei der Knochenbrüchigkeit, ist zur Behandlung die Verabreichung von Kalk im Futter unbedingtes Erfordernis, falls eine Heilung erzielt werden soll, und zwar gibt man den Tieren entweder phosphorsauren Kalk täglich ein- bis zweimal einen halben bis einen ganzen Eßlöffel voll im Futter, oder man gibt präpariertes Knochenmehl in ebenderselben Menge im Futter. Außerdem muß für einen Wechsel der Fütterung gesorgt werden. Man verabreiche kräftiges nahrhaftes Futter, welches an und für sich schon Kalk in irgend welcher Form enthält. Außerdem kann man Schweinen sowohl wie Hunden, täglich einmal einen Eßlöffel gereinigten Lebertran verabreichen.

14. Die Krankheiten des Nervensystems.

Die Blutüberfüllung des Gehirns. Eine Blutüberfüllung des Gehirns kommt zu stande entweder durch zu starke körperliche Anstrengungen, oder zu hohe seelische Erregungen, oder wenn bei einem Tier ein Herzfehler besteht, oder wenn eine äußere Verletzung am Schädelbach eingetreten ist, wobei das Gehirn erschüttert oder selbst mit verletzt worden ist. Ferner kann eine Blutüberfüllung dadurch hervorgerufen werden, daß auf den Schädel entweder zu starke Kälte oder zu starke Hitze einwirken. Auch bei Vergiftung, z. B. durch die Aufnahme schädlicher Futterstoffe, und bei einer zu starken Fütterung, nachdem die Tiere vorher gehungert haben, kann eine abnorme Blutfülle im Gehirn festgestellt werden. Endlich kann die Krankheit im Anschluß an verschiedene Infektionskrankheiten einsetzen. Die Erscheinungen bestehen zunächst in einer starken Erregung der Tiere. Dieselben zeigen sich äußerst aufgeregt, und diese Aufregung kann sich bis zur Tobsucht steigern. Sie zeigen sich äußerst empfindlich gegen Eindrücke von außen, z. B. gegen eine Berührung, gegen selbst geringe Geräusche und gegen Lichteindrücke.

Rinder z. B. springen vielfach auf ihrem Stande hin und her, brüllen und toben, knirschen mit den Zähnen, verdrehen den Kopf und in ihm die Augen. Untersucht man die Pupille, so findet man dieselbe sehr verengt, die sichtbaren Schleimhäute sind höher gerötet, der Puls fühlt sich voll an, die Zahl der Pulsschläge ist eine höhere als gewöhnlich, die Atmung ist beschleunigt, und der Schädel fühlt sich beim Betasten mit der Hand vermehrt warm an. Auch beim Pferd finden sich solche Tobsuchtsanfälle.

Auf den Erregungszustand, welcher für gewöhnlich nur kurze Zeit besteht, folgt ein Zustand der Niedergeschlagenheit. Die Tiere stehen da, als wenn sie betäubt wären, sie sind schlaff und schläfrig, stützen den Kopf auf die Krippe oder halten ihn gesenkt. Der Blick ist starr. Gegen äußere Eindrücke sind sie vollständig teilnahmslos. Die natürlichen körperlichen Ausscheidungen, wie Harn und Kotabsatz, sind unterdrückt oder sie geschehen verzögert. In diesem Zustand ist die Pupille erweitert.

Eine Heilung des Zustandes der Blutüberfüllung des Gehirns geschieht entweder in kurzer Zeit, d. h. in einigen Stunden oder nach einigen Tagen. Häufig kommt es jedoch auch vor, daß die Tiere einen Schlaganfall erleiden, an dem sie entweder sofort oder bald darauf zu

14. Die Krankheiten des Nervensystems.

Grunde gehen. Vielfach bleiben aber auch Folgezustände im Gehirn zurück, und dann zeigen die Pferde das Bild des Dummkollers, oder sie erkranken an Schwindelanfällen, welche in Absätzen eintreten.

Am zweckmäßigsten wird der Blutüberfüllung des Gehirns zu Beginn der Erkrankung durch einen ausgiebigen Aderlaß entgegengetreten. Sobald man jedoch erst später Kenntnis von dem krankhaften Zustand des Tieres erhält, läßt man auf das Schädeldach einen Beutel mit kleingeschlagenen Eisstücken bis zu Haselnußgröße auflegen und dadurch Kälte einwirken. Ist kein Eis vorhanden, oder solches schwer zu erlangen, so verwendet man Kaltwasserumschläge, welche viertelstündlich erneuert werden müssen. Ferner verabreicht man den Tieren ein Abführmittel, um das Blut aus dem Gehirn in den Darm abzuleiten. Versuchen kann man ferner auch durch Klistiere mit kaltem Wasser, das Blut aus dem Gehirn in den Darm abzuleiten. Hat man einen Laufstall zur Verfügung, so bringt man das erkrankte Tier in einen solchen. Derselbe muß möglichst dunkel gehalten werden. Als Futter verabreicht man Kleienschlapp oder Mohrrüben, oder falls die Erkrankung in das Frühjahr fällt, Grünfutter.

Die Blutleere des Gehirns. Blutleere des Gehirns tritt ein, wenn die Tiere an Herzschwäche leiden, oder wenn dieselben einen großen Blutverlust infolge Einwirkung eines äußeren Unfalles erlitten haben. Selbstverständlich sind auch Geschwülste, welche im Gehirn vorkommen, geeignet, den krankhaften Zustand hervorzurufen. Sobald die Blutleere im Gehirn eintritt, setzen bei dem Patienten Schwindelanfälle ein, welche sich bis zu völliger Ohnmacht steigern können. Der Puls fühlt sich schlaff und matt an, die Pupille ist stark erweitert; das Herz arbeitet nur schwach.

Behandelt wird die Blutleere des Gehirns durch Verabreichung großen Mengen starken Kaffees, oder Spiritus mit Wasser oder mit Wein, oder Hoffmannschen Tropfen in Wein (1—2 Eßlöffel voll auf einmal).

Die Gehirnblutung und der Gehirnschlag. Eine Gehirnblutung oder ein Gehirnschlag kann durch starke Aufregung, oder durch Überanstrengung, oder durch Blutstauung, oder durch Sonnenstich hervorgerufen werden. Durch äußere Einflüsse, z. B. durch die Einwirkung starker Schläge auf die Schädeldecke, kann eine Blutung zwischen die Schädelknochen und die Gehirnhäute eintreten. Die Erscheinungen, welche man bei der Gehirnblutung sieht, sind plötzlich einsetzender Schwindel, Schwanken und Zittern, krankhafte Zuckungen oder Bewußtlosigkeit.

Die Augenschleimhaut ist hoch gerötet, der Puls sehr schwach, die Atmung erfolgt angestrengt. Außerdem können von Anfang an halbseitige oder teilweise Lähmungserscheinungen eintreten, z. B. eine Lähmung der Lippen oder eine Lähmung der Kaumuskeln u. s. w.

Eine Behandlung der Gehirnblutung oder des Gehirnschlages ist aussichtslos, doch kann man auch hier versuchsweise Kaltwasserumschläge anwenden. Außerdem verabreicht man innerlich anregende Mittel, wie Wein, Kaffee oder Alkohol. Besteht die Krankheit längere Zeit, so verabreicht man ab und zu ein Abführmittel.

Die Gehirnentzündung. Die Gehirnentzündung kann durch die verschiedensten Ursachen hervorgerufen werden, so z. B. durch die Einwirkung zu großer Kälte oder Hitze, durch Überanstrengung, durch langen Transport auf Eisenbahnen oder durch zu kräftige Fütterung, z. B. mit Bohnen, Erbsen, Wicken oder Roggen. Auch durch Einwirkung von außen, z. B. durch Verletzungen am Kopfe und durch Parasiten im Gehirn und im Anschluß an Infektionskrankheiten kann die Gehirnentzündung hervorgerufen werden. Auch bei dieser Erkrankung finden wir, wie bei der Blutüberfüllung des Gehirns, zunächst einen Zustand der Erregung, und auf diesen folgend einen Zustand der Depression. Im Zustand der Erregung sieht man Pferde und Rinder unruhig und aufgeregt, und kann sich auch hier der Zustand bis zur Tobsucht steigern. Die Tiere drängen planlos nach vorn oder nach der Seite, steigen in die Höhe, überschlagen sich oder rennen mit dem Kopf gegen die Wand; sie sind sehr schwer in einen Stall hineinzuführen, und ebensoschwer herauszuführen. Im Zustand der Depression stehen die Tiere wie schlafsüchtig und betäubt da, der Kopf wird auf die Krippe gestützt oder gesenkt gehalten, und die Pupille ist erweitert. Die Tiere sind wenig empfindlich. Man kann ihnen in die Ohren greifen, oder auf die Hufkronen treten, oder man kann sie mit der Peitsche antreiben, ohne daß sie darauf reagieren. Die Futteraufnahme ist entweder vollständig gestört, so daß die Tiere überhaupt nicht fressen, oder wenn sie Futter aufnehmen, so geschieht dies in abnormer Weise. Sie nehmen z. B. Heu auf, fangen an zu kauen und setzen plötzlich aus, stehen kurze Zeit wie traumverloren da und fangen dann von frischem an zu kauen, oder sie behalten das Futter zwischen Backe und den Zähnen. Die Darmthätigkeit ist verzögert, ebenso die Thätigkeit der Blase. Beim Einsetzen der Krankheit ist stets höhere Temperatur vorhanden (41 Grad C. und darüber). Nach einigen Tagen jedoch fällt die Temperatur und ist entweder normal (37—37,8 Grad) oder unternormal. Der Puls ist anfangs beschleunigt,

14. Die Krankheiten des Nervensystems.

später normal. Die Atmung ist beim Einsetzen der Krankheit beschleunigt, später ist sie normal oder unternormal.

Die Gehirnentzündung ist eine sehr bedenkliche Krankheit, weil die meisten Fälle töblich enden. Der Tod tritt entweder schlagartig in kurzer Zeit ein, und zwar schon innerhalb des ersten Tages, oder die Krankheit dauert 8—14 Tage an, und erfolgt dann erst der Tod. Übersteht ein Pferd die Krankheit, so finden sich in jedem Fall Nachkrankheiten ein, welche den Wert des Tieres erheblich vermindern, so z. B. Schwindelanfälle, Dummkoller u. s. w.

Die Behandlung der Gehirnentzündung geschieht in der Weise, daß man die Patienten in einen Laufstall bringt, welcher kühl und dunkel gehalten wird und dabei luftig ist. Auf das Schädeldach macht man Kaltwasser- oder Eisumschläge, welche möglichst häufig erneuert werden müssen. Außerdem verabreicht man in den ersten Tagen ein Abführmittel, um die Krankheit vielleicht auf den Darm abzuleiten. Als Abführmittel eignet sich am besten das Glaubersalz, entweder allein in einer Dosis von 4—500 Gramm, oder mit einer Dosis Aloe (25—30 Gramm Aloe auf 300 Gramm Glaubersalz). Als Futter gibt man den Tieren entweder Grünfutter, oder Kleienschlapp, oder Mohrrüben. Man gebe kein Körnerfutter, weil dieses die Krankheitserscheinungen nur steigert.

Setzt beim Rind eine Gehirnentzündung ein, so zeigen sich die Tiere im Erregungsstadium tobsüchtig, sie brüllen, knirschen mit den Zähnen, springen in die Krippe und drängen nach vorwärts. Außerdem findet man ab und zu Krämpfe. Der Blick ist stier und dabei glänzend. Der Ausgang in Heilung beim Rind ist ein sehr seltener. Es ist daher am geratensten, die Tiere abschlachten zu lassen, weil sie verwertet werden können.

Beim Schwein sieht man ebenfalls Tobsuchtsanfälle; die erkrankten Tiere schreien von Zeit zu Zeit laut auf, sie knirschen mit den Zähnen, verfallen ab und zu in Krämpfe und führen Dreh- oder Kreisbewegungen aus. Greift man den Schädel an, so fühlt man, daß derselbe heiß ist. Da auch beim Schwein eine Heilung sehr selten ist, so ist es auch hier am besten, die Schlachtung eintreten zu lassen.

Der Blitzschlag. Vom Blitzschlag werden häufig Weidetiere getroffen. Die Wirkung des Blitzschlages ist eine verschiedene, je nach der Kraft desselben und darnach, ob er direkt oder indirekt auf ein Tier eingewirkt hat. Trifft ein kräftiger Blitzstrahl das Tier, so tötet er auf der Stelle; schlägt er in der Nähe der Tiere ein, so werden dieselben mehr oder weniger betäubt und gelähmt. Die Betäubungserscheinungen können mehrere Stunden andauern, die Lähmungserscheinungen sogar dauernd zurückbleiben. Die Betäubungserscheinungen behandelt man mit anregenden Mitteln, wie Kaffee, oder Alkohol, oder Äther (Hoffmannsche Tropfen), die Lähmungserscheinungen mit Einreibungen (Kampferspiritus oder Kampferspiritus mit Salmiakgeist, oder Senfspiritus u. s. f. Außerdem kann man versuchen, durch Massage eine Heilung herbeizuführen.

Die Rückenmarksentzündung. Eine Rückenmarksentzündung entsteht bei unseren Haustieren hauptsächlich durch mechanische Verletzungen, so z. B. durch Schläge, Quetschungen oder Stöße, oder im Anschluß an einzelne Infektionskrankheiten.

Die Erscheinungen, welche die Krankheit zeitigt, bestehen entweder in Bewegungsstörungen oder in Störungen der Empfindlichkeit. Gleichzeitig können jedoch auch Lähmungen der Blase und des Mastdarms auftreten. Bestehen Störungen der Bewegung, so sieht man entweder, daß die Tiere Krampfanfälle oder einen steifen, gespannten Gang zeigen, und daß außerdem die ganze Wirbelsäule steif und gestreckt gehalten wird. Werden die Tiere geführt, so schwanken sie, stürzen auch vielleicht, und sind dann außer stande, sich wieder vom Boden zu erheben. Sind kleine Haustiere, z. B. Hunde oder Katzen, durch eine äußere Gewalt an der Wirbelsäule verletzt, so sieht man, daß die Nachhand wie unbelebt nachgeschleppt wird. Ab und zu findet man, daß die Pupille des Auges verengert ist. Besteht eine Störung der Empfindlichkeit, so bekunden die Tiere bei der Berührung entweder lebhafte Schmerzen und Unruhe, oder andernfalls zeigen solche Patienten, wenn sie mit Nadeln an den gelähmten Teilen gestochen werden, absolut keine Empfindlichkeit. Ist gleichzeitig eine Lähmung der Blase oder des Mastdarmes zugegen, so wird der Harn in der Blase und der Kot im Mastdarm zurückgehalten. Besteht jedoch die Lähmung länger, so erfolgt ab und zu unwillkürlicher Abgang von Harn und Kot. Diejenigen Körperpartien, welche gelähmt sind, fühlen sich außerdem kälter an, als wie der übrige Körper. Sobald die Lähmungserscheinungen eine Woche und länger andauern, stellt sich Muskelschwund an den gelähmten Partien ein.

Eine Rückenmarksentzündung hat fast niemals einen raschen, sondern stets einen chronischen Verlauf. Kommt eine Heilung wirklich zu stande, so bleiben leichte Lähmungserscheinungen lange Zeit, vielleicht für immer bestehen.

Sobald man festgestellt hat, von welcher Seite und Stelle aus z. B.

14. Die Krankheiten des Nervensystems.

eine äußere Gewalt auf die Wirbelsäule eingewirkt hat, legt man auf die verletzte Stelle Eis- oder Kaltwasserumschläge auf. Bemerkt man nach einiger Zeit einen Rückgang der Lähmungserscheinungen, so empfiehlt es sich, auf die erkrankte Partie Kantharidenkollodium oder ein anderes stark hautreizendes Mittel zu mehreren Malen aufzutragen und die Tiere ruhig stehen zu lassen. Sobald die äußere Haut — was eine natürliche Erscheinung darstellt — abgestoßen wird, läßt man die von Haaren entblößten Stellen mit irgend einem Fett, am besten Vaseline oder frischem ungesalzenen Schweinefett, bestreichen, damit die junge Haut geschmeidig gemacht wird. Pferde und Rinder sind außerdem, da sie die Neigung zeigen, sich zu Boden zu werfen, in Hängegurte zu bringen, weil, auch wenn sie nur kurze Zeit am Boden verweilen, sich Aufliegen einstellt, woran sie bald zu Grunde gehen. Außerdem ist, falls Blasen- und Mastdarmlähmung besteht, für eine genügende Entleerung der beiden zu sorgen, was dadurch geschieht, daß man den Mastdarm mit der Hand ausräumt und von diesem aus einen leichten Druck auf die Blase ausübt, wodurch dieselbe zur Entleerung gebracht wird.

Die Fallsucht. Fallsucht oder Epilepsie kommt bei allen unseren Haustieren, im Verhältnis jedoch ziemlich selten vor. Die Krankheit hat ihren Sitz im Gehirn und geht mit Anfällen von Bewußtseinsstörung einher. Gleichzeitig treten beim Einsetzen eines Anfalles Krämpfe in der Muskulatur ein. Die Anfälle wiederholen sich von Zeit zu Zeit, und zwar um so häufiger, je mehr eine äußere Veranlassung, z. B. irgend welche starke Aufregung, auf das Tier einwirkt. Auch grelles auf die Augen der Tiere einwirkendes Licht ist im stande, einen Anfall hervorzurufen. Gewöhnlich wird die Krankheit erzeugt durch eine Veränderung im Gehirn, mag dieselbe nun durch eine selbständige Erkrankung hervorgerufen sein, oder dadurch, daß im Gehirn tierische Parasiten ihren Sitz haben, oder daß eine Neubildung in demselben vorhanden ist.

Sobald ein Anfall einsetzt, bemerkt man, daß die Tiere sich nicht mehr im Gleichgewicht halten können, zugleich zeigt sich ein Schwindelanfall. Setzt der Anfall im Stall ein, so zeigen die Pferde zunächst Ängstlichkeit und Aufregung, legen sich in die Halfter und zeigen einen starren und glotzenden Blick. Bald fangen die Tiere an zu schwanken und zu taumeln und nehmen ganz unregelmäßige Stellungen ein, nur um den Körper im Gleichgewicht zu halten. Die bald eintretenden Krämpfe beginnen gewöhnlich am Kopf, und an diesem zunächst an den Augen; sodann gehen dieselben auf die Muskeln der Backen, der Nase und der Ohren über. Gewöhnlich finden sich auch krampfhafte Kaubewegungen, wobei der abgesonderte Speichel zu Schaum gekaut wird, welcher den Tieren vor das Maul tritt. Der Kopf und der Hals werden nach der linken oder rechten Seite abgebogen gehalten. Bald verlieren die Tiere das Gleichgewicht völlig und stürzen um. Am Boden geht gewöhnlich auch der Krampf auf die Muskulatur der Glieder über, welche sich dann in dauernder Bewegung befinden. In diesem Zustand ist das Bewußtsein und jede Empfindung geschwunden.

Betrachtet man in diesem Zustand die Schleimhäute, so sieht man, daß dieselben blaß und blutleer sind, die Pupillen sind erweitert und gegen Licht unempfindlich, d. h. bei eindringendem Licht tritt keine Verengerung derselben ein. Da jede Empfindlichkeit ausgeschaltet ist, geht gewöhnlich Harn und Kot freiwillig ab. Bald tritt an dem Hals und an den Flanken Schweißausbruch ein, und dann ist gewöhnlich das Ende des Anfalles nahe. Nach gewöhnlich kurzer Dauer kehrt Bewußtsein und Empfindung zurück, die Tiere springen vom Boden auf, und nach kurzer Zeit ist keine Veränderung mehr an ihnen wahrnehmbar. Gewöhnlich dauert ein Anfall 5—10 Minuten. Ein mit Fallsucht behaftetes Tier behält die Krankheit **fast immer die ganze Zeit seines Lebens hindurch**.

Eine Behandlung der Fallsucht, welche Aussicht auf Heilung bietet, gibt es nicht.

Sobald man merkt, daß ein Anfall nahe ist, wirft man dem Tiere rasch eine Decke über den Kopf und sorgt dafür, daß Hals und Kopf nicht nach der Seite gebeugt werden können. Hierdurch wird erreicht, daß die Tiere wenigstens nicht zu Boden stürzen. Am meisten zu empfehlen ist es noch, daß man den Tieren rasch hintereinander einige Eimer kaltes Wasser über den Kopf gießen läßt.

Der Schwindel. Schwindelanfälle finden wir bei allen unseren Haustieren. Bei solchen Anfällen zeigen die Tiere Bewegungsstörungen, die mit Verlust des Gleichgewichtsgefühles einhergehen. Gewöhnlich können sie sich auch beim Einsetzen eines Anfalles nicht aufrecht erhalten. Als Ursachen für Schwindelanfälle sind anzusehen: starke Fütterung, langer Stallaufenthalt und plötzlicher Temperaturwechsel. Die Anfälle setzen gewöhnlich auf offener Straße während der Bewegung der Tiere ein. Dieselben fangen plötzlich an langsamer zu gehen, oder bleiben momentan stehen, sie fangen an zu zittern und zu schwanken, stellen sich breitbeinig hin, drängen nach der Seite, oder rückwärts, oder sie hängen sich in das Geschirr, oder sie benutzen, falls noch ein

14. Die Krankheiten des Nervensystems.

anderes Pferd am Geschirr geht, dieses als Stützpunkt. Außerdem zeigen solche Tiere große Unruhe und Angst und fangen am ganzen Körper zu schwitzen an. Die Empfindung ist während dieser Zeit völlig geschwunden, ebenso das Bewußtsein. In manchen Fällen erfolgt auch währenddem freiwilliger Harn- und Kotabgang. Die Dauer eines Anfalles beträgt gewöhnlich einige Minuten. Beim Schwindel fehlen in jedem Falle die Krampferscheinungen der Muskulatur.

Sobald man bemerkt, daß ein Tier einen Schwindelanfall bekommt, hält man dasselbe am Kopfe fest, und falls angängig, gießt man ihm einige Eimer kaltes Wasser über den Kopf, weil die Anwendung von Kälte die Anfälle bedeutend zu verkürzen vermag. Außerdem ist es zweckmäßig, falls nicht gleich kaltes Wasser zur Stelle ist, über den Kopf eine Decke zu werfen.

Dritter Teil.
Die Krankheiten der Haut.

Die Rötung der Haut. Die einfache Rötung der Haut beruht auf einer Blutüberfüllung der oberflächlich liegenden Gefäße. Die Rötung tritt entweder in Fleckenform oder ausgebreitet auf. Die Ursachen, welche die Hautfärbung hervorrufen, bestehen entweder in der Einwirkung von zu kalter oder zu heißer Luft, oder wenn Arzneistoffe auf die Haut eingewirkt haben, so z. B. nach der Anwendung von reizenden Hautmitteln, wie Salben, oder Kampferspiritus, Senfspiritus oder Terpentinöl u. a. Die Rötung der Haut kann jedoch auch infolge mechanischer Einwirkung auf die äußere Haut hervorgebracht werden, so wenn dieselbe an einzelnen Stellen durch Geschirrteile gescheuert oder gedrückt wird.

Eine Behandlung der Hautrötung ist in den meisten Fällen deshalb unnötig, weil, sobald die wirkende Ursache aufhört, die Färbung von selbst verschwindet. Besteht jedoch der Zustand längere Zeit, so wendet man Umschläge von Essig mit Wasser oder Bleiwasserumschläge, oder Kaltwasserumschläge an.

Der Hautausschlag beim Hund. Der Hautausschlag beim Hund entsteht stets infolge der Einwirkung irgend eines Reizes auf die äußere Haut, mag derselbe nun in Form von Schmutz oder als Parasiten eingewirkt haben. Der Hautausschlag setzt gewöhnlich auf dem Rücken ein, weil auf diesem die ebengenannten Ursachen am ungestörtesten ihre Wirksamkeit entfalten können. Hat man Gelegenheit, die Krankheit von Anfang an zu beobachten, so sieht man zunächst, daß auf der ungefärbten Haut größere oder kleinere rote Flecke entstehen, welche bald dunkelrot werden und in ihrer Mitte sich über die Hautoberfläche emporheben und eine Pustel bilden. Die Haare über derselben stehen gesträubt in die Höhe. Gewöhnlich verursachen solche Pusteln, sobald sie auch nur leicht berührt werden, dem Hund Juckreiz.

Bemerkt man dieses erste Stadium beim Hund und verhindert ihn am Kratzen und Reiben, so kann die Hautkrankheit nach kurzer Zeit von selbst wieder verschwinden. Fängt jedoch das Tier an zu kratzen und die erkrankten Hautpartien zu scheuern, so entstehen auf den Pusteln Bläschen, welche zunächst mit klarer Flüssigkeit gefüllt sind. Werden diese Bläschen nicht gestört, so trocknen sie entweder ein, oder sie platzen von selbst, oder sie werden aufgekratzt, und dann werden die umliegenden Hautpartien mit in die Entzündung hineingezogen. Die Haare, welche auf diesen entzündeten Stellen sitzen, fallen, da sie gelockert werden, aus. Auch in diesem Stadium der Erkrankung ist noch leicht eine Heilung möglich, wenn die Krankheit des Hundes bald bemerkt, und er am Kratzen und Scheuern verhindert wird. Die Entzündungsprodukte trocknen auf den befallenen Stellen ein, es bilden sich allmählich Schorfe und kleine Schuppen, unter denen die Oberhaut sich bald erneuert. Sobald die Schorfe und Schuppen von selbst abfallen, bilden sich auch von neuem Haare auf den entblößten Stellen.

In vielen Fällen wird jedoch der Inhalt der Bläschen eitrig. Sobald viele miteinander benachbart sind, können sie zusammenfließen. Platzen die Pusteln, so werden hierdurch eiternde Hautflächen von verschiedener Größe erzeugt. Die Haare verkleben untereinander, sie fallen von selbst aus oder sie können leicht ausgezogen werden. Die von der schützenden Decke entblößte Fläche ist mit Eiter bedeckt und verursacht bei der Berührung den Tieren Schmerzen, außerdem blutet dieselbe leicht an den Rändern. Wird die Erkrankung in diesem Stadium behandelt, so ist auch hier eine Heilung zu erreichen. Dieselbe nimmt eine Zeit von 14 Tagen bis 4 Wochen in Anspruch. Wird der Hautausschlag jedoch nicht behandelt, so wird er chronisch, und die Erkrankung hält dann monatelang oder Jahr und Tag an und wird selbst in vielen Fällen gänzlich unheilbar.

Zur Behandlung verwendet man, sobald die Bläschen, welche sich gebildet haben, geplatzt sind, entweder ein austrocknendes Pulver, so z. B. Zinkoxyd mit Talkum und Stärkemehl (Zinkoxyd 10 Gramm, Talkum und Stärkemehl je 20 Gramm), oder man verwendet pulverisierte Gerbsäure, welche man auf die nässenden Flächen aufpudert. In geeignet erscheinenden Fällen kann man jedoch auch, um den Juckreiz zu mildern, Bleisalbe aufstreichen.

Sobald die nässenden Flächen eine große Ausdehnung angenommen haben, verwendet man zweckmäßig eine Mischung von Jodoform mit Gerbsäure im Verhältnis von 1 zu 20, oder Gerbsäurepulver allein, oder man verwendet eine Lösung von Höllenstein in Spiritus (3 Gramm Höllenstein auf 30 Gramm Spiritus). Man kann jedoch ebenso auch eine Höllensteinsalbe, welche man in der Apotheke herstellen läßt, anwenden. (Höllenstein 1 Gramm auf 10 Gramm Vaselin.)

Ist der Hautausschlag bereits chronisch geworden, so verwendet man Holzteer, welcher entweder auf die erkrankte Hautstelle rein mit einem Pinsel aufgetragen wird, oder welcher in Spiritus gelöst ist, und zwar im Verhältnis von 3 auf 100. In jüngster Zeit verwendet man auch mit sehr gutem Erfolg hierfür eine Salbe, welche zu gleichen Teilen aus Naphthalan und Vaselin besteht.

Der akute Hautausschlag beim Pferd. Der akute Hautausschlag beim Pferd findet sich meist nur, wenn einzelne Körperstellen entweder der Einwirkung von Hitze oder Kälte, oder mechanischen Einwirkungen ausgesetzt sind. Den Ausschlag finden wir z. B. hauptsächlich an den Seitenflächen des Halses, am Bug, am Rücken, den beiden Brustseiten und an der Hinterhand. Als Krankheitserscheinung sieht man Knötchen hervortreten, die an der befallenen Stelle ziemlich dicht und unregelmäßig auftreten; dieselben sind gewöhnlich hirsekorn- bis erbsengroß. Die Haut, welche sich in der Nähe solcher Knötchen befindet, fühlt sich wärmer an, und zeigt sich bei Druck empfindlich; die Haare über dem Knötchen stehen über ihre Umgebung erhaben und gesträubt. Juckreiz besteht vom Anfang bis zum Schluß der Erkrankung. Ein Erguß von Flüssigkeit findet gewöhnlich unter der Oberhaut im Bereiche der Knötchen statt. Die Knötchen selbst bedecken sich bei der Abheilung mit kleinen Schorfen. Diese Schorfe verkleben die Haare und werden später mitsamt denselben abgerieben oder fallen von selbst ab. Es bleiben dann an den Stellen, wo solche Knötchen gesessen haben, kleine haarlose Flecke zurück.

Eine Behandlung des akuten Hautausschlages beim Pferd ist gewöhnlich unnötig, weil, nachdem die Abschülferung stattgefunden hat, die haarlosen Stellen sich bald wieder mit jungem Haar-Nachwuchs bedecken. Eine Beschleunigung der Heilung kann man jedoch dadurch erzielen, daß man die gebildeten Krusten vermittelst warmen Wassers und Seife zur Aufweichung bringt, und dieselben dann leichter entfernen kann. Damit die Haut nicht spröde wird nach den Waschungen, läßt man dieselbe mit Seifenspiritus oder mit Glycerin einreiben. Um das raschere Nachwachsen der Haare zu beschleunigen, läßt man auf den kahlen Stellen täglich eine Mischung von Perubalsam und Kantharidentinktur und Lavendelspiritus einreiben. (Perubalsam 10 Gramm, Kantharidentinktur 20 Gramm und Lavendelspiritus 300 Gramm.)

Der chronische Hautausschlag beim Pferd. Der chronische Hautausschlag beim Pferd findet sich häufig, entweder an der Mähne oder am Schweif. Die Erkrankung entsteht entweder durch mangelhafte Pflege, wenn z. B. Schmutz oder Staub lange Zeit in der Mähne oder im Schweif liegen bleibt, ohne entfernt zu werden, oder wenn tierische Parasiten sich an diesen Stellen einnisten und eine Entzündung der Haut hervorrufen. Die Entzündung hat eine Ernährungsstörung der Haut zur Folge, und entweder kommt es zur Verklebung der Haare untereinander und zu einer dichten Verfilzung derselben, oder die Haare fallen infolge der schlechten Ernährung aus, so daß man bald bei den Pferden einen sogenannten „Rattenschwanz" entstehen sieht.

Die ersten Erscheinungen des chronischen Hautausschlages werden gewöhnlich von den Besitzern übersehen, weil über den erkrankten Stellen die langen und dichten Haare sitzen. Das Leiden wird erst entdeckt, sobald die Tiere durch anhaltendes Scheuern und Reiben an den betreffenden Stellen zeigen, daß irgend etwas in der Tiefe nicht in Ordnung ist. Werden dann die Haare auseinandergelegt, so findet man am Grunde derselben einen blutigen oder eitrigen Belag, oder es haben sich bereits auf der Haut Krusten gebildet, welche als Unterlage Eiter haben. Die Schweif- oder Mähnenhaare sind auch untereinander mit einer schmierigen, stinkenden Masse fest miteinander verklebt, so daß sie nur mit Mühe auseinandergebracht werden können. In diesem Zustand ändert sich auch die Beschaffenheit der Haare, da dieselben infolge der Entzündung schlechter ernährt werden. Dieselben werden schwächer und dünner und fangen schon an ihrem Grunde an, sich zu kräuseln.

Bildet sich eine starke Verdickung der Haut aus, so werden die Haarwurzeln erdrückt, und die Haare selbst fallen aus.

Hat man die Ursache des Leidens entdeckt, so nimmt man die krumme Schere zur Hand und schneidet die Haare an den erkrankten Partien vollständig kurz.

Zur Behandlung verwendet man entweder eine Lösung von Höllenstein in Spiritus, oder eine Lösung von Sublimat in Spiritus (Höllenstein 1 Gramm auf 20 Gramm Spiritus, Sublimat 3 Gramm auf 100 Gramm Spiritus). Diese Lösung wird täglich mehrmals vermittels eines Pinsels aufgetragen. Handelt es sich um Pferde mit hellem Mähnen- und Schweifhaar, so empfiehlt es sich nicht, Höllensteinlösung zur Anwendung zu bringen, weil durch dieselbe die Haare und die Oberfläche der Haut am Licht metallisch schwarz gefärbt werden. Zur

Behandlung kann man jedoch auch ein ausgetrocknetes Pulver verwenden, z. B. Jodoform mit Gerbsäure (im Verhältnis von 1 zu 10) oder Glutol oder Thioform. Jedoch ist nicht zu verkennen, daß die Lösungen von Sublimat und Höllenstein eine kräftigere Wirkung zu entfalten vermögen, weil sie infolge ihrer flüssigen Beschaffenheit überall eindringen können.

Die Schlempemauke beim Rind. Die Schlempemauke beim Rind entsteht durch die Verfütterung von Kartoffelschlempe. Die Krankheit entsteht jedoch n i c h t durch Verabreichung von Korn- oder Maisschlempe an die Tiere. Der Erkrankung sind gewöhnlich nur die Masttiere ausgesetzt. Nur in den allerseltensten Fällen finden wir, daß Milchkühe an dem Leiden erkranken. Die Krankheit setzt gewöhnlich einige Wochen, nachdem man angefangen hat, mit Schlempe zu füttern, ein. Zunächst wird die feinere Haut auf der Rückseite des Fesselgelenkes gerötet, sodann schwillt dieselbe an, und durch die starken Schmerzen, welche den Tieren durch die Entzündung der Haut verursacht werden, zeigen dieselben von Beginn der Erkrankung an einen steifen und gespannten Gang. Bald darauf entstehen auf den geröteten und geschwollenen Stellen Pusteln, welche bald zerplatzen, und dadurch, daß sie zusammenfließen, größere nässende Flächen erzeugen. Das eitrigjauchige Sekret, welches sich auf denselben bildet, trocknet an der Luft und bildet Borken, welche bei der Bewegung der Tiere einreißen und tiefe Schrunden bilden. In manchen Fällen geht die Entzündung der Haut auch an den Hinterschenkeln in die Höhe und erstreckt sich bis an den Unterbauch, oder bis an die untere Brust, oder bis an den Hals. Sobald die erkrankten Tiere Schmerzen empfinden, fressen dieselben schlecht, sie fangen an zu speicheln, und der Absatz des Kotes ist verzögert. Bleibt die Krankheit längere Zeit bestehen, so tritt starker Durchfall ein, die Tiere magern rasch ab und gehen schließlich an Entkräftung zu Grunde.

Wird das Leiden rechtzeitig bemerkt und behandelt, so ist der Ausgang der Erkrankung gewöhnlich ein guter, da nach einigen Wochen sichere Heilung eintritt. Die Grundbedingung zur Beseitigung der Krankheit ist das Aussetzen der Schlempefütterung. Die wunden Flächen in den Fesselgelenken behandelt man so, daß man dieselben zunächst mit warmem Wasser reinigen läßt, sodann stellt man die erkrankten Tiere mit den Hinterbeinen direkt in einen Kübel, welcher zur Hälfte mit Wasser gefüllt ist und welchem 250—300 Gramm einer Mischung von essigsaurem Blei (400 Gramm), Alaun (200 Gramm) und pulverisiertem Kampfer (40 Gramm) zugesetzt wird, und zwar täglich mehrmals je eine halbe Stunde. Fangen die nässenden Flächen an zu verheilen, so kann man ein austrocknendes Pulver zur Anwendung bringen lassen; hierzu empfiehlt sich die Verwendung von Jodoform mit Gerbsäure im Verhältnis von 1 zu 10, oder Gerbsäure allein, oder die Anwendung eines Teerverbandes, wie er früher beschrieben wurde. Derselbe muß jedoch mindestens jeden dritten Tag erneuert werden.

Die brandige Hautentzündung. Die brandige Hautentzündung entsteht bei unseren größeren Haustieren nur durch die Einwirkung äußerer Reize, und zwar finden wir die Erkrankung hauptsächlich bei Tieren mit weißen Abzeichen. In vielen Fällen ist es die Einwirkung heißer Sonnenstrahlen auf die weißen Abzeichen, welche zunächst eine Rötung, dann eine Schwellung dieser Hautstellen hervorruft. Dieselben reißen bald ein, und an denselben tritt Brand ein, d. h. sie sterben, nachdem sie zusammengeschrumpft sind und Eiterung eingetreten ist, ab und fallen aus. Die Behandlung geschieht auf chirurgischem Wege. Die Linie, wo das abgestorbene Gewebe aufhört und das gesunde anfängt, wird man beim näheren Hinblicken sofort bemerken. Um eine raschere Heilung herbeizuführen, nimmt man Pincette und geballtes Messer (s. Abbild. im I. Teil), oder die Pincette und die krumme Schere, und schneidet die abgestorbenen Hautstücke vollständig heraus. Sodann wird entweder, nachdem eine gründliche Desinfektion stattgefunden hat, ein Verband angelegt, welcher aus Mull, Watte und einer Binde besteht, oder man verwendet ein austrocknendes Pulver, damit die entstandene Wunde unter dem Schorfe heilt. Unbedingtes Erfordernis ist es jedoch auf jeden Fall, daß die Tiere auf einer reinlichen und trocknen Streu aufgestallt werden. Am besten hierzu eignet sich eine solche von Torfmull.

Das Ausfallen der Haare und Wolle. Das Ausfallen der Haare und der Wolle ist, falls ein Pilz mikroskopisch als Ursache nicht nachgewiesen werden kann, stets die Folge einer allgemeinen Ernährungsstörung. Man sieht dann, daß an einzelnen Stellen oder über den ganzen Körper hin die Haare und die Wolle ausfallen, und die Tiere entweder am ganzen Körper oder an einzelnen Teilen desselben nackt erscheinen.

Zur Behandlung ist zunächst nötig, daß man den Tieren ein kräftiges (eiweißhaltiges) Futter verabreichen läßt. Um raschen Haarwuchs oder Wolle wieder erstehen zu lassen, reibt man täglich die entblößten Stellen mit einer Mischung von Perubalsam, Kantharidentinktur und Lavendelspiritus ein (Perubalsam 10 Gramm, Kantharidentinktur 20 Gramm, Lavendelspiritus 300 Gramm).

Läuse und Haarlinge. Läuse und Haarlinge finden sich bei unseren Haustieren vielfach auf der Haut vor. Jede Tiergattung besitzt ihre eigene Art von Läusen und Haarlingen. Diejenigen Körperstellen, welche von den Läusen besonders befallen werden, sind beim Pferd der Hals und der Rücken, und die Schweifwurzel, beim Rind Hals und Rücken und der Grund der Hörner. Beim Schwein findet man die Läuse meist an der inneren Fläche der Hinterschenkel. Das Vorkommen der Schmarotzer zeigt an, daß die Tiere in bezug auf Hautpflege schlecht gestellt sind. Die Läuse selbst finden ein besseres Fortkommen auf schlecht genährten Tieren, als wie auf fetten und wohlgepflegten. Die Parasiten bringen einen starken Juckreiz hervor, weil sie aus der Haut zu ihrer Ernährung Blut saugen. Außerdem zeigen die von Läusen befallenen Stellen Haarausfall und starke Schuppenbildung auf der Oberhaut.

Die Haarlinge findet man bei unseren Haustieren am Kopf, am Hals und an den Beinen. Ihre Gegenwart erzeugt bei den befallenen Tieren ebenfalls starken Juckreiz.

Zur Behandlung verwendet man entweder die graue Quecksilber= salbe, welche in kleineren Portionen auf den befallenen Stellen ein= gerieben wird, oder man verwendet eine hochprozentige Kreolinlösung (1—1½ Eßlöffel voll Kreolin auf einen Liter Wasser). Die Ein= reibung oder die Waschung muß jedoch nach einigen Tagen, und 14 Tage lang, wiederholt werden, weil die aus den Eiern ausschlüpfen= den jungen Läuse und Haarlinge auch abgetötet werden müssen. Beim Rind darf Quecksilbersalbe nicht zur Anwendung kommen.

Die Räude der Haustiere. Die Räude der Haustiere ist eine Krankheit, welche ansteckend ist und durch die Räudemilben hervorge= rufen wird. Unsere sämtlichen Haustiere werden von der Räude be= fallen, und zwar hat jede Gattung ihre eigenen Räudemilben. Die Milben sind so klein, daß sie für gewöhnlich nur unter dem Mikroskop gesehen werden können.

In der Jugend besitzen die Milben drei Paar Beine mit fünf Gliedern, welche mit Saugnäpfen, Borsten und Krallen versehen sind, sind sie erwachsen, so haben sie vier Paar Beine. Das ganze Tier stellt eine ungeteilte Masse dar. Die ganze Milbe ist außen mit Stacheln und Borsten überkleidet. Die Weibchen sind größer als wie die Männchen. Die Weibchen legen Eier, und zwar 15—25 Stück auf einmal. Aus den Eiern entwickeln sich Larven und aus den Larven nach ungefähr 14 Tagen wieder geschlechtsreife Milben. Die Räudemilben haben im Durchschnitt eine Lebensdauer von 5—6 Wochen.

Am wohlsten fühlen sich die Parasiten in feuchter Wärme, am schlechtesten ergeht es ihnen bei trockener Luft, in der sie nach ungefähr 14 Tagen absterben. Läßt man trockene Hitze bis zu 60 Grad R. auf die Milben einwirken, so werden sie in ungefähr einer Stunde abgetötet.

Die Räudemilben teilt man in drei Klassen ein, und zwar in Grabmilben ((Sarcoptes), zweitens in die schuppenfressenden Milben (Dermatophagus) und in die Saugmilben (Dermatokoptes). Die Milben der Sarkoptesräude haben ihren Lieblingssitz am Kopf oder an denjenigen Körperstellen, welche durch Haare oder Wolle nicht genügend geschützt sind. Bei langem Bestehen der Krankheit kann sich jedoch die Räude über den ganzen Körper ausbreiten. Hunde, welche an Sarkoptesräude erkrankt sind, zeigen kahle Stellen an den Augenbogen, an den Ellenbogen, an den Ohren, an Brust, an Bauch und an der Innenfläche der Hinterschenkel.

Die Milben graben Gänge unter der Oberhaut und ernähren sich von Flüssigkeiten ihrer Wirtstiere.

Die Dermatophagusmilbe befällt beim Pferd und Schaf hauptsächlich die unteren Partien der Füße, beim Rind die Stelle, wo der Schweif ansetzt.

Die Dermatokoptesmilbe findet sich an jeden mit Haaren bedeckten Körperpartien, z. B. beim Pferd an der Innenfläche des Halses oder am Grund der Mähne, oder am Schweif und an der inneren Fläche der Schenkel. Von dort aus jedoch kann sich die Räude, wenn nicht bald eine Behandlung vorgenommen wird, über das ganze befallene Tier ausbreiten.

Sämtliche drei Räudearten sind leicht von einem Tier auf das andere übertragbar. Die Übertragung erfolgt entweder dadurch, daß die Tiere auf der Weide oder im Stall einander direkt berühren, und hierbei die Milben übertragen werden, oder dadurch, daß Milben durch das Dienstpersonal, oder durch Putzzeug, oder durch Geschirrteile und Decken verschleppt werden. Zur Erkrankung an Räude neigen am meisten diejenigen Tiere, welche schlecht genährt sind, und welche von dem Dienstpersonal in der Haut- und Haarpflege vernachlässigt werden. Für die Ausbreitung der Krankheit ist die warme Jahreszeit besser geeignet, als wie die kalte, weil, wie schon vorhin erwähnt wurde, die Milben sich in warmer, feuchter Luft am lebensfähigsten zeigen. Die Erkennung der Krankheit erfolgt am besten dadurch, daß man von den Borken und Schuppen, welche sich auf der Haut eines räudekranken Tieres befinden, etwas vermittelst eines scharfen Instrumentes abschabt, und diese Masse auf einen Objektträger bringt. Zur Aufweichung und Aufhellung der Borken setzt man ein oder zwei Tropfen Kalilauge zu. Sodann zerzupft man vermittelst einiger Präpariernadeln die Masse und legt ein Deckglas auf. Bei der darauf folgenden mikroskopischen Untersuchung werden dann in den meisten Fällen die Milben entdeckt.

Von allen drei Räudearten ist am leichtesten die Dermatophagusräude heilbar, bedeutend schwerer die Sarkoptes- und Dermatokoptesräude. Bei der Behandlung der Räude ist der Nährzustand der Patienten von großer Bedeutung, da junge oder schlechtgenährte Tiere der Einwirkung eines kräftigen Mittels keinen genügenden Widerstand entgegenzusetzen vermögen.

Die Sarkoptesräude beim Pferd sieht man an Kopf, Hals oder Schulter und an den Seitenwandungen der Brust auftreten. Manchmal finden sich jedoch auch auf dem Rücken von der Krankheit befallene Stellen. Das beste Merkmal für das Bestehen der Räudekrankheit ist der sehr starke Juckreiz, der besonders in der Nacht ein sehr heftiger ist, jedoch ebenfalls stark auftritt, sobald die Tiere warm geworden sind, oder wenn ihnen die Sonne auf die Haut scheint. Die Pferde werden dann zu andauerndem Reiben und Scheuern veranlaßt. Kratzt man eine erkrankte Hautstelle, so geben die Pferde zu erkennen, daß ihnen das Kratzen angenehm ist. Dies bekunden sie dadurch, daß sie den Rücken einsenken und den Körper nach dem kratzenden Finger zudrängen. Betrachtet man die erkrankte Partie näher, so sieht man, daß auf der Haut kleine, hirsekorngroße Knötchen auftreten, auf denen die Haare ausgefallen sind, oder auf welchen dieselben durch eine klebrige Flüssigkeit zusammengeballt erscheinen. Auf diesen Knötchen bilden sich dann im Verlaufe der Krankheit Schuppen und dünnere oder dickere Borken.

Die Behandlung der Sarkoptesräude beim Pferd geschieht in der Weise, daß man zunächst die Borken mit warmem Seifenwasser aufweicht und abhebt. Sodann ist es nötig, daß an allen erkrankten Stellen die Haare kurz abgeschoren werden. Hierauf wird eine Mischung eingerieben, welche aus grüner Seife und Kreolin (je 600 Gramm) und Alkohol (300 Gramm) besteht, und zwar täglich mindestens einmal, oder man verwendet zur Behandlung eine stärkere Sublimatlösung (1 : 500).

Die Dermatokoptesräude findet sich beim Pferd hauptsächlich an geschützten Körperstellen, z. B. am Schweif oder am Grunde der Mähne, oder am Kehlgang und an der inneren Fläche der Schenkel, zumal der Hinterschenkel. Untersucht man die erkrankten Partien, so sieht man, daß durch die Einwirkung der Milben auf die Haut eine Entzündung derselben entstanden ist. Auf der Haut selbst tritt eine klebrige Flüssigkeit aus, die zu Borken eintrocknet. Auch hier findet man, wie bei der Sarkoptesräude, Schuppenbildung und Haarausfall. Heftiges Juckgefühl ist ebenfalls vorhanden, und als Folge des Juckgefühls Scheuern und Reiben. Behandelt wird die Dermatokoptesräude in derselben Weise wie die Sarkoptesräude.

Die Dermatophagusräude tritt hauptsächlich an den Fußenden auf. Am häufigsten findet man sie in der Beuge des Fesselgelenkes, von wo aus sie, wenn keine Behandlung eintritt, sich nach oben bis zum Vorderknie oder zum Sprunggelenk ausbreitet. Durch das heftige Jucken fangen die Tiere an zu stampfen, besonders bei Nacht, und wenn man ihnen den Willen läßt, so benagen sie sogar die Gegend an den Köten mit den Zähnen. Auch hier tritt Haarausfall und Schuppenbildung ein, ferner bilden sich Borkenauflagerungen, durch welche die Haut spröde und rissig wird.

Die Behandlung der Dermatophagusräude geschieht genau in derselben Weise wie bei Sarkoptes- und Dermatokoptesräude.

Die Schafräude. Die Schafräude wird durch die Dermatokoptesmilbe erzeugt. Dieselbe hat ihren Sitz an den dicht mit Wolle besetzten Partien des Körpers. Lieblingsgegenden sind der Schwanzansatz und das Kreuz, ferner der ganze Rücken, der Hals, die Schultern und beide Körperseiten. Sobald die Parasiten sich eingenistet haben, sieht man, wenn man die Wolle auseinanderkämmt, auf der Haut kleine Knoten, welche eine rote oder blaßgelbe Farbe haben. Dieselben vereinigen sich gewöhnlich in kurzer Zeit zu größeren Flecken. Auf den Knötchen entstehen durch den Reiz Bläschen, welche platzen und dann eintrocknen. Nach dem Eintrocknen findet eine reichliche Schuppenbildung statt. Die Schuppen vereinigen sich mit dem von der Haut gelieferten Schweiß zu Borken. Gewöhnlich sind die Haare über den Borken verklebt, wodurch sie aus dem Zusammenhang herausgetrieben werden und über die Oberfläche hervorragen. Solche verklebte Wollhaare sind leicht ausziehbar, besitzen keinen Glanz und sind ganz blaß gefärbt. Hebt man eine Borke ab, so ist die darunter befindliche Haut trocken und rauh, oder auch verdickt und mit Schrunden und Rissen versehen. Wie bei allen Räudearten, besteht auch hier ein sehr starker Juckreiz, den die erkrankten Schafe auf jede nur mögliche Art und Weise zu befriedigen suchen. Kratzt man die erkrankten Stellen, so äußern die Tiere lebhaftes Wohlbehagen und drängen gegen die kratzende Hand an. Das Juckgefühl ist am stärksten bei feuchtwarmer Witterung, oder wenn die Tiere direkt in der Sonne stehen. Der sicherste Nachweis, daß Schafräude besteht, wird durch das Mikroskop erbracht, wenn man unter demselben die Dermatokoptesmilben nachweisen kann.

Behandelt wird die Schafräude durch eine Badekur. Zu den Bädern wird Kreolin verwendet, oder Tabaksabkochungen.

Da die Schafräude als ansteckende Krankheit unter das Reichsseuchengesetz fällt, so muß sofort an die zuständige Behörde, auch wenn nur der Verdacht auf Räude besteht, Anzeige gemacht werden, und wird dann der betreffende beamtete Tierarzt die nötige Badekur anordnen und die richtige Ausführung überwachen.

Die Räude beim Rind. Beim Rind findet sich sowohl Dermatokoptes- wie Dermatophagus-, als auch die Sarkoptesräude. Am weitaus häufigsten ist die Dermatophagusräude. Dieselbe hat ihren Sitz im Genick, am Schwanzansatz und an den Seitenflächen des Halses. Auch hier findet sich starker Juckreiz. An den befallenen Stellen sieht man Knötchen, Austritt von Flüssigkeit, Schuppenbildung und Haarausfall.

Die Dermatophagusräude findet sich meist beim Rind in der Gegend der Schweifwurzel.

Behandelt wird die Räude beim Rind genau so, wie es früher bei der Pferderäude angegeben wurde.

Die Räude beim Hund. Bei den Hunden findet man zwei Arten von Räude hauptsächlich vertreten, die Sarkoptes- und die Acarusräude. Die Sarkoptesräude beginnt gewöhnlich am Kopf und breitet sich von da aus weiter über den Körper aus. Lieblingssitze für die Räude sind der Behanganjatz, die Ellenbogen und die Innenfläche der Schenkel; aber auch die Seitenflächen der Brust werden, falls die Krankheit für längere Zeit besteht, mit ergriffen. Man sieht an den erkrankten Stellen rote Knötchen, welche auf ihrer Höhe bald zur Pustel werden. Die Pustel platzt, und die austretende Flüssigkeit verklebt die darüber befindlichen Haare, die dann gewöhnlich bald ausfallen. Überdies findet sich häufig Schuppenbildung. Besteht die Krankheit längere Zeit, so wird die Haut verdickt, runzlig und rissig. Von Anfang an besteht ein äußerst starker Juckreiz. Die Hunde kratzen mit den Hinterschenkeln gewöhnlich so lange, bis die erkrankten Partien vollständig blutig sind. Die Räude ist im hohen Maße ansteckend. Daß die Krankheit „Räude" ist, wird sicher nur durch das Mikroskop nachgewiesen. Die Behandlung geschieht in folgender Weise: Man läßt sich in der Apotheke eine Mischung, welche aus 25 Gramm Perubalsam und dem gleichen Gewichtsteile grüner Seife und 500 Gramm Spiritus besteht, herstellen. Mit dieser Mischung wird täglich, nachdem die Schuppen, welche sich gebildet haben, gründlich entfernt sind, der dritte Teil des gesamten Körpers eingerieben. Wenn dieses zwei- bis dreimal geschehen ist, wird der Hund gebadet und die Kur von neuem vorgenommen. Zu beachten ist, daß die Hunde nach dem Baden nicht sofort ins Freie gelassen werden dürfen, weil sie sich sehr leicht erkälten. Da die Hunde fast alle ein dichtes Haar besitzen, sind sie gewöhnlich erst nach 24 Stunden vollständig trocken.

Da der Perubalsam ein sehr teurer Artikel ist, kann auch an seine Stelle das Kreolin treten. Man läßt sich dann eine Mischung von Kreolin, grüner Seife und Spiritus (25 : 25 : 500) herstellen und verfährt mit dieser Mischung ebenso wie früher angegeben wurde.

Da durch die Behandlung die Hunde sehr angegriffen werden, so müssen dieselben während der Kur kräftig ernährt werden.

Weitaus schlimmer als die Sarkoptesräude beim Hund ist die Acarusräude. Die Milben finden sich gewöhnlich in den Ausführungsgängen der Talgdrüsen und außerdem am oberen Teil des Haarbalges. In einer Talgdrüse finden sich die Milben in einer Anzahl von 60 bis 100 Stück und mehr.

Die Räude tritt in zwei Formen auf, entweder ist die Oberfläche der Haut vollständig trocken und zeigt gewöhnlich nur eine geringgradige Entzündung, oder die äußere Haut ist mit Knötchen und mit Pusteln wie übersät. Die Lieblingssitze dieser Räudeart sind die Partien über den Augen, ferner der Nasenrücken, die Lippen und die Unterschenkel, endlich die unteren Partien des Halses. Die Behandlung der Acarusräude ist nur in äußerst seltenen Fällen von Erfolg begleitet, wenngleich auch in jüngster Zeit die mannigfaltigsten Mittel als sicherwirkend in allen Zeitungen angepriesen werden. Man verwendet entweder die Mischung, welche bei der Sarkoptesräude angegeben wurde und welche aus Perubalsam, grüner Seife und Spiritus besteht, im

Verhältnis von 25 zu 25 zu 500, oder man badet die erkrankten Hunde in einer Auflösung von Schwefelleber, und zwar verwendet man auf einen Liter warmes Wasser 5—6 Gramm Schwefelleber. Ein unbedingtes Erfordernis bei der Behandlung der Räude ist Ausdauer, weil immer und immer wieder von neuem, trotz sorgfältigster Behandlung, sich frische erkrankte Stellen zeigen.

Bei beiden Arten der Räude ist besonders dafür Sorge zu tragen, daß die Hunde täglich ein frisches und reines Strohlager zugewiesen erhalten. Das als Lager benutzte Stroh muß am nächstfolgenden Tage verbrannt werden, weil sich in demselben die Räudemilben in großer Anzahl vorfinden.

Die Glatzflechte. Die Glatzflechte, welche auch den Namen Ringflechte oder Teigmaul oder Maulgrind führt, beruht auf einer Infektion des befallenen Tieres mit einem pflanzlichen Parasiten. Derselbe gehört unter die Klasse der Schimmelpilze und heißt wissenschaftlich Trichophyton tonsurans. Die Übertragung des Parasiten von einem Tier auf das andere erfolgt durch das Geschirr oder Decken, oder durch Putzzeug, oder dadurch, daß sich benachbarte Tiere körperlich berühren. Von allen Haustieren am meisten und am leichtesten wird das Rind ergriffen, in zweiter Linie der Hund. Die Krankheit findet man jedoch auch, aber seltener, beim Pferd, der Katze und der Ziege, selten jedoch beim Schwein und beim Schaf. **Besonders bemerkenswert ist, daß der Pilz leicht auf den Menschen übertragbar ist.** Die Erscheinungen, welche wir bei den von den Schimmelpilzen befallenen Tieren finden, sind die folgenden: Am Kopf oder am Hals, oder an den Beinen sieht man zunächst scharf umschriebene runde, entweder völlig haarlose oder mit abgebrochenen Haaren besetzte Stellen, welche anfangs ganz klein sind, bald aber sich ausbreiten und die Größe eines mäßigen Handtellers bis darüber hinaus erreichen. Sind mehrere solche Stellen benachbart, so kann es vorkommen, daß dieselben zusammen verschmelzen. Findet der Pilz kräftige Wachstumsbedingungen, so kann es geschehen, daß die Krankheit sich über den ganzen Körper ausbreitet und das ganze Tier kahl macht. Auf den haarlosen Stellen findet man entweder Bläschen oder Borken und Krusten. Dieselben besitzen eine schieferblaue oder aschgraue Färbung. Hebt man eine solche Borke von ihrer Unterlage ab, so sieht man auf der Unterlage eine eiternde Fläche. Die Borken können eine Stärke bis zu 1 cm und darüber erreichen. Zur Behandlung muß man zunächst die von dem Pilz befallenen Tiere allein in einen Stall bringen. Der infizierte Stall muß gründlich gereinigt und desinfiziert werden. Die auf der

Haut befindlichen Borkenbildungen müssen vermittelst warmen Wassers und durch Anwendung von Seife gründlich entfernt werden. Sodann wird auf die erkrankten Hautpartien entweder graue Quecksilbersalbe aufgebracht, oder eine Lösung von Sublimat in Spiritus (3 Gramm Sublimat auf 100 Gramm Spiritus), oder eine Lösung von Salicyl= säure in Spiritus (2 zu 10). Diese letztere Lösung verwendet man hauptsächlich beim Rind, weil die Quecksilberpräparate bei demselben Vergiftungserscheinungen hervorrufen. Das anzuwendende Heilmittel muß täglich mehrmals aufgestrichen oder aufgepinselt werden.

Der Wabengrind. Der Wabengrind stellt ebenfalls, wie die Glatzflechte, eine pflanzlich=parasitäre Hauterkrankung dar, welche durch einen Schimmelpilz — den Achorion Schönleinii wissenschaftlich — erzeugt wird. Von der Krankheit werden meistenteils die kleinen Haustiere befallen, seltener die größeren. Ein ganz gewöhnliches Vorkommnis ist der Wabengrind bei Hühnern, derselbe führt dann die Namen „Hühnergrind" oder „weißer Kamm". **Auch dieser Pilz ist wie die Glatzflechte auf den Menschen übertragbar.** Der Wabengrind bildet auf der Haut mehr oder weniger dichte Borken, welche eine runde oder schüsselförmige, in der Mitte vertiefte Gestalt besitzen. Dieselben haben eine graugelbe oder weiße bis silbergraue Farbe und erreichen die Größe eines silbernen 20 Pfennigstückes und eine Stärke bis zu $1/2$ cm. Der Wabengrind findet sich hauptsächlich am Kopf, am Bauch und an den Hinterschenkeln und zwar hauptsächlich an der Außenfläche. Werden die Krusten abgehoben, so findet man darunter die Haut ganz dünn und zuweilen blutunterlaufen. Juckreiz findet sich entweder gar nicht oder nur gering.

Die Behandlung geschieht in derselben Weise wie bei Besprechung der Glatzflechte angegeben wurde.

Vierter Teil.
Die Infektionskrankheiten und Seuchen.

Die Blut= und Eitervergiftung. Als Blutvergiftung bezeichnet man eine Krankheit, welche ihren Ausgangspunkt gewöhnlich von einer Wunde oder von einem Geschwür aus nimmt. Von einer Wunde aus, welche verunreinigt ist, gelangen unter Umständen Infektionserreger in die Blutbahn und erzeugen die Erscheinungen, welche uns als Blut= vergiftung bekannt sind. Ein Geschwür z. B. enthält gewöhnlich eine große Menge von Mikroorganismen, welche, wenn sie nicht rechtzeitig unschädlich gemacht werden, von den Lymphbahnen aus in das Blut gelangen und dort die Blutvergiftung hervorbringen.

Die Haupterscheinung, die wir bei der Blutvergiftung sehen, ist zu= nächst sehr hohes Fieber. Nimmt man mit dem Thermometer die Temperatur auf, so findet man 42 Grad C. und darüber. Vielfach setzt die Erkrankung mit Schüttelfrösten ein Der Herzschlag und gleich= zeitig die Pulswelle ist ganz schwach, dabei aber sehr beschleunigt. Die sichtbaren Schleimhäute, z. B. die Schleimhaut der Augen und des Maules, sind gelbrot verfärbt. Gegen das tödliche Ende der Krank= heit wird der Puls überhaupt unfühlbar. Betrachtet man das Äußere des Tieres, so sieht man, daß es schlaff, matt und traurig dasteht. Der Kopf wird meistenteils gesenkt gehalten. Die Aufmerksamkeit des Tieres auf die Umgebung ist völlig geschwunden.

Futter und Getränk wird von Beginn der Krankheit ab über= haupt nicht mehr aufgenommen. Die Darmbewegungen haben aufgehört, so daß anfangs Verstopfung eintritt, später, gegen das Ende hin, sieht man starke und erschöpfende Durchfälle.

In den meisten Fällen endet die Krankheit nach Verlauf von einigen Tagen tödlich, doch können auch 10—14 Tage und noch mehr vergehen, ehe das Ende eintritt. —

Als Eitervergiftung bezeichnet man einen Zustand, bei welchem von irgend einem Organe aus, welches Eiterherde enthält, Eiter direkt in die Blutbahn gelangt. Hierdurch entstehen an den verschiedensten

Stellen wieder Eiterherde, mag dieses nun in den Nieren, in der Leber, in dem Gehirn oder sonst wo geschehen.

Bei der Eitervergiftung besteht ebenfalls beim Eintritt der Erkrankung hohes Fieber, jedoch wechselt dasselbe. Setzt ein Fieberanfall ein, so zeigt das erkrankte Tier zunächst starken Schüttelfrost. Die ruckweise Temperaturerhöhung tritt gewöhnlich dann ein, wenn von dem Geschwür aus eine erneute Aufnahme von Eiter in die Blutbahn stattgefunden hat.

Bei der Eitervergiftung ist ebenfalls von Beginn der Erkrankung ab die Futter- und Getränkaufnahme unterdrückt. Die Dauer der Krankheit ist eine längere als wie bei der Blutvergiftung. Bis zum Tode des Tieres können 14 Tage, auch 3 Wochen, und länger vergehen. In einzelnen, jedoch sehr seltenen Fällen kommen auch Heilungen vor.

Bei der Blutvergiftung sowohl wie bei der Eitervergiftung kommt es vor allen Dingen darauf an, das sehr hohe Fieber zu bekämpfen. Zu dem Zweck verabreicht man entweder **Pillen** von Antifebrin oder Phenacetin (50 Gramm) oder einem anderen beliebigen Fiebermittel. Es wird täglich ein- oder auch zweimal ein Stück gegeben. Außerdem verabreicht man gegen die großen Schwächezustände täglich mehrmals größere Quantitäten Branntwein oder Wein (vielleicht 1—2 Liter).

Da eine Verwendung des Fleisches von Tieren, welche an Blut- oder Eitervergiftung erkrankt sind, in der Wirtschaft unmöglich ist, kann immerhin ein Versuch zur Heilung gemacht werden, falls man es nicht vorzieht, die Tiere dem Abdecker zur Tötung zu übergeben.

Die Druse beim Pferd. Die Druse beim Pferd stellt einen ansteckenden Schleimhautkatarrh der Nasenhöhle dar, welche mit einer Vereiterung fast sämtlicher Lymphdrüsen am Kopf einhergeht. Die Druse als solche kommt nur beim Pferd, beim Esel und den Maultieren vor. Neigung zur Erkrankung zeigen besonders jüngere Tiere im Alter von 3—5 Jahren, aber auch ältere Tiere werden von der Krankheit nicht verschont. Diejenigen Tiere, welche die Krankheit einmal durchgemacht haben, sind zum Teil auf einige Jahre vor einer frischen Erkrankung, zum Teil das ganze Leben hindurch, geschützt.

Die Gelegenheitsursache zu der Erkrankung an Druse bildet gewöhnlich eine vorausgegangene Erkältung, an welche sich eine Erkrankung der Kopfschleimhäute anschließt. Der Infektionserreger der Druse befällt zunächst die Nasenschleimhaut, in welcher er sich festsetzt. Von da aus gelangt er in die zunächst gelegenen Lymphdrüsen, und von dort aus in die Blutbahn. Unbedingtes Erfordernis ist es jedoch nicht, daß der Ansteckungsstoff von der Schleimhaut der Atmungswege aufgenommen wird; die Aufnahme kann auch von der Darmschleimhaut aus erfolgen. Nach der Aufnahme des Krankheitserregers vergeht gewöhnlich eine Zeit von 2—8 Tagen, ohne daß man an den befallenen Tieren etwas Krankhaftes nachweisen kann. Die Druse selbst beginnt mit dem Einsetzen einer sehr hohen Temperatur. Mit dem Thermometer stellt man Temperaturen von 40—42 Grad C. fest. Diese hohe Temperatur besteht einige Tage, hierauf fällt sie wieder um 1—1½ Grad und steigt erst wieder auf die vorige Höhe, wenn die Vereiterung der Lymphdrüsen beginnt. Die Herztätigkeit ist im Anfang nicht sehr angegriffen, der Puls fühlt sich voll an und zeigt keine Beschleunigung.

Die Schleimhaut der Nase ist nicht, wie im normalen Zustand, blaßrosa, sondern hochrot gefärbt, und auf ihr findet sich in den ersten Tagen ein klebriger, glasiger Schleim, welcher später eine eitrige Beschaffenheit annimmt und dann von gelblich-grüner Farbe ist. Gleichzeitig mit der Absonderung der Nasenschleimhaut findet man, daß die Lymphdrüsen im Kehlgang geschwollen sind und bei Druck auf dieselben lebhafte Schmerzen verursachen. Der gewöhnliche Ausgang dieser Lymphdrüsenschwellungen ist der, daß die Drüsen vereitern. Wie schon vorhin gesagt, findet man, sobald die Vereiterung beginnt, wiederum gesteigerte Temperatur. Nach Verlauf einiger Tage fühlt sich die Drüse auf der Höhe weicher an. Bald fühlt man einen ganz weichen Fleck, unter dem die Haut gelb bis gelbweiß erscheint und unter der der Eiter verborgen ruht. Entweder spaltet man den Eiterherd mit dem Messer (zunächst wird mit dem spitzen Messer ein ohngefähr ½ cm tiefer Einstich gemacht und dann mit dem geknöpften Messer, s. die Bilder im I. Teil, die Wunde erweitert) und bringt den Eiter, welcher sich gebildet hat, zum Abfluß, oder derselbe schafft sich selbst allmählich Luft dadurch, daß er die Haut durchbricht und nach außen durchtritt. Ein natürlicher Durchbruch wird dadurch beschleunigt, daß man heiße Umschläge auf die erkrankten Drüsen macht (entweder gekochten Leinsamen oder gekochte und zerquetschte Kartoffeln). Auf alle Fälle muß, sobald sich eine natürliche Öffnung zeigt, dieselbe erweitert werden. Die künstliche wie die natürliche Öffnung müssen offen erhalten werden, weil sich andernfalls sofort wieder Eiter ansammelt, da er sich nicht in genügender Weise nach außen entleeren kann. Außerdem muß die Höhle, in welcher sich der Eiter gebildet hatte, öfters am Tage mit einer beliebigen Desinfektionsflüssigkeit ausgespritzt werden.

Futter wird von Anfang der Erkrankung an wenig aufgenommen, eher noch Getränk. Die Patienten zeigen sich wenig aufmerksam auf ihre Umgebung und senken vielfach den Kopf. Im Verlaufe der Krankheit sieht man gewöhnlich an den Hinterbeinen Anschwellungen auftreten, die Fingereindrücke annehmen.

Verläuft die Krankheit normal, so gehen die hauptsächlichsten Erscheinungen in einer Zeit von 2—3 Wochen endgültig vorüber. Gesellt sich keine Komplikation hinzu, so ist der Ausgang gewöhnlich Heilung. Vielfach findet jedoch, da Eiter durch die Lymphbahnen verschleppt wird, auch außerdem noch eine Entzündung und Vereiterung von manchen anderen Lymphdrüsen im Körper statt, so z. B. der Drüsen des Halses, oder der Achseldrüsen, oder der Drüsen am Brusteingange u. s. w.

In manchen Fällen schließt sich auch an die Drüsenerkrankung eine Lungenentzündung an. Nimmt die Krankheit einen tödlichen Ausgang, so wird derselbe regelmäßig durch Blut- oder Eitervergiftung hervorgerufen. In diesem Falle steigt die Temperatur ganz enorm an, der Puls wird klein und rasch. Die Tiere sterben dann in einigen Tagen.

In den meisten Fällen ist eine eigentliche Behandlung unnötig. Die erkrankten Tiere trennt man von den gesunden, bringt sie in einen luftigen und geräumigen Stall und verabreicht ihnen ein leicht verdauliches Futter. Bemerkt man, daß die Lymphdrüsen vereitern, so ist es nötig, wie schon früher erwähnt wurde, daß dieselben durch einen Einschnitt oder Einstich möglichst frühzeitig gespalten werden. Hierdurch wird die Krankheitsdauer viel abgekürzt. Man kann jedoch auch von Anfang an versuchen, die Drüsenschwellungen dadurch zurückzubringen, daß man dieselben mit grauer Quecksilbersalbe einreibt, oder Prießnitzumschläge macht, welche stündlich erneuert werden müssen.

Die Erkrankung der Schleimhaut kann man in der Weise behandeln, daß man die Tiere Dämpfe einatmen läßt, welche aus einer Mischung von kochendem Wasser mit Kampferspiritus, oder Wasser mit Karbolsäure aufsteigen. Will man ein sogenanntes Drusepulver verabreichen, so lasse man sich in der Apotheke eine Mischung bereiten von 75 Gramm Schwefelspießglanz, 150 Gramm gepulverten Süßholz und 300 Gramm künstlichen Karlsbader Salzes. Hiervon gibt man täglich eine kleine Handvoll Futter.

Die Infektionskrankheiten und Seuchen. 169

Die Influenza beim Pferd. Die Influenza beim Pferd wird ebenfalls durch einen Infektionserreger hervorgerufen, der zunächst wohl auch durch die Nasenschleimhaut aufgenommen wird und von hier aus auf dem Wege der Lymphbahnen in das Blut gelangt. Die Krankheit ist stark ansteckend und ergreift, wenn sie einmal in einem Stall auftritt, sämtliche in demselben aufgestellten Pferde. Hat ein Tier die Krankheit einmal überstanden, so ist es fast immer für die Dauer seines Lebens vor einer Neuerkrankung geschützt, also vollständig immun. Die Zeit, welche zwischen der Aufnahme des Infektionsstoffes und dem Ausbruch der Krankheit verstreicht, beträgt 5—7 Tage.

Sobald die Krankheit einsetzt, fressen die Tiere wenig oder gar nicht mehr. Sie zeigen sich träge, schwach und matt. Nimmt man Temperatur auf, so findet man eine hohe Steigerung derselben. Die Blutwärme beträgt 42 Grad C. und selbst noch darüber. Diese hohe Körpertemperatur bleibt ungefähr 6 Tage bestehen und geht dann auf einmal wieder auf die Norm (37—37,5) zurück. Die Zahl der Pulsschläge ist jedoch nicht übermäßig erhöht und beträgt erst mehr in einem späteren Abschnitt der Erkrankung.

Die allgemeine Empfindlichkeit ist stark beeinträchtigt, die Patienten stehen da, als wenn sie schliefen, sie halten den Kopf gesenkt und zittern. Die sichtbaren Schleimhäute sind gelb bis gelbrot verfärbt. Außerdem ist die Maulschleimhaut trocken und fühlt sich heiß an. Beobachtet man die Tiere längere Zeit, so sieht man, daß sie häufig gähnen.

Bei Beginn der Erkrankung besteht Verstopfung. Der Kot ist klein geballt und mit Schleim überzogen. Gegen Ende der Krankheit wird aus der Verstopfung Durchfall. Von Beginn der Erkrankung an zeigen die Pferde starke Lichtscheu. Die Augenschleimhaut ist geschwollen und gelbrot verfärbt. Die Augen werden geschlossen gehalten wegen der bestehenden Lichtscheu, dieselben tränen andauernd. Gegen Ende der Erkrankung treten auch hier, wie bei der Druse, Schwellungen an den Gliedmaßen auf, welche sich bis unter die Brust und bis unter den Bauch fortziehen können. Diese Schwellungen sind nicht schmerzhaft und nehmen Fingereindrücke an. Werden die Tiere, wenn solche Schwellungen bestehen, geführt, so sieht man, daß der Gang ein steifer ist. Neben allen diesen Erscheinungen besteht gewöhnlich noch ein ein- oder doppelseitiger, dünnflüssiger oder schleimig eitriger Ausfluß aus der Nase und leichter Husten.

Die Dauer der Krankheit beträgt in günstigen Fällen 8—10 Tage. Treten jedoch Komplikationen hinzu, einige Wochen. Die Haupt=

Komplikationen, welche sich an Influenza anschließen können, sind Lungenentzündung und Hufrehe. Eine Behandlung mit Arzneimitteln ist in den meisten Fällen bei Influenza unnötig. Man hat nur dafür Sorge zu tragen, daß die Patienten im Stall stehen bleiben, und zwar in einem Stall, welcher gut durchlüftet ist. Bei günstigen Witterungsverhältnissen kann man jedoch die Tiere auch in das Freie bringen, aber an einen Ort, an welchen andere gesunde Pferde nicht kommen, weil sich die Krankheit gar zu leicht überträgt. Man hat für die Patienten stets gutes Trinkwasser bereit zu halten, als Nahrungsmittel verabreicht man ihnen leichtverdauliche Futterstoffe.

Die Brustseuche beim Pferd. Die Brustseuche beim Pferd ist eine ansteckende Krankheit, bei welcher hauptsächlich die Lungen ergriffen werden. Gleichzeitig mit den Lungen erkrankt jedoch gewöhnlich auch das Brustfell, das Herz und die Nieren. Die Krankheit befällt mit Vorliebe jüngere Tiere, und zwar deshalb, weil dieselben gegen die Einwirkung des Krankheitserregers weniger widerstandsfähig sind. Sobald die Tiere die Krankheit einmal überstanden haben, sind sie entweder vor derselben auf einige Jahre oder Zeit ihres Lebens gesichert. Die Seuche befällt in einem Stall nicht, wie bei der Influenza, ein Pferd nach dem andern und neben dem andern, sondern die Krankheit geht sprungweise vorwärts.

Der Ansteckungsstoff gelangt jedenfalls auf dem Wege der Atmung in die Lungen, und von dort aus direkt in das Blut. Zwischen der Aufnahme des Infektionserregers und dem Auftritt der ersten Krankheitserscheinungen vergeht durchschnittlich eine Zeit von 14 Tagen. Die Krankheit kann jedoch an einem früheren Tage, oder auch später einsetzen. Die Erscheinungen, welche die Krankheit zeitigt, bestehen hauptsächlich in folgenden: Die Körpertemperatur steigt rasch fieberhaft an und beträgt 41 Grad C. und darüber. Häufig zeigen sich Schüttelfröste. Die Pulszahl ist erhöht. Es finden sich 60—100 Pulsschläge und darüber. Die äußere Empfindlichkeit ist stark beeinträchtigt, der Kopf wird gesenkt gehalten, die sichtbaren Schleimhäute sind höher gerötet und gelbrot verfärbt. Daneben zeigen sich die Tiere matt und schlaff, die Futter- und Getränkeaufnahme ist verzögert oder ganz unterdrückt. Die Tiere husten, die Atmung geschieht erschwert und beschleunigt. Es besteht Nasenausfluß, derselbe hat eine rotgelbe Farbe. Die Krankheit hat gewöhnlich eine Dauer von 8—10 Tagen und geht dann in Heilung über, aber innerhalb der ersten Tage kann auch bereits der Tod erfolgen. Meistenteils legen sich die erkrankten Pferde nicht zu

Boden, oder wenn sie sich hinlegen, stets auf die erkrankte Seite. Wenn sie stehen, spreizen sie die Vorderbeine, weil sie sich hierdurch die Atmung erleichtern. Mit der Brustseuche tritt jedoch gleichzeitig auch in vielen Fällen eine Entzündung der Herzmuskulatur hinzu, welche dann gewöhnlich zum Tode führt. Sobald die Entzündung der Herzmuskulatur eintritt, wird der Pulsschlag ein sehr rascher, und gleichzeitig wird derselbe unfühlbar. Mit der Brustseuche kann sich außerdem eine Nierenentzündung vergesellschaften, oder es entsteht im Anschluß an dieselbe Blut- oder Eitervergiftung. Auch eine Gehirnentzündung kann gleichzeitig mit der Brustseuche verbunden sein.

Zur Behandlung der Brustseuche verwendet man in der Hauptsache kalte Umschläge. Tritt Herzschwäche ein, so verabreicht man den Tieren entweder Wein oder Alkohol mit Wasser, und zwar täglich mehrmals 1—2 Liter. Fängt die Temperatur rasch zu steigen an, so verabreicht man eine Phenacetin- oder Antifebrinpille (50 Gramm Phenacetin oder Antifebrin). Reichen die kalten Umschläge nicht aus, um die Krankheit zum Stillstand zu bringen, so reibt man die Brustseiten mit Senfspiritus ein (18 Gramm Senföl auf 300 Gramm Spiritus). Brustseuchekranke Pferde sind sofort von den gesunden zu trennen und müssen in einem Stall untergebracht werden, welcher gut durchlüftet und temperiert ist. Der Fußboden muß täglich gereinigt und desinfiziert werden. Als Futter verabreicht man leichtverdauliche Nahrungsmittel, wie Grünfutter oder Kleienschlapp, oder Mohrrüben mit Kleie gemischt. Um der Krankheit zu begegnen, kann man auch durch einen Sachverständigen Serum-Impfungen vornehmen lassen, die sich im allgemeinen in größeren Beständen sehr gut bewährt haben.

Der Starrkrampf. Als Starrkrampf bezeichnet man eine Infektionskrankheit, welche durch einen feinen Bazillus, der ein Köpfchen trägt, hervorgerufen wird. Der Infektionserreger findet sich fast stets in feuchter, schwarzer Gartenerde und im Pferdedünger vor. Gelangt der Bazillus von einer frischen Wunde aus in einen Tierkörper, so bleibt er an der betreffenden Stelle liegen, vermehrt sich nach einiger Zeit und bildet stark giftige Stoffwechselprodukte, welche das charakteristische Bild des Starrkrampfes hervorrufen.

Die Krankheit kommt bei allen unseren Haustieren vor, am häufigsten beim Pferd, weil dasselbe äußeren Verletzungen mehr ausgesetzt ist, als wie irgend ein anderes Haustier. Der Starrkrampfbazillus kann von jeder beliebigen Wunde aus in den Körper gelangen, mag dieselbe nun eine Quetschwunde, oder ein Schnitt, Riß- oder Schußwunde sein. In manchen Fällen haftet auch der Krankheitserreger an einem eingedrungenen Fremdkörper, z. B. tritt häufig Starrkrampf ein, wenn sich ein Pferd einen Nageltritt zugezogen hat. Gerade die kleinsten Verletzungen sind die gefährlichsten. Beim Pferd geht vielfach die Erkrankung an Starrkrampf vom Huf aus, weil an diesem jede frische Verletzung meistenteils durch Bodenschmutz verunreinigt wird. Aber selbst wenn eine Wunde schon verheilt ist und sich eine Narbe gebildet hat, kann noch Starrkrampf auftreten. Auch nach äußeren Eingriffen, wie z. B. nach einer Operation oder einer Kastration, kann, wenn die Wunde verunreinigt wird und in dieselbe Starrkrampsbazillen hineingeraten, die Krankheit entstehen.

Beim Rind sind Starrkrampffälle ziemlich selten, und wenn solche vorkommen, schließt sich die Erkrankung gewöhnlich an eine Geburt an, weil bei derselben sich fast immer Schleimhautverletzungen einstellen. Beim Schaf tritt häufig Starrkrampf nach Kastrationen ein, ebenso bei Ziegen.

Bei jungen Tieren geschieht die Infektion gewöhnlich von der offenen Nabelwunde aus.

Bei der Krankheit finden wir für gewöhnlich eine Inkubations= dauer von 1—5 Tagen. Die Inkubationsdauer kann jedoch auch einen längeren Zeitraum in Anspruch nehmen.

Wie das Wort „Starrkrampf" schon sagt, finden wir im Gefolge der Krankheit einen Krampf der Muskulatur, und zwar setzt derselbe an der Kopfmuskulatur zuerst ein, und von hier aus geht er auf den Hals, den Rumpf und die 4 Beine über. Umgekehrt kann aber auch der Krampf der Muskulatur von hinten nach vorn einsetzen, so daß zuerst die Nachhand erkrankt, und der Krampf allmählich nach vorn bis zur Muskulatur des Kopfes vordringt. Der Kopf wird steif und gestreckt getragen, die Kaumuskeln sind straff gespannt und fühlen sich bretthart an. Die Tiere können dann nicht mehr kauen und sind außer stande, Futter aufzunehmen. Sind die Ohrmuskeln und die Augenmuskeln ergriffen, so sieht man, daß die Ohren steif in die Höhe stehen und die Augen zurückgezogen erscheinen. Gleichzeitig bemerkt man, daß die Nickhaut vorgefallen ist. Sobald die Muskeln der 4 Schenkel ergriffen sind, sieht man, daß die Tiere eine gespreizte und steife Haltung annehmen, man sagt, sie stehen wie ein „Sägebock". Durch den Krampf der Bauchmuskulatur wird der Hinterleib aufge= zogen. Ist die Brustmuskulatur ergriffen, so geschieht die Atmung erschwert und beschleunigt.

Gegen Geräusche, auch geringster Art, zeigen sich die erkrankten Tiere sehr empfindlich. Hierdurch wird sogar der Krampf der Muskulatur momentan gesteigert. Die Körpertemperatur ist für gewöhnlich anfangs nicht erhöht. Gegen das tödliche Ende hin steigt dieselbe jedoch andauernd und erreicht nach dem Tode des Tieres die größte Höhe, so daß man sogar mit dem Thermometer Temperaturen bis zu 44 Grad C. feststellen kann. Der Kotabsatz ist regelmäßig verzögert, ebenso der Harnabsatz.

Eine Behandlung des Starrkrampfes mit Arzneimitteln hat noch niemals Erfolg gebracht. Zu Beginn der Erkrankung ist zu empfehlen, den Tieren eine Einspritzung von Starrkrampfserum machen zu lassen. Wegen des hohen Preises jedoch wird eine solche Impfung jedoch nur bei wertvollen Pferden angewandt werden können. Eine einzelne Einspritzung kostet annähernd 25 Mk. Am besten ist es, wenn es sich um weniger wertvolle Tiere handelt, dieselben beim Beginn der Krankheit sofort abschlachten und in diesem Zustande verwerten zu lassen. Wenn jedoch an einem erkrankten Tiere ohne daß eine Einspritzung gemacht wird, etwas geschehen soll, so empfiehlt es sich, dasselbe in einen Hängegurt hineinzustellen. Fernerhin muß man dafür sorgen, daß die Tiere vor jeder Aufregung geschützt werden. Hierzu müssen die Tiere in einen dunklen, gut ventilierten Stall gebracht werden. Als Futter verabreicht man, sobald die Kaumuskulatur sich im Krampfzustand befindet, nur weiche Nahrung, und außerdem muß dem Patienten stets frisches Wasser in genügender Menge zur Verfügung stehen.

Der Milzbrand bei den Haustieren. Der Milzbrand stellt eine Seuche dar, welche durch einen Bazillus hervorgerufen wird, der im Vergleich zu anderen Krankheitserregern eine b e t r ä c h t l i c h e Größe besitzt. Die Krankheit wird n i c h t unmittelbar von Tier auf Tier übertragen. Die Ansteckung geschieht durch das Futter, durch das Trinkwasser, durch die Streu u. s. w. Sehr leicht wird die Seuche auch durch Fliegen oder Insekten übertragen, welche auf Milzbrandleichen gesessen und dort etwas von den Körperflüssigkeiten derselben aufgenommen haben.

Die Seuche ist sehr leicht auf den Menschen übertragbar und endet in der Mehrzahl der Fälle, falls nicht sofort eine zweckdienliche und energische Behandlung eingeleitet wird, tödlich.

Die Einwanderung des Milzbranderregers erfolgt entweder vom Magen und Darm, oder von der äußeren Haut und den natürlichen Körperöffnungen, oder von der Lunge aus.

Sobald die Krankheit ausbricht, findet man bei den erkrankten Tieren hohes Fieber, 41—42 Grad C. und darüber, der Puls fühlt sich schwach an, die Zahl der Pulsschläge beträgt 80—100 in der Minute und darüber. Die sichtbaren Schleimhäute, z. B. die Schleimhaut der Augen, des Maules und die Mastdarmschleimhaut sind hochrot verfärbt oder sehen blaurot bis blauschwarz aus. Die Körpertemperatur ist ungleich über die Körperoberfläche verteilt. In vielen Fällen sind die Haare gesträubt. Die Futteraufnahme hört ganz auf. Die Tiere zeigen sich schwach und matt; sie zittern und schwanken, die äußere Empfindlichkeit ist stark herabgesetzt, der Blick ist starr. Man findet jedoch auch in manchen Fällen, daß die erkrankten Tiere direkte Wutanfälle bekommen. Die Atmung geschieht sehr angestrengt. Von Anfang an besteht Verstopfung, bald jedoch folgt Durchfall, wobei dem Kot in vielen Fällen Blut beigemengt ist. Auch der abgesetzte Harn enthält Blut. Gegen das Ende der Krankheit sieht man blutige Ausflüsse aus dem Maul, aus der Nase, aus dem Mastdarm, ja selbst aus den Augen austreten. Fast immer endet die Seuche innerhalb 24—36 Stunden tödlich. Der Tod erfolgt dann in vielen Fällen ganz plötzlich, indem die Tiere wie vom Schlag getroffen hinstürzen. An vielen Körperstellen findet man auch sogenannte Milzbrandgeschwüre. Dieselben sind wenig oder gar nicht schmerzhaft. Sie besitzen eine blauschwarze oder dunkelrote Farbe. Solche Milzbrandgeschwüre findet man am Kopf, am Hals, an der Brust oder der Schulter, und am Bauch, am Schlauch und am Euter. Die Seuche befällt alle unsere Haustiere. Am häufigsten sind Milzbrandfälle beim Rind und beim Schaf.

Gegen den Milzbrand sind in der jüngsten Zeit Impfversuche gemacht worden, welche ein günstiges Resultat gehabt haben, da gezeigt worden ist, daß man tatsächlich im stande ist, durch Einverleibung von Blutserum, welches von solchen Tieren herstammt, denen lange Zeit große Mengen von lebenden Milzbrandbazillen in die Blutbahn gebracht worden sind, Tiere gegen die Krankheit zu immunisieren. In der Praxis muß jedoch vorläufig noch von der Impfung abgesehen werden, da zu große Mengen Blutserum erforderlich sind, um größere Haustiere genügend zu immunisieren, und weil der Preis für die Impfung sich zu hoch stellt.

Die Milzbrandleichen werden am zweckdienlichsten verbrannt, da nach dem Tode eines Tieres sich im Blute desselben innerhalb der Bazillen Sporen bilden, welche die Dauerform des Milzbrandes darstellen. Dieselben sind gegen Einwirkungen aller Art äußerst

Die Infektionskrankheiten und Seuchen.

widerstandsfähig. Die Stände und Ställe müssen auf das sorgfältigste gereinigt und desinfiziert werden.

Zu bemerken ist, daß der Milzbrand unter das Reichsseuchen=
gesetz fällt. Es ist also in jedem Falle bei der zuständigen Behörde Anzeige zu erstatten.

Die Maul= und Klauenseuche. Die Maul= und Klauenseuche ist ebenfalls eine Infektionskrankheit, welche durch einen Infektions= stoff hervorgerufen wird, der bis jetzt noch nicht näher bekannt ist. **Die Krankheit wird entweder durch direkte Berührung zwischen den einzelnen Tieren oder durch Zwischenträger übertragen.** Die Seuche ist im höchsten Grade ansteckend. Der Krankheitsstoff ist in den Blasen, welche sich im Maul und an den Klauensäumen und am Euter (zumal den Strichen) bilden, und außerdem in sämtlichen Körperausscheidungen der Tiere enthalten. Der In= fektionsstoff erhält sich lange Zeit giftig. Besonders gut wird er im Dünger konserviert. Abgetötet wird er sehr leicht, entweder durch hohe Hitzegrade, oder durch stärkere Desinfektionsmittel. Am häu= figsten erkrankt das Klauenvieh an der Seuche, Übertragungen sind jedoch ebenfalls auf alle anderen Haustiere möglich. Auch der Mensch kann an der Seuche erkranken, zumal Kinder sind sehr leicht durch den Genuß roher Kuhmilch anzustecken. Hat ein Tier die Krankheit einmal überstanden, so ist es gewöhnlich **nur kurze Zeit** vor einer frischen Ansteckung sicher. Es ist möglich, daß ein und dasselbe Tier in einem Jahre verschiedene Male an der Seuche erkrankt.

Die Zeit, welche zwischen der Aufnahme des Infektionsstoffes und den ersten Krankheitserscheinungen verstreicht, beträgt im Durch= schnitt 1—3 Tage. Zunächst sieht man an den kranken Tieren eine Steigerung der Temperatur, und zwar wird dieselbe niedrig fieberhaft. Untersucht man die Maulschleimhaut, sieht man dieselbe höher gerötet. Bald geschieht die Aufnahme des Futters erschwert, und die Tiere fangen an zu speicheln. Gleichzeitig wird die Absonderung der Milch beeinträchtigt. Nach Verlauf von zwei Tagen sieht man an dem Zahn= fleisch und an der Zunge und an der Schleimhaut der Backen, und selbst an den Lippen, Blasen auftreten, welche ungefähr linsengroß werden, und die zunächst eine klare Flüssigkeit enthalten, die sich aber späterhin trübt. Die Bläschen, welche sich gebildet haben, können zusammenfließen, und schließlich die Größe eines Fünfmark= stückes und darüber erreichen. Die entstandenen Blasen platzen bald, und dann bleiben wunde Stellen zurück, welche stark gerötet erscheinen und bei der Berührung den Tieren starke Schmerzen verursachen. Diese Stellen heilen langsam wieder ab. Sobald die Blasen geplatzt sind, speicheln die Tiere sehr stark, der Speichel läuft in langen Strähnen zum Erdboden nieder. Gleichzeitig hört man schon, wenn man in den Stall hineintritt, daß die Tiere ein schmatzendes Geräusch hervorbringen. Da die Patienten während der Krankheit fast nichts fressen, magern sie stark ab. Die während der Zeit abgesonderte Milch hat eine veränderte Farbe, sie sieht mehr gelb als weiß aus, schmeckt schlecht und läßt sich nur schwer zu Butter verarbeiten. Bei den Kühen sieht man ferner auch häufig, daß sich Blasen am Euter und an den Strichen bilden. Auch hier platzen dieselben und lassen genau solche wunde Stellen zurück, wie man dieselben im Maul findet.

Tritt die Seuche bei den Schweinen auf, so sieht man zunächst, daß der Saum am Kronenrand sich heiß anfühlt und den Tieren bei der Berührung Schmerzen verursacht. Meistenteils tritt diese Entzündung an allen 4 Beinen zu gleicher Zeit auf. Nach 1—2 Tagen entstehen auch hier am Kronenrand Blasen, welche jedoch eine erheblichere Größe erreichen, als am Maul. Auch hier ist die Flüssigkeit in den Blasen zunächst wasserhell, später trübt sie sich. Werden die Tiere zum Laufen angetrieben, so gehen sie stark lahm; können sie sich zu Boden legen, bleiben sie gewöhnlich liegen und stehen schwer auf. Werden die wunden Stellen am Kronenrand nicht behandelt, so schließt sich gewöhnlich ein weiterer Entzündungsprozeß an; es bilden sich Geschwüre, die dahin führen können, daß die Tiere ausschuhen, oder es gelangt von den Geschwürsflächen aus Eiter in die Lymph= und Blutbahn, und es kommt zu einer Eitervergiftung, an welcher das erkrankte Tier zu Grunde geht. In ähnlicher Weise zeigen sich die Erscheinungen der Klauenseuche beim Schaf.

Tritt die Krankheit leicht auf, so ist nach einem Verlauf von 2—3 Wochen völlige Heilung bei allen Tieren eingetreten. Zu manchen Zeiten tritt jedoch die Maul= und Klauenseuche so bösartig auf, daß die Hälfte aller erkrankten Tiere zu Grunde geht.

Bis jetzt sind gerade gegen die Maul= und Klauenseuche die allerverschiedensten Mittel angewendet worden, ohne daß jedoch nur irgend eines einen greifbaren Nutzen in seiner Anwendung gebracht hätte. Auch die Schutzimpfungen gegen die Seuche haben bis jetzt einen eigentlichen Vorteil noch nicht aufzuweisen gehabt. Es erscheint aber nicht ausgeschlossen, daß ein Serum

Die Infektionskrankheiten und Seuchen.

gewonnen werden wird, welches geeignet ist, den Tieren, welche damit geimpft werden, eine länger andauernde Schutzkraft zu verleihen.

Die Fütterung der erkrankten Tiere hat mit weichem Futter zu geschehen. Außerdem müssen die Tiere recht häufig reines Trinkwasser erhalten; der Standort muß trocken gehalten werden. Um dies zu erreichen, streut man Torfmull. Die erkrankten Tiere sind von den gesunden zu trennen. Die Milch muß abgekocht werden, d. h. bis zu 100 Grad erhitzt werden.

Um den Seuchengang abzukürzen, verfährt man so, daß man, sobald die Erkrankung an der Seuche bemerkt wird, zu gleicher Zeit alle Tiere ansteckt. Man benetzt ein Tuch mit dem Speichel eines erkrankten Tieres und führt es allen andern der Reihe nach durch das Maul.

Der Schweinerotlauf. Der Schweinerotlauf ist eine Infektionskrankheit, welche durch einen schlanken und feinen Bazillus, welcher Stäbchenform hat, hervorgerufen wird. Die Krankheit als solche ist eine Blutkrankheit. Befallen werden von der Seuche, wie der Name sagt, hauptsächlich die Schweine, doch ist der Krankheitserreger auch auf Kaninchen und Geflügel leicht übertragbar. Die größeren Haustiere sind absolut sicher vor der Krankheit. Die Eingangspforte für die Krankheitserreger ist der Darmkanal; von dort aus gelangen die Bazillen in das Blut. Im Blute selbst vermehren sich die Stäbchen in kurzer Zeit ungeheuer. Das Wachstum geht selbst nach dem Tode noch ungehindert vor sich. Der Bazillus findet sich im Boden und ist über die ganze Erde verbreitet. In bestimmten Gegenden findet sich die Krankheit jahraus, jahrein, und zwar tritt sie in den Sommermonaten heftiger und häufiger auf, als in der kalten Jahreszeit.

Die Schweine erkranken zumeist innerhalb des ersten Lebensjahres; sobald sie älter geworden sind, sind sie eher geschützt vor derselben; doch können auch ältere Schweine erkranken, und falls sie erkranken, sterben sie fast regelmäßig.

Es ist ferner Erfahrungstatsache, daß der Rotlauf mehr die verfeinerten Schweinerassen, z. B. die englischen Rassen und deren Kreuzungen, befällt, als wie die gewöhnlichen Landrassen. Am häufigsten erkranken Tiere, welche auf irgend eine Weise mit Stoffen in Berührung kommen, welche von an Rotlauf erkrankten oder gestorbenen Tieren herstammen.

Die Zeit, welche zwischen der Aufnahme der Stäbchen und den ersten Krankheitserscheinungen verläuft, beträgt im Durchschnitt 2—3 Tage.

Die Seuche setzt sofort sehr heftig ein. Nimmt man Temperatur auf, so findet man eine Körperwärme von 41—43 Grad C. Die erkrankten Tiere zeigen sich vollständig gleichgültig gegen ihre Umgebung, und verkriechen sich in der Streu. Werden sie aufgetrieben, so zeigen sie sich schlaff und matt, und in vielen Fällen sieht man, daß im Hinterteil eine Lähmung vorhanden ist.

Die sichtbaren Körperschleimhäute (die Maul= und Augenschleimhaut) sind hoch gerötet und geschwollen. Bald, nachdem die Krankheit zum Durchbruch gekommen ist, sieht man am Bauch, an der Brust, den Hinterschenkeln und den Ohren rote Flecke auftreten, die in kurzer Zeit eine blaurote Färbung annehmen. Diese Flecke haben die Größe einer Walnuß, und falls mehrere zusammenfließen, was ziemlich häufig vorkommt, die Größe einer großen Handfläche.

Anfangs besteht Verstopfung, gegen das tödliche Ende der Krankheit wird der Kot breiig oder dünnflüssig. Wird derselbe mikroskopisch untersucht, so finden sich in ihm massenhaft lebende Rotlaufbazillen, d. h. Krankheitserreger, welche, wenn sie in einen anderen Schweinekörper gelangen, sofort die Rotlaufseuche hervorrufen.

Eine Behandlung der **Seuche** hat keinen Erfolg. Verfasser hat zwar durch Verimpfung großer Mengen Rotlaufserum, welches nach der Methode Lorenz dargestellt war, Schweine, welche schwer an Rotlauf erkrankt waren, vom Tode gerettet, sah aber derartig schwere Folgeerscheinungen, daß er, abgesehen von dem großen Preis der Impfung, dieselbe für solche Fälle nicht empfehlen kann. Dagegen ist es denjenigen Besitzern, welche Schweinezucht betreiben, nur auf das Dringendste anzuraten, ihre sämtlichen Tiere nach der Lorenzschen Methode schon als Ferkel oder später als Läufer impfen zu lassen. Die geimpften Tiere sind dann mindestens neun Monate gegen die Erkrankung an Rotlauf sicher geschützt. Die Impfung geschieht gewöhnlich in der Weise, daß den Tieren auf je 10 kg Lebendgewicht 1 ccm Rotlaufserum unter die Haut gespritzt wird. Nach Verlauf von 3 Tagen wird dann ein klein wenig von einer Bouillon eingespritzt, welche Rotlaufbazillen enthält.

Handelt es sich um Zuchtschweine, so muß nach der Einspritzung der Rotlaufbazillen nach 14 Tagen noch eine zweite Einspritzung von Bazillen folgen, wodurch die geimpften Schweine einen Impfschutz von mindestens $1^{1}/_{4}$ Jahren erlangen. Die zweimalige Impfung hat auf das Wohlbefinden der Tiere absolut keinen Einfluß, dieselben nehmen das verabreichte Futter nach wie vor gut und regelmäßig auf.

Die Infektionskrankheiten und Seuchen. 179

Je kleiner die Schweine sind, um so weniger Serum wird bei der Impfung gebraucht; infolgedessen ist das Verfahren, auch wenn starke Bestände an Schweinen zu impfen sind, ein sehr billiges.

Den Besitzern muß jedoch dringend empfohlen werden, die Impfung zur Vermeidung unangenehmer Zwischenfälle durch einen Tierarzt vornehmen zu lassen, zumal, da die Anstalten, welche die Sera herstellen, **nur in diesem Falle** eventuelle Impfverluste vergüten. Sobald die Rotlaufseuche unter einem Bestand ausgebrochen ist, muß der Besitzer Anzeige erstatten, weil die Krankheit unter das Reichsseuchengesetz fällt.

Die Schweineseuche. Die Schweineseuche ist eine Krankheit, welche in noch viel höherem Maße ansteckend ist, als wie die Rotlaufseuche. Sie findet ihre Verbreitung hauptsächlich durch den Ankauf von Treibschweinen. Nach dem Ausbruch erkranken in kurzer Zeit meistens viele, sehr häufig alle Tiere desselben Stalles. Der Infektionserreger ist ein ovales Bakterium. Die Ansteckung kann sowohl von der äußeren Haut aus, wie von der Atmungsschleimhaut und vom Darm aus erfolgen. Als Haupterscheinung sieht man nach dem Auftreten der Krankheit, welche schon in ganz kurzer Zeit, z. B. schon in wenigen Stunden, tödlich enden kann, daß die Haut am Hals und an allen vier Beinen höher gerötet und geschwollen ist. Die Tiere husten; der Husten ist kurz und quälend, außerdem bestehen Beschwerden bei der Atmung. Die Körpertemperatur ist hoch fieberhaft. Die Schweine zeigen sich traurig, schlaff und matt. Meistenteils verkriechen sie sich von Beginn der Erkrankung an in der Streu.

Eine Behandlung der Schweineseuche ist, da der Verlauf ein so rapider ist, aussichtslos, darum ist es am besten, die befallenen Schweine, da das Fleisch genießbar ist, sofort abschlachten zu lassen.

In jüngster Zeit sind Impfungen gegen die Schweineseuche vorgenommen worden. Das Resultat ist jedoch kein so gutes und sicheres gewesen, daß man zu einer Impfung raten kann.

Die Schweineseuche fällt unter das Reichsseuchengesetz und muß, sobald der Verdacht besteht, daß es sich um Schweineseuche handelt, an zuständiger Stelle Anzeige erstattet werden.

Die Schweinepest. Die Schweinepest tritt in zwei Formen, in einer akuten und in einer chronischen auf. Der Ansteckungsstoff wird hauptsächlich mit den Nahrungsmitteln aufgenommen, erfolgt also gewöhnlich vom Darm aus. Der Erkrankung an Schweinepest sind hauptsächlich die jungen Schweine ausgesetzt. Die Zeit, welche zwischen der Aufnahme des Infektionserregers und den ersten Krankheitserscheinungen verstreicht, beträgt im Durchschnitt 5—6 Tage, aber auch einige Wochen. Verläuft die Krankheit akut, so dauert dieselbe im Durchschnitt eine Woche an.

Die ersten Erscheinungen, welche man beobachtet, sind, daß die Tiere das Futter versagen und Verstopfung zeigen. Die Schweine sind matt und schwach, lassen Kopf und Schwanz hängen und verkriechen sich in der Streu. Untersucht man die sichtbaren Schleimhäute, sieht man dieselben hoch gerötet; die Augenlider sind außerdem in vielen Fällen durch eingetrocknete Massen verklebt. Von Anfang an besteht hohes Fieber, die Atmung geschieht angestrengt. Nach Verlauf einiger Tage tritt Durchfall ein; der abgesetzte Kot hat einen sehr üblen Geruch und ist vielfach mit Blut untermischt. Auf der Schleimhaut der Maulhöhle, z. B. an den Backen, an der Seite und der Unterfläche der Zunge und am Gaumen treten Geschwüre auf, welche einen grauweißen Belag zeigen. An der Innenfläche der 4 Beine, auch an der unteren Brust- und Bauchseite, und an den Ohren findet man häufig rote Flecke.

Sterben die Schweine nicht, wenn sie akut erkrankt sind, so wird die Krankheit chronisch. In diesem Stadium sieht man keine sehr auffälligen Erscheinungen mehr; es ist nur zu bemerken, daß die Tiere, trotzdem sie gut fressen, an Gewicht nicht zunehmen, sie bleiben kleiner und magerer als diejenigen Schweine, welche sich in gleichem Alter befinden und gesund sind. Ab und zu zeigen sie Husten und Durchfall. Außerdem findet man ziemlich häufig auf dem Rücken borkenähnlichen Belag.

Auch gegen die Schweinepest sind Impfungen vorgenommen worden. Da aber ein unbedingt sicherer Impfschutz wie bei der Impfung gegen Rotlauf bisher nicht erreicht worden ist, kann zu derselben auch nicht geraten werden.

Eine Behandlung erkrankter Tiere ist aussichtslos, es ist am geratensten, die Seuche durch Schlachtung zum Stillstand zu bringen. Auch die Schweinepest fällt unter das Reichsseuchengesetz. Es ist also in jedem Falle sofort Anzeige zu erstatten.

Die Geflügelcholera. Die Geflügelcholera stellt eine Seuche dar, welche durch ein ovales Bakterium hervorgerufen wird, welches dem der Schweineseuche ähnlich ist. Der Infektionserreger ist leicht zu zerstören. Er kann sowohl durch kochendes Wasser wie durch fast alle Desinfektionsmittel und außerdem durch Austrocknen abgetötet werden.

Die Geflügelcholera ergreift alle Arten unseres Hausgeflügels, aber auch die freilebenden Vögel werden von der Seuche nicht verschont. Die Ansteckung von Vogel zu Vogel erfolgt entweder durch das Trinkwasser oder durch Futterstoffe, welche mit dem Kot von erkrankten Tieren verunreinigt worden sind. Häufig wird die Seuche auf Höfe eingeschleppt, wenn in der Nähe Erkrankungen an Geflügelcholera vorgekommen sind, oder wenn Tiere hinzugekauft werden, welche aus verseuchten Gegenden stammen.

Die Zeit, welche zwischen der Aufnahme des Krankheitserregers und dem Ausbruch der Seuche verstreicht, ist nur ganz kurz, ebenso der Krankheitsverlauf.

In den meisten Fällen endigt die Krankheit in 1—3 Tagen tödlich. Die Erscheinungen, welche wir bei den erkrankten Tieren sehen, sind Störungen im Appetit, Traurigkeit und Mattigkeit. Die erkrankten Vögel sträuben die Federn, krümmen den Hals, lassen die Flügel hängen und trennen sich von den gesunden. Gewöhnlich sitzen sie in den Ecken herum. In manchen Fällen sieht man, daß die Tiere schleimige Massen aus dem Schnabel hervorbringen. Gewöhnlich besteht auch von Anfang an Durchfall. Der abgesetzte Kot ist zunächst breiig, zuletzt wässerig, grün gefärbt und von stark üblem Geruch. Die Atmung geschieht angestrengt. Gegen das Ende der Krankheit verfärbt sich der Kamm und die Kehllappen. Dieselben nehmen eine bläuliche Färbung an. Die Tiere werden immer schwächer und matter, sie schwanken hin und her und fallen schließlich tot um. In manchen Fällen findet man auch, ohne daß man bemerkt hat, daß Tiere erkrankt sind, morgens viele, welche tot von den Sitzstangen herabgefallen sind.

Die Geflügelcholera hat man in der jüngsten Zeit mit Verimpfung von Blutserum und abgeschwächten Kulturen, d. h. Kulturen, in welchen der Krankheitserreger rein gezüchtet und künstlich abgeschwächt war, zu bekämpfen versucht, und zwar mit recht günstigem Erfolg. Da jedoch der Impfstoff schwer herzustellen ist, und außerdem die Impfung selbst mit vielen Schwierigkeiten verbunden ist, so muß erst noch weiteres abgewartet werden, bis die Impfung in der Praxis gut und leicht durchführbar erscheint.

Sobald in einem Gehöft die Geflügelcholera ausgebrochen ist, verabreicht man den Tieren als Trinkwasser eine Lösung von 1 Gramm Eisenvitriol auf 100 Gramm destilliertes Wasser. Ferner müssen die gesunden Tiere von den kranken getrennt werden. Außerdem ist der Stall sorgfältig zu reinigen und zu desinfizieren. Holzgegenstände werden verbrannt und durch neue ersetzt, oder falls dies nicht angängig ist, müssen sie vermittelst kochenden Wassers, welchem viel Soda zugesetzt ist, gründlich abgebrüht werden. Die Wände des Stalles müssen frisch geweißt werden. Der Dünger und etwa vorhandene Geflügelleichen müssen verbrannt werden.

Die Seuche muß an zuständiger Stelle angezeigt werden.

Die Tuberkulose. Die Tuberkulose ist eine Infektionskrankheit, welche ihre stärkste Verbreitung unter den Rindvieh- und Schweinebeständen hat. Die Krankheit wird hervorgerufen durch das Eindringen eines kleinen schlanken Stäbchens — des Tuberkelbazillus — in die Körpergewebe. Die Ansteckung kann auf die verschiedenste Art und Weise erfolgen, sogar schon durch ganz unverletzte Schleimhäute hindurch. Eine Begünstigung für das Eindringen des Krankheitserregers wird dadurch herbeigeführt, daß die Tiere mit gehaltloser Nahrung gefüttert werden, und außerdem dadurch, daß dieselben in einem überfüllten und schlecht ventilierten Stall gehalten werden. Einen wohlvorgerichteten Boden für sein Eindringen findet der Pilz, wenn zufällig, und das ist sehr häufig der Fall, die Schleimhäute sich in einem katarrhalischen Zustande befinden. Auch das wiederholte Überstehen einer Geburt und starke Milchabgabe macht das Tier für die Aufnahme des Tuberkelbazillus geeignet. Die Krankheit selbst macht im allgemeinen langsame Fortschritte. Sie ergreift zumeist entweder die Lymphdrüsen, die Lungen und das Brustfell, oder das Bauchfell und die von demselben umschlossenen Organe. Vielfach wird auch das Euter ergriffen, aber auch das Gehirn und das Rückenmark und die Muskulatur sind nicht sicher vor der Einwanderung der Bazillen.

Besteht Tuberkulose der Lungen, so hört man die Tiere öfter matt, dumpf und kurz husten. Das Husten erregt bei den Tieren Schmerzen. In späterer Zeit wird der Husten trocken und hohl. Auswurf ist gewöhnlich nicht vorhanden. Der Husten setzt nach jeder einigermaßen heftigen Bewegung des Tieres stärker ein. Die Atmung geschieht angestrengt und beschleunigt. Drückt man mit der Faust gegen die Brustwandungen, so werden leicht Hustenanfälle ausgelöst. Im Verlaufe der Krankheit werden die befallenen Tiere mager, das Haar wird struppig und ist ohne Glanz. Faßt man die Haut an, so findet sich, daß dieselbe von der Unterlage schwer oder gar nicht abzuheben ist. Im späteren Verlaufe der Krankheit stellen sich auch Verdauungsbeschwerden ein, und als Folge hiervon geht auch bei den Kühen die Milchabsonderung zurück. Die Körpertemperatur kann

Die Infektionskrankheiten und Seuchen.

normal sein; wird aber öfter kontrolliert, so findet sich, daß dieselbe ab und zu gesteigert erscheint. Ist das Bauchfell von der Tuberkulose ergriffen, so kommt es bei den Kühen häufig zu Stiersucht. Die Tiere rindern dann sehr häufig, und dieser Zustand bleibt abnorm lange bestehen; außerdem brüllen sie, springen auf die Nachbarkühe auf und zeigen sich sehr aufgeregt. Trächtig werden solche Kühe sehr selten, und werden sie es, verkalben sie oft. Besteht Tuberkulose des Euters, so bemerkt man eine harte Schwellung desselben, welche beim Befassen und Durchgreifen Schmerzen **nicht** erregt. Gewöhnlich ist nur ein oder zwei Euterviertel, seltener das ganze Euter, von der Krankheit ergriffen. Die aus den erkrankten Vierteln entleerte Milch ist dünn und wäßrig, und mit Flocken untermischt.

Die Tuberkulose ist eine unheilbare Krankheit; eine Behandlung ist deshalb ausgeschlossen. Gegen dieselbe ist deshalb nur ein Vorbeugen am Platze, welches dadurch am besten herbeigeführt wird, daß man die als krank erkannten Tiere von den nachweislich gesunden absondert, in einen getrennten Raum stellt und sie möglichst gut füttert. Nehmen sie dann nach einiger Zeit nicht an Gewicht zu, so ist es am geratensten, dieselben bestmöglichst durch Schlachten zu verwerten. Ferner dürfen an Tuberkulose erkrankte Tiere zur Zucht nicht verwendet werden. Die Milch darf nicht in rohem Zustand abgegeben, sondern muß sterilisiert werden. Auch empfiehlt es sich, diejenigen Stände und Ställe, wo tuberkulöses Vieh gestanden hat, mehrmals kräftigst zu desinfizieren. Tuberkulöse Rinder übertragen durch die Milch die Krankheit auf die Kälber. Wird rohe tuberkelbazillenhaltige Milch an Schweine verfüttert, so erkranken dieselben fast mit Sicherheit an Tuberkulose. Auch auf die Menschen ist die Krankheit durch den Genuß roher Milch leicht übertragbar. Bei den Pferden und den übrigen Haussäugetieren ist die Tuberkulose eine ziemlich seltene Erscheinung, beim Geflügel jedoch ist die Tuberkulose eine sehr häufige Erkrankung. Zur Erkennung der Krankheit werden Impfungen mit Tuberkulin vorgenommen. Erwachsenen Tieren wird $1\frac{1}{2}$ cbcm, Jungvieh $1\frac{1}{4}$ cbcm und Kälbern und Schweinen $1/10$ cbcm Tuberkulin, welches mit Karbolwasser gemischt ist, unter die Haut gespritzt. Vor der Impfung muß die Temperatur des betreffenden Tieres genau aufgenommen werden. 8—12 Stunden nach der Impfung tritt die Wirkung der Einspritzung ein. **Wird dann innerhalb 6 Stunden stündlich die Tem-**

peratur aufgenommen, und dieselbe übersteigt die höchste vor der Impfung festgestellte Temperatur um $1^1/_2$ Grad C. und noch mehr, so ist das Vorhandensein der Tuberkulose bei dem geimpften Tiere mit größter Wahrscheinlichkeit anzunehmen. Beträgt die Temperaturdifferenz weniger als $1^1/_2$ Grad C., so ist mit Wahrscheinlichkeit anzunehmen, daß bei dem Impfling keine Tuberkulose besteht. Die Temperaturmessung vor der Impfung und nach der Impfung muß stets mit ein und demselben Thermometer vorgenommen werden. Rinder, welche bei der Temperaturaufnahme Fieber zeigen, dürfen nicht geimpft werden, weil dieselben sonst an den Folgen der Impfung zu Grunde gehen können.

Bei dem Einkauf von Milch- und Zuchtvieh ist den einzelnen Besitzern auf das Dringendste anzuraten, nur solche Tiere anzukaufen und in die Bestände überzuführen, welche nachweislich nicht auf eine Tuberkulineinspritzung reagiert haben.

Die Staupe beim Hund. Die Staupe ist die häufigste und mörderischste aller Hundekrankheiten.

Jugendliches Alter eines Tieres ist der Entstehung der Krankheit günstiger, als spätere Altersperioden. Die meisten Erkrankungen an Staupe fallen in das erste Lebensjahr. Gleichwohl ist kein Alter vor ihr sicher, selbst dann nicht, wenn der betreffende Hund schon einmal an der Seuche erkrankt war. In gewissen Jahrgängen gewinnt dieselbe — zumal im Frühjahr und im Herbst — eine sehr ausgedehnte Verbreitung. Die vielfach geglaubte und vertretene Ansicht jedoch, daß jeder Hund während seines Lebens einmal Staupe gehabt haben müsse, ist falsch, manche Hunde bleiben zeit ihres Lebens davon verschont. — Die Disposition der verschiedenen Hunderassen für die Wirksamkeit des Staupegiftes wird durch gewisse Momente in der Aufzucht gesteigert oder gemindert. Ein wesentlicher Faktor ist die Ernährung der Hunde in den verschiedenen Altersperioden.

Es darf nicht außer acht gelassen werden, daß der Hund zu den Raubtieren gehört, ein Fleischfresser und auf Fleischnahrung angewiesen ist. Nichts ist thörichter, als wenn jemand einen jungen Hund aufziehen will, und sich einbildet, daß er das Tier in einer Restauration großfüttern lassen kann, denn dort erhält das zarte Tier die denkbar schlechtest zusammengesetzte Nahrung, entweder Knochen, oder allerhand Abfälle, die selbst ein Schwein, welches doch gewiß kein Kostverächter ist, verschmäht — und dabei soll der Hund wachsen und gut gedeihen!

Die Infektionskrankheiten und Seuchen.

Durchaus irrig und falsch ist ferner die Ansicht, daß Fleischnahrung die Disposition für die Staupe steigere, oder gar die Ausbildung des Geruchsinnes nachteilig beeinflusse, oder daß endlich die Neigung, Wild anzuschneiden, verstärkt werde.

Die Staupe ist eine ansteckende Krankheit, deren Erreger jedoch mit Sicherheit bisher nicht nachgewiesen werden konnte, weil Reinkulturen herzustellen, nicht gelungen ist, und eine Übertragung der verschiedenen gewonnenen Bakterien, welche als Erreger der Staupe ausgegeben wurden, auf andere Hunde mißlungen ist. Der Ansteckungsstoff scheint am häufigsten durch die Atmungsluft aufgenommen zu werden. Er braucht eine Zeit von 4—7 Tagen im Körper des Hundes, um sich weiter zu entwickeln, und das Tier sichtbar krank zu machen. Selbst ganz junge Welpen, welche noch an der Hündin saugen, können von der tückischen Krankheit befallen werden. Einmaliges Überstehen der Krankheit erzeugt für längere Zeit eine gewisse Unfestigkeit (Immunität).

Für die Entstehung der Staupe ist eine unmittelbar vorausgegangene Erkältung, oder der Aufenthalt im Freien während der Nachtzeit, besonders bei naßkalter Witterung, und unvorsichtiges Waschen und Baden von größter Bedeutung. Diese Ursachen erleichtern das Eindringen des Giftes, weil sie in den Schleimhäuten eine Prädisposition schaffen zum besseren Wachstum des Krankheitserregers. Jede Erkältung bedeutet eine Schwächung der Körperbeschaffenheit. **Staupe kann jedoch durch eine Erkältung allein nicht entstehen, wenn der Erreger der Staupe nicht zugegen ist und sich in den erkrankten Schleimhautpartien eingenistet hat.**

Die Krankheitserscheinungen bei Staupe sind mannigfaltigster Art. Vielfach sind die Schleimhäute der Augen oder der Atmungs= und Verdauungsorgane katarrhalisch entzündet, oder es gesellen sich hierzu (fast immer mit wenigen Ausnahmen) schwere nervöse Störungen im Gehirn und Rückenmark, oder eine für die Staupe charakteristische Hautentzündung. Häufig vergesellschaftet sich mit der Seuche auch eine Lungenentzündung, die fast ohne Ausnahme tödlich endet.

Nach dem Sitze unterscheidet man drei Arten der Krankheit und benennt sie als katarrhalische, nervöse und exanthematische Form der Staupe. Alle drei Arten kommen rein vor, und so kann die Seuche nur unter dem typischen Bilde einer Gehirnerkrankung oder eines Darmleidens, oder unter dem Bilde einer Augen= oder Hauterkrankung verlaufen. In den allermeisten Fällen sind aber mehrere lebenswichtige Organe gleichzeitig ergriffen.

Im allgemeinen beginnt die Krankheit mit Störungen des Gesamtbefindens. Die Hunde haben warme und trockene Nase, zeigen gesträubtes Haar, sie frieren und zittern, und fressen wenig oder gar nicht. Hierbei ist schon Fieber vorhanden (40—41 Grad C.). Bald nach Ablauf des Inkubationsstadiums sieht man gewöhnlich die ersten äußeren Krankheitserscheinungen an den Augen. Dieselben thränen, und außerdem besteht Lichtscheu. Die Lidbindehaut ist gerötet und geschwollen. Die Lider sehen aus wie „aufgedunsen". Das zuerst von den Augen abgesonderte dünnflüssige Sekret wird bald dicker und dann eitrig. Die Flüssigkeit sammelt sich am unteren Lidrande, trocknet dort zu Krusten ein und verklebt beide Lider. Durch die Ansammlung des Eiters und die Zersetzung desselben, ferner durch Wischen und Reiben mit den Läufen seitens der erkrankten Hunde, teils auch durch Ernährungsstörungen entstehen auf der durchsichtigen Hornhaut Geschwüre, die anfangs die Größe eines Stecknadelkopfes haben, aber starke Neigung besitzen, sich nach der Breite und Tiefe auszudehnen. Gleichzeitig entwickelt sich eine zunehmende Trübung der Hornhaut, die bald auf größerer oder geringerer Fläche eine milchweiße Färbung annimmt. Solche Trübungen bilden sich in sehr kurzer Zeit aus. Ferner finden wir bei Ausbruch der Krankheit in vielen Fällen nicht nur die oben erwähnten Appetitsstörungen, sondern auch Erbrechen. Trockenheit und höhere Rötung der Maulschleimhaut und vermehrten Durst, demnächst Verstopfung, weiterhin Durchfall, wobei die Losung meist sehr übel riecht; oft ist dieselbe auch schleimig und enthält Blutbeimischungen.

Am Atmungsapparat finden wir anfangs die Erscheinungen des Schnupfens, zuerst dünnflüssigen, dann schleimigen und eitrigen Ausfluß. Die aus beiden Nasenöffnungen herabfließenden Eitermengen sind fast immer sehr reichlich, von graugelber Farbe und mit Blut gemischt. Später wird der Ausfluß jauchig und stinkend. Die Nase wird hierdurch trocken, rissig und voller Schrunden. Mit dem Katarrh der Nasenschleimhaut ist ferner fast stets ein Kehlkopfkatarrh verbunden. Derselbe äußert sich durch trockenes und rauhes Husten, später durch feuchten Husten, der die Hunde zum Erbrechen reizt. Vom Kehlkopf aus kriecht die Entzündung auf die Luftröhre und ihre Äste über, dann sehen wir stark beschleunigte und angestrengte Atmung und daneben matten und quälenden Husten. Können die Patienten die in

Die Infektionskrankheiten und Seuchen.

den Luftröhrenästen befindlichen Schleimmassen nicht durch Husten entfernen, so werden dieselben tiefer in die Lungen hineingesaugt oder gepreßt, und dann entsteht eine Lungenentzündung. Dieselbe erkennt man an der hohen Temperatursteigerung und an starker Atemnot. Die Hunde bekunden bei diesem Zustand ein sehr vermehrtes Atmen, wobei die Backenwandungen abwechselnd eingezogen und aufgebläht werden. Gewöhnlich gehen solche Patienten an Herzlähmung ein.

Bei den nervösen Erscheinungen zeigen die Hunde schwere Eingenommenheit des Kopfes. Beim Anfassen fühlt sich der Schädel heiß an. Die Tiere sind aufgeregt, unruhig und zeigen selbst wutähnliche Anfälle. Im Anschluß daran treten Zuckungen (Krämpfe) auf, welche entweder über den ganzen Körper verbreitet, oder auf einzelne Partien desselben beschränkt sind. Dieselben werden durch die erhöhte Erregbarkeit des Gehirns und Rückenmarks hervorgerufen. Entweder beschränken sich diese Zuckungen nur auf einzelne Gliedmaßen oder auf die Kopfmuskulatur.

Bei vielen Hunden kommt es aber auch zu echten Krampfanfällen heftigster Art. Diese sind entweder auf Hals und Kopf beschränkt, oder erstrecken sich über den ganzen Körper. Hierbei werden die Tiere zunächst unruhig und aufgeregt, blicken starr um sich, schütteln mit dem Kopfe, laufen planlos umher und verfallen dann in Kaukrämpfe, wobei der Speichel zu Schaumflocken gekaut wird. Kopf und Hals werden nach rückwärts oder zur Seite gebeugt, oder die Gesichtsmuskeln werden im Krampf zusammengezogen. Manche Patienten stürzen auch zusammen, bellen und schreien, oder sie werden ganz bewußtlos und zeigen Krämpfe an allen Körpermuskeln, dabei sind die Schließmuskeln des Afters und der Blase erschlafft, so daß Kot- und Harnentleerung freiwillig erfolgt. Nach einiger Zeit kehrt dann allmählich das Bewußtsein wieder, die Hunde erheben sich, sind aber völlig ermattet und kraftlos. Die Ursachen für diese Krampfanfälle sind in der Einwirkung des Staupegiftes auf das Gehirn und Rückenmark zu suchen. Vielfach kommt es auch zu dauernder Lähmung der Hinterhand mit ganzer oder teilweiser Lähmung der Blase und des Mastdarms.

Die Hauterkrankungen bei der Staupe beginnen mit dem Auftreten kleiner roter Flecke, aus denen sich nach einem Tage kleine von einem roten Hof umgebene Knötchen entwickeln, die sich in Bläschen und Pusteln umwandeln. Dieselben werden in der Folge linsen- bis bohnengroß und trocknen zu einem Schorf ein, oder sie platzen und hinterlassen wunde Stellen. Die Abheilung erfolgt unter Abschilferung nach ungefähr acht Tagen.

In den am wenigsten schweren Fällen erfolgt eine Heilung von der Krankheit in 8—10 Tagen. Für gewöhnlich hat dieselbe eine bedeutend längere Dauer, und zwar ca. 3—4 Wochen. War das Nervensystem beteiligt, und dies ist in den meisten Fällen mit erkrankt, so ist der Verlauf ein sehr langwieriger und schleppender, weil häufig Nachkrankheiten auftreten, wie die lähmungsartigen Zustände und Zuckungen, welche monatelang und selbst das ganze Leben anhalten.

Die Sterblichkeitsziffer bei der Staupe beträgt ca. 60—65%. Die Todesursache bildet entweder eine Gehirn= oder eine Herzlähmung.

Behandelt wird die Staupe stets nach den Erscheinungen, welche sie zeitigt. Ist der Darm der angegriffene Teil, wird des Tages mehrmals ein Quecksilberpräparat (Calomel 0,1) verabreicht, welches der Besitzer vom Arzt verschreiben lassen muß. Durch den Arzneikörper wird eine kräftige Desinfektion der Magen= und Darmschleimhaut bewerkstelligt.

Sind die Atmungsorgane ergriffen, empfiehlt es sich, die Patienten in einen Kasten zu stecken und Dämpfe von einprozentiger Kreolinlösung mehrmals täglich auf die Dauer von 10—15 Minuten inhalieren zu lassen.

Erkrankte Augen werden mit einer halb= bis einprozentigen Lösung von Zinkvitriol, oder mit halbprozentiger Höllensteinlösung behandelt oder mit einer Lösung von 0,5 Cocaïn auf 30 Gramm destilliertes Wasser.

Gegen die vom Gehirn und Rückenmark ausgehenden Krämpfe verwendet man am besten Bromnatrium mit Bromkalium, oder Chloralhydrat. Alle diese Mittel werden jedoch nur gegen Rezept verabfolgt.

Lähmungs= und Schwächezustände behandelt man mit Mitteln, wie Kaffee, Südweinen, Lösung von Fleischextrakt oder Äther. Ferner sind von bester Wirkung Strychnininjektionen, oder die Anwendung der Elektrizität.

In jedem Falle ist jedoch dem Besitzer, wenn es sich um ein wertvolles Tier handelt, anzuraten, bei Ausbruch der Staupe einen erfahrenen Tierarzt zu Rate zu ziehen, weil bei der hohen Gefahr, welche die Staupe bietet, stündlich Verschlimmerungen erwartet werden können.

Keinesfalls kann geraten werden, zu irgend einem Geheimmittel, wie sie heute zu Dutzenden im Handel angepriesen werden, Zuflucht

Die Infektionskrankheiten und Seuchen.

zu nehmen, weil hierdurch doch nur der rechte Augenblick verabsäumt wird für die Anwendung des richtigen Heilmittels, und wird die Gefahr für einen töblichen Ausgang nur vermehrt. Ebenso kann nur abgeraten werden, „Schwefelblüte" einzugeben, weil dieselbe auf den Verlauf der Krankheit ohne jede Wirkung bleibt.

Das ansteckende Verwerfen der Kühe. Das ansteckende Verwerfen der Kühe ist ebenfalls eine Infektionskrankheit. Die Tiere verwerfen gewöhnlich im dritten bis siebenten Monat der Trächtigkeit. Sobald das Verkalben eintreten will, sieht man, daß die Schleimhaut der Scheide höher gerötet wird. Aus derselben tritt eine rotgefärbte Flüssigkeit aus, und auf der Schleimhaut derselben bilden sich hirsekorngroße, rote Knötchen. Sobald die rotgefärbte Flüssigkeit aus der Scheide auszutreten beginnt, hört die Milchabsonderung auf, oder sie wird stark vermindert. Nach Verlauf einiger weiterer Tage verkalbt dann die Kuh. Das Kalb ist gewöhnlich tot. Die Geburt selbst geht in den meisten Fällen sehr leicht von statten. Nach der Fehlgeburt bleibt gewöhnlich lange Zeit ein Ausfluß aus der Scheide bestehen.

Eine Behandlung des ansteckenden Verwerfens ist bis jetzt vielfach versucht worden, jedoch in den meisten Fällen ohne Erfolg. Das beste Mittel gegen das ansteckende Verwerfen ist die Unterbringung der hochträchtigen Tiere in einem andern reinen Stall. Selbstverständlich ist, daß für diese Tiere besonderes Pflegepersonal bestellt werden muß, weil sonst selbst die Überführung in einen reinen Stall zwecklos sein würde, wenn für beide Ställe nur dasselbe Personal zum Warten und Pflegen zur Verfügung steht. Diejenigen Ställe, und vor allen Dingen die Stände, worin das ansteckende Verwerfen stattgefunden hat, sind gründlichst vermittelst heißer Lauge durch Scheuern und Waschen zu reinigen und zu desinfizieren. Das Holzwerk der Stände wird am besten verbrannt und durch neues ersetzt. Die Eisenteile läßt man, wenn möglich, ausglühen, oder falls dieses nicht angängig ist, mit einem Holzteeranstrich versehen. Die Geburtswege derjenigen Kühe, welche gekalbt haben, läßt man täglich ein- bis zweimal vermittelst des Irrigators durch Einlaufenlassen einer höher prozentigen Kreolinlösung desinfizieren.

Gegen das ansteckende Verwerfen können Einspritzungen an den trächtigen Tieren vorgenommen werden, welche sich gut bewährt haben. Hierzu ist der Tierarzt heranzuziehen.

Der Durchfall der neugeborenen Tiere. Der Durchfall der neugeborenen Tiere wird vermutlich durch einen Infektionserreger hervor=

gerufen, und zwar sind es hauptsächlich die Kälber, welche darunter leiden. Die Krankheit setzt bei diesen gewöhnlich nur in den ersten Lebenstagen ein. Sobald sie den vierten Lebenstag überschritten haben, erkranken sie nur noch selten. Vielfach erkranken Kälber sogar sofort nach der Geburt.

Sobald die Krankheit eintritt, hören die Tiere auf zu saugen, und bald setzt der charakteristische Durchfall ein. Zunächst ist der Kot noch gelb, später wird er weiß und ganz dünnflüssig. Der Geruch des Kotes ist ein fauliger. Vielfach ist dem Kot auch Blut beigemengt. Da die Kälber die Nahrungsmittelaufnahme verweigern, so werden sie leicht schwach und hinfällig. Bald treten auch Krämpfe hinzu, und innerhalb der nächsten Zeit (bis 3 Tage) gehen sie ein. Naturgemäß müssen so erkrankte Kälber sofort von gesunden, welche eventuell noch vorhanden sind, getrennt werden. Der Dünger, auf dem sie gestanden, muß verbrannt und der Stallboden desinfiziert werden. Außerdem sorge man dafür, daß die Scheide der Muttertiere gründlichst täglich mehrmals desinfiziert wird, und zwar vor und nach der Geburt. Wenn es angängig ist, läßt man die hochtragenden Tiere 1 bis 1$^1/_2$ Monate vor dem Kalben in einen frischen Stall verbringen.

Gegen die Erkrankung selbst kann man die verschiedensten Mittel anwenden. In neuester Zeit hat sich am besten bewährt eine Mischung von zwei Teilen Tannalbin und einem Teil Salicylsäure, wovon täglich mehrmals ein Theelöffel voll verabreicht wird. Außerdem kann man den Tieren auch Opiumtinktur eingeben, und zwar 75—100 Tropfen auf einmal. Auch Höllensteinlösung kann verwendet werden, und zwar gibt man hiervon alle 2 Stunden einen halben Eßlöffel voll von einer Lösung von $^1/_2$ Gramm Höllenstein auf 100 Gramm destilliertes Wasser.

Sachregister.

(Die beigesetzten Ziffern beziehen sich auf die Seitenzahlen.)

Abbildung des Rindes 7.
— des Hufdurchschnittes 59.
Akute Bauchfellentzündung 92.
Adern, Unterbindung derselben 20.
Aftervorfall 36. 37.
Alaun 39. 58.
Armbein, Bruch desselben 44.
Aufblähen, akutes, bei Wiederkäuern 79.
— chronisches, bei Wiederkäuern 81.
Ausfall der Haare 154.
— der Wolle 154.

Backen, Wunden und Quetschungen an denselben 3.
— Entzündungen an denselben 4.
Bandwurmseuche der Lämmer 90.
Bauch, Quetschungen an demselben 30.
— Wunden an demselben 31.
Bauchfellentzündung, akute 92.
— chronische 93.
Bauchwassersucht 94.
Beschlag bei Beugesehnenentzündung 52.
— bei Steingallen 64.
— beim Streichen 58.
Beugesehnenentzündung 51.
Beugesehnen, Wunden 50.
— Zerreißung derselben 51.
Beule an der Brust 28.
Blasenblutung 102.
Blasenentzündung 38. 101.
Blasenkatarrh 101.
Blasenlähmung 38.
Blasenwürmer in der Leber 97.
Blaue Milch 111.
Blei, essigsaures 58.
— salpetersaures 53. 66.

Bleichsucht bei Rind und Schaf 126.
Blitzschlag 141.
Blutarmut 125.
Blutharnen beim Rind 130.
Blutleere des Gehirns 139.
Blutohr 17.
Blutungen in der Blase 102.
— im Darm 88.
— an den Lippen 6.
— aus den Lungen 121.
— aus dem Magen 88.
— aus der Nase 13.
Blutüberfüllung des Gehirns 138.
— der Leber 96.
Blutvergiftung 165.
— nach Geburten 105.
— durch Eiter 165.
Borsäure 4.
Breiumschläge 14. 27. 28.
Brandige Hautentzündung 154.
Bruch des Armbeines 44.
— des Ellenbogenbeines 46.
— der Hörner 19.
— der Kniescheibe 56.
— des Oberschenkelbeines 54.
— der Rippen 24.
— der Schädelknochen 18.
— des Schulterblattes 44.
— der Speiche 47.
— des Unterkiefers 15.
— der Gesichtsknochen 15.
Brüche am Nabel 32.
Brüchigkeit der Knochen 136.
Brustbeinfistel 25.
Brustbeule 28.
Brustfellentzündung 124.
Brustseuche beim Pferd 170.

Brustwand, Wunden und Quetschungen der Muskulatur 26.
Brustwassersucht 125.

Chloroform 52. 55.
Chlorzink 51.
Cholera beim Geflügel 180.

Darmblutung 88.
Darmentzündung 89.
Darmkanal, Würmer in demselben 90.
Dermatol 3.
Drainrohr 32.
Druckschäden 29.
— Behandlung derselben 30.
Druse beim Pferd 166.
Drüsen des Kopfes, Verletzungen derselben 14.
Drüsen des Kopfes, Entzündungen derselben 14.
Durchfall beim Geflügel 84.
— neugeborener Tiere 189.

Eichenrinde, Abkochung 85.
Eisenvitriol 85.
Eitervergiftung 165.
Ellenbogenbein, Bruch desselben 46.
Ellenbogengelenk, Verrenkung 47.
— Entzündung 47.
Entzündung des Bauchfells, akute 92.
— des Bauchfells, chronische 93.
— der Beugesehnen 51.
— der Blase 38. 101.
— des Brustfells 124.
— der Kopfdrüsen 14.
— des Gehirns 140.
— des äußeren Gehörganges b. Hund 17.
— des Herzbeutels 112.
— der Leber 96.
— der Lippen 4.
— der Lungen 122.
— der Nieren, akute 98.
— der Nieren, chronische 99.
— der Nieren, eitrige 100.
— des Rückenmarks 142.
— der Vorhaut 39.
Entzündungen an den Backen 4.
— an der Harnröhre 37.
— des Kehlkopfes 23.
— am Kniegelenk 56.
— der Scheide 40.

Entzündliche Schwellungen am Mastdarm 36.
Erschütterung des Gehirns 19.
Erweichung der Knochen 137.
Erweiterung des Herzens 111.

Fallsucht 143.
Faulige Milch 109.
Fehler der Milch 108.
Feuchtwarme Umschläge 14. 29. 46. 48.
Fistel am Brustbein 25.
— an den Hufknorpeln 62.
— an den Zähnen 10.
Fremdkörper in der Maulhöhle 6.
— in der Nasenhöhle 13.
— in der Rachenhöhle 21.
— im Schlund 21.
Frische Entzündungen an der Zunge 9.
— Steingalle 64.
Futterstoffe, weiche 4. 86. 87.

Gallen der Sehnenscheiden am Vorderschenkel 50.
Geballtes Messer 28.
Gebärmuttervorfall 42.
Geburt, Blutvergiftung nach derselben 105.
Geflügel, Durchfall bei demselben 84.
— Magen- und Darmkatarrh bei demselben 84.
— Verstopfung desselben 85.
Geflügelcholera 180.
Geflügelkropf, Verstopfung desselben 22. 23.
Gehirn, Blutüberfüllung desselben 138.
— Blutleere desselben 139.
Gehirnblutung 139.
Gehirnentzündung 140.
Gehirnerschütterung 19.
Gehirnschlag 139.
Gehörgang, äußerer, Entzündung desselben beim Hund 17.
Geknöpftes Messer 26.
Gelbsucht 95.
Gelenkgallen am Vorderschenkel 50.
Gerbsäure 3. 18. 53.
Geschlechtstrieb, übermäßiger 107.
— verminderter 108.
Gesichtsknochen, Bruch derselben 15.
Glatzflechte 160.
Glutol 3. 53.
Gipsverband 44.

Sachregister.

Haare, Ausfall derselben 154.
Haarlinge 155.
Hahnentritt 57.
Hakenpincette 10.
Hals, Wunden und Quetschungen an demselben 20.
Harnröhre, Verletzungen 37.
— Entzündungen 37.
Harnruhr 127.
Harnverhaltung 100.
Harnwinde, schwarze 128.
Hasenhacke 57.
Hautausschlag beim Hund 149.
— akuter, beim Pferd 151.
— chronischer, beim Pferd 152.
Hautentzündung, brandige 154.
Hautrötung 149.
Herzbeutelentzündung 112.
Herzerweiterung 111.
Hohlnadel 49
Holzteer 54
Höllenstein 38. 39. 51. 53.
Hornbruch 19.
Hornbrüche, Teerverband bei denselben 19.
Hufdurchschnitt, 59.
Hufknorpelfistel 62
Hufkrankheiten 59.
Hufkrebs 65.
Hufrehe 66.
Hüftgelenk, Verrenkung 55.
Hüftlahmheit 55.
Hund, Blutohr bei demselben 17.
— Entzündung des äußeren Gehörganges 17.
— Hautausschlag 149.
Hunderäude (Sarcoptes und Acarus) 159.
Hundestaupe 184.

Impfung gegen Brustseuche 171.
— gegen Geflügelcholera 181.
— gegen Milzbrand 174.
— gegen Schweinepest 180.
— gegen Schweinerotlauf 178.
— gegen Schweineseuche 179.
— gegen Starrkrampf 173.
— zur Erkennung der Tuberkulose 183.
Influenza beim Pferd 169.
Irrigator 43.

Jodoformogen 27. 53.
Jodoformtannin 27. 49. 53.

Jungvieh, Magen- und Darmkatarrh bei demselben 82.
Kälberfieber 102—105.
Kalte Umschläge 23. 29. 31. 46. 48. 51. 55.
Kampher 58.
Kampherspiritus 46. 52. 55.
Kantharidensalbe 46. 51. 52.
Karbolsäure 3. 113. 114.
Karlsbader Salz 85.
Katarrh der Blase 101. 102.
— akuter, des Kehlkopfes 115.
— chronischer, des Kehlkopfes 117.
— der Luftröhren, akuter 118.
— der Luftröhren, chronischer 119.
— der Nase, akuter, beim Pferd 113.
— der Nase, chronischer, beim Pferd 114.
— der Nase beim Rind, Schwein und Hund 115.
Katheter für das Euter, 104.
Kehlkopf, Entzündungen 23.
— Verletzungen 23.
Kehlkopfkatarrh, akuter 115.
— chronischer 117.
Kinnladen, Verletzungen an denselben 9.
Klauen, Verletzung derselben beim Rind 68.
Klauenseuche 175.
Kniegelenk, Verletzungen und Entzündungen 56.
Kniescheibe, Bruch derselben 56.
— Verrenkung 56.
Knochenauftreibung am Unterkiefer 16.
Knochenbrüchigkeit 136.
Knochenhautentzündung am Unterkiefer 16.
Knochenweiche 137.
Kochsalzlösung 46.
Kolik beim Pferd 85.
— beim Rind 87.
— beim Schwein 88.
Kopfdrüsen, Verletzungen 14.
— Entzündungen 14.
Kornzange 13.
Krankheiten am Huf 59.
Krebs am Huf 65.
— am Strahl 65.
Kreolin 3. 32. 106.
Kronengelenk, Verrenkung desselben 52.
Kronentritt 59.
Kronenverletzungen 59.
Kropf beim Geflügel, Verstopfung desselben 22.
Krumme Schere 17.
Kupfervitriol 53.

Schmidt, Tierarzt.   13

Lahmheit der Hüfte 55.
— der Schulter 45.
Lähme neugeborener Tiere 135.
Lähmung der Blase 38.
— bei Blitzschlag 141.
— der Lippen 4.
— des Schlundes 23.
— des Schlundkopfes 23.
— des Unterkiefers 16.
— der Zunge 9.
Lämmer, Bandwurmseuche derselben 90.
Läuse 155.
Leber, Blutüberfüllung derselben 96.
— Blasenwürmer in derselben 97.
Leberegelseuche 97.
Leberentzündung 96.
Lippenblutung 6.
Lippen, Entzündungen an denselben 4.
Lippenlähmung 4.
Lippen, Wunden und Quetschungen an denselben 3.
Löffel, scharfer, 66.
Luftröhrenkatarrh, akuter 118.
— chronischer 119.
Lungenblutung 121.
Lungenentzündung 122.
Lungenwurmseuche 120.

Magenblutung 88. 89.
Magen- und Darmkatarrh, akuter, beim Pferd 73.
— — chronischer, beim Pferd 75.
— — akuter, beim Rind 76.
— — chronischer, beim Rind 78.
— — akuter, bei Jungvieh 82.
— — beim Schwein 84.
— — beim Geflügel 84.
— und Darmentzündung 89.
Massage 30. 52.
Mastdarm, entzündliche Schwellungen an demselben 36.
— Verletzungen an demselben 35.
Mastdarmvorfall 36.
Mauke 53.
Maul, Wunden und Quetschungen an demselben 3.
Maulhöhle, Fremdkörper in derselben 6.
Maul- und Klauenseuche 175.
Messer, geballtes, 28.
— geknöpftes, 26.
— spitzes, 28.
Milben, Räude 156.

Milchfehler 108.
Milchfieber 102.
Milchkatheter, 104.
Milch, blaue 111.
— faulige 109.
— nicht butternde 110.
— schleimige 110.
— schlickrige 109.
— Versiegen derselben 108.
— wässerige 109.
Milzbrand 173.
Muskelrheumatismus 132.
Muskelschwund 46.

Nabelbruch 32.
Nageltritt 60.
Nasenbluten 13.
Nasenflügel, Verletzungen derselben 12.
Nasenhöhle, Fremdkörper in derselben 13.
Nasenkatarrh, akuter, beim Pferd 113.
— chronischer, beim Pferd 114.
— beim Rind, Schwein und Hund 115.
Nervenschlag 128
Nesselausschlag 131.
Neugeborene Tiere, Durchfall bei denselben 189.
— — Lähme derselben 135.
Nicht butternde Milch 110.
Nierenentzündung, akute 98.
— chronische 99.
— eitrige 100.

Oberschenkel, Verletzungen an demselben 54.
Oberschenkelbein, Bruch desselben 54.
Ohr, äußeres, Verletzungen desselben 16.

Pallisadenwürmer 91.
Panaritium 68.
Pansenstich 33.
Pansenüberfüllung 81.
Pferd, Brustseuche bei demselben 170.
Pferdedruse 160.
Pferd, akuter Hautausschlag bei demselben 151.
— chronischer Hautausschlag bei demselben 152.
— Kolik bei demselben 85.
— akuter Magen- und Darmkatarrh bei demselben 73.
— chronischer Magen- und Darmkatarrh bei demselben 75.
— Mauke bei demselben 53.

Sachregister.

Pferdeinfluenza 169.
Pferderäude 156.
Pferdeskelett 5.
Piephacke 57.
Pincette, einfache 8.
— mit Haken 10.
Prießnitzumschläge 14. 50. 51.
Pyoktanin 54.

Quetschungen an den Backen 3.
— am Bauch 30.
— an der Brustwand 26.
— am Hals 20.
— an den Lippen 3.
— am Maul 3.
— am Vorarm 48.

Rachenhöhle, Fremdkörper in derselben 21.
Räude 155.
Räudearten 156.
Räude beim Pferd 156.
— beim Schaf 156.
— beim Rind 156.
— beim Hund 159.
Rehe am Huf 66.
Rhabarbertinktur 85.
Rheumatismus in Gelenken 134.
— in Muskeln 132.
Rheumatische Schulterlahmheit 45.
Rind, Abbildung desselben 7.
— Bleichsucht bei demselben 126.
— Blutharnen bei demselben 130.
— Kolik desselben 87.
— akuter Magen- und Darmkatarrh bei demselben 76.
— chronischer Magen- und Darmkatarrh bei demselben 78.
— Schlempemauke bei demselben 149.
Rinderräude 159.
Rippenbruch 24.
Ricinusöl 85.
Rotlauf beim Schwein 177.
Rötung der Haut 149.
Rückenmarksentzündung 142.

Salicylsäure 18.
Salmiakgeist 46. 52. 55.
Salpetersaures Blei 66.
Schaf, Bleichsucht bei demselben 126.
Schafräude 158.
Scharfer Löffel 66.
Scharfes Pflaster 50.

Scharfsalbe 50. 51. 52.
Schädelknochen, Brüche und Verletzungen derselben 18.
Scheide, Verletzungen u. Entzündungen 40.
Scheidenring 42.
Scheidenvorfall 41.
Schere, krumme 17.
Schlaganfall 139.
Schleimige Milch 110.
Schlempemauke beim Rind 149.
Schlickrige Milch 109.
Schlund, Fremdkörper in demselben 21.
— Lähmung desselben 23.
Schlundkopf, Lähmung desselben 23.
Schlundsonde, Abbildung 22.
Schwächezustände bei Blutarmut 125.
Schwein, Kolik desselben 88.
— Magen- und Darmkatarrh bei demselben 84.
Schweinepest 179.
Schweinerotlauf 177.
Schweineseuche 179.
Schwellungen am Mastdarm, entzündliche 36.
Schwindel 144.
Schulterblatt, Bruch desselben 44.
Schulterlahmheit 46.
— Behandlung derselben 46.
Sehnenscheidengallen am Vorderschenkel 50.
Skelett des Pferdes 5.
Sonde für den Schlund 22.
Speichenbruch 47.
Spitzes Messer 28.
Spulwürmer 91.
Starrkrampf 171.
Staupe beim Hund 184.
Steingalle, frische 64.
— veraltete 64.
— Beschlag bei derselben 64.
Stollbeule 48.
Strahlkrebs 65.
Strecksehnen, Wunden 50.
Streichen, Beschlag bei demselben 58.
— Verletzungen durch dasselbe 57.
Streichriemen 58.
Streupulver 53.
Sublimat 32. 50.
Sublimatpastillen 60.

Tannin 38.
Teerverband bei Hornbrüchen 19.
Terpentinöl 39. 46. 52. 55.

13*

Trachtenzwinger 43.
Trokart 34.
Tuberkulose 182.

Überfüllung des Pansens 81.
Umschläge von Brei 14. 27. 28.
— feuchtwarme 14. 29. 46. 48.
— kalte 23. 29. 31. 46. 48. 51. 55.
Unterbindung von Adern 30.
Unterkieferbruch 15.
Unterkieferlähmung 16.
Unterkiefer-Knochenhautentzündung und Knochenauftreibung 16.
Unterkiefer, Verrenkung desselben 15.

Veraltete Entzündungen an der Zunge 9.
Veraltete Steingallen 64.
Vergiftung des Blutes 165.
— — nach Geburten 105.
Verhaltung des Harnes 100.
Verletzungen an der Harnröhre 37.
— am Kehlkopf 23.
— der Kopfdrüsen 14.
— an den Kinnladen 9.
— der Klauen beim Rind 68.
— am Kniegelenk 56.
— an der Krone 59.
— am Mastdarm 35.
— des Hufes durch Nägel 60.
— der Nasenflügel 12.
— am Oberschenkel 54.
— des äußeren Ohres 16.
— der Schädelknochen 18.
— der Scheide 40.
— durch Streichen 57.
— am Vorderknie 49.
— an der Zunge 8.
Vernagelung 61.
Verrenkung des Ellenbogengelenkes 47.
— des Hüftgelenkes 55.
— der Kniescheibe 56.
— des Kronengelenkes 52.
— des Unterkiefers 15.
Versiegen der Milch 108.

Verstopfung des Geflügelkropfes 22.
— beim Geflügel 85.
Verwerfen, ansteckendes, bei Kühen 189.
Villatsche Lösung 63. 65.
Vorarm, Wunden und Quetschungen an demselben 48.
Vorderknie, Verletzungen desselben 49.
Vorderschenkel, Gallen an demselben 50.
Vorfall des Afters 36.
— der Gebärmutter 42.
— des Mastdarms 36.
— der Scheide 41.
Vorhautentzündung 39.

Wabengrind 162.
Wassersucht, allgemeine 126.
— (Bauch) 94.
— (Brust) 125.
Wässerige Milch 109.
Weiche Futterstoffe 4. 86. 87.
Wiederkäuer, akutes Aufblähen bei denselben 79—81.
— chronisches Aufblähen bei denselben 81.
Wolle, Ausfall derselben 154.
Wunden an den Backen 3.
— am Bauch 31.
— an den Beugesehnen 50.
— an der Brustwand 26.
— am Hals 20. 21.
— an den Lippen 3.
— am Maul 3.
— an Strecksehnen 50.
— am Vorarm 48.
Wundstreupulver 3. 48. 54. 58. 59.
Würmer im Darmkanal 90.

Zahnfistel 10.
Zerreißung der Beugesehnen 51.
Zuckerharnruhr 128.
Zunge, Entzündungen an derselben, frische 9.
— Entzündungen an derselben, veraltete 9.
— Verletzungen an derselben 8.
Zungenlähmung 9.

Typograph-Maschinensatz von Oscar Brandstetter in Leipzig.

MIX
Papier aus verantwortungsvollen Quellen
Paper from responsible sources
FSC® C105338

If you have any concerns about our products,
you can contact us on
ProductSafety@springernature.com

In case Publisher is established outside the EU,
the EU authorized representative is:
**Springer Nature Customer Service Center GmbH
Europaplatz 3, 69115 Heidelberg, Germany**

Printed by Libri Plureos GmbH
in Hamburg, Germany